患者・家族・治療者のためのガイドブック

Bipolar Disorder Demystified: Mastering the Tightrope of Manic Depression

著
ラナ・R・キャッスル
監訳
上島国利
序文
ピーター・C・ホワイブロー

双極性障害のすべて

誠信書房

BIPOLAR DISORDER DEMYSTIFIED:
Masterring the Tightrope of Manic Depression
by Lana R. Castle

本書の情報は、読者および
愛する人びとの健康について、
情報に基づく決断を
手助けすることを目的と
しているが、専門の医療機関
から受けている治療、助言、
ケアに代わるものではない。
著者および出版社は、
提供した情報が正確かつ
最新のものであるよう努めたが、
この本の使用者が
被る可能性のある
いかなる弊害や影響に対しても
責任を負うものではない。

序文――綱渡りとセーフティネット

〝綱渡り〟といえば、危険なもの、そこに潜む悲劇、無鉄砲な人間の手柄といったイメージが思い浮かぶ。私にとって、そしておそらく多くの人にとって〝綱渡り〟という言葉の響きは、若いころの思い出として、サーカスのマジックを目の当たりにした、あの夏の夜の心ときめく興奮を呼び起こすものであるかもしれない。しかしながら、ラナ・キャッスルにとって〝綱渡り〟という比喩は、ハラハラさせられる双極性障害にあって、自分で巧みにバランスを取ることを学ぶ、予期しがたい人生の挑戦そのものを象徴している。同様の病気に罹患している人、あるいはそうした患者に直面したことのある人ならば、彼女がこれから語ることの意味や内容をすぐに理解することができるだろう。

躁病やうつ病は、脳内でおこる感情のジャイロスコープ――人間社会というハラハラするサーカスの舵取りを可能にするバランス棒――の病気である。私たち哺乳類の祖先の代から通底している、社会で意思疎通をはかるための、言語獲得以前の〝感情〟は、時々刻々と変化する世界で生じるストレスや重圧を監視し、身体に古くから備わる生存維持のための機構を統合するシステムとして働いている。このように、気分の変化や、気分を育む感情が変化するということは、正常な経験の一部である。私たちはそれぞれに、自身の情熱的な精髄と同じくらい感情のある生活を生きることの本質とみなし、重要視している。

感情がなければ、日常の世界は話のきっかけが何もない、一連のでたらめな出来事の連続として映るだろう。生活は個人的な意味合いを帯びることがなく、そのため自分が何者であるか、その本質を経験するための感情を防御しようとする。その結果、一部の親密な存在がストレスや病気の犠牲になりうるということを、受け入れることが難しいことに気づくのである。このように、習慣的な感情傾向のなかで、躁病またはうつ病がなじみのない変化を起こすときには、病気よりもまず道徳的な弱さを見出す傾向がある。

このような出来事にみられる不幸な状況は、人間特有のものと言える。双極性障害の体験は、独特であると同時に他の病気にも類似しているために混乱をきたす。双極性障害は、病気が肝臓を侵すのと同様に、単に臓器を侵襲した生物学的な不整があるというわけではない。双極性障害における障害臓器は脳ということになるが、化学作用の調節や脳の感情制御装置の整合性が乱れているときに、双極性障害はその人間に入り込み、邪魔をするのである。双極性障害は、私たちのそれぞれを独特な人間として形づくっている生気感情や、行動、信仰の集合体としての自己の整合性を侵す脳の病気である。

ラナ・キャッスルは、これらの真実がつらい道だということをみずからの病気の経験を通じ、身を持って学んだが、さらなる勇気と決断力によって、躁うつ病という高い〝綱渡り〟の方法を習得したのである。本書『双極性障害のすべて』は、彼女が〝綱渡り〟をし、いまだ自分のバランスと闘い続けている人に救いの手を差し伸べるべく戻ってきた、一人の女性の個人的な物語である。彼女にとって、十代のころから日常の出来事であった、つまずきと謎、疑いと決定、侮辱と洞察、悲劇と勝利はすべて、この異例の分量の本のなかで詳しく述べられているが、この本が説得力のある英雄伝以上のものであるということがわかるだろう。それもまた、本書の魅力的な特徴になっている。診断から食事、グルタミン酸から銀杏、心理療法家の選択から演説の技法、自信をつけた司会者の価値にいたるまで、あなたはラナ・キャッスルの洞察や理解に驚き、そして楽しむだろう。この本を初めから終わりまで一気に読むか、または私もそうしたように、類語辞典を引くようにその項目を深く掘り下げながら読んでいただきたい。読み方の如何にかかわらず、あなたはある双極性障害患者自身の生涯の経験から理知的に引き出されたものが、身近な文章によって簡潔に表わされ、実践的な助言となっていることをいたるところに発見することだろう。個人にとってのセーフティネットが作られるような、そんな手応えのある知識の集約された洞察力溢れる編集によって、ラナ・キャッスルは私たちの感謝を受けるに値する。そして、そのような知識のネットワークは、〝綱渡り〟をするときに格別な安心材料となりうるものだろう。

――ピーター・C・ホワイブロー*

*ピーター・C・ホワイブローは神経精神協会（the Neuropsychiatric Institute）理事長であり、UCLAのジャドソン・ブラウンの教授であり、UCLAの精神・生物行動科学教室の役員である。うつ病・双極性障害や脳や人間行動への甲状腺ホルモンの影響の世界的権威として知られている。数多くの科学論文や五冊の本の著者であり、一九九八年に刊行した『ムード・アパート――感情や気分障害を考える人へのガイド』は、一般の人向けにはっきりと書かれており、気分障害の経験や科学の最も信頼できるガイド本であると広く賞賛されている。

覚え書き

この本は、臨床的科学的な情報と結びつけて、私の気分障害の個人的経験と洞察を伝えています。私は最終的に信頼できる立場により近づけた薬物治療、セラピー、支援団体を奨励しています。しかし、双極性障害の人の経験はすべて、人によってそれぞれに異なっています。したがって、私が現在受けている治療だけでなく、試したことがある薬物治療も明らかにはしていません。同じ薬物治療があなたにとってもうまく作用するだろうと容易に結論づけてもらいたくないからです。

他の多くの治療の選択は、従来のやり方から置き変えたり、併用して使用することによって可能になります。私にうまく作用しなかった多くのものも、私が試したことのあるものと同時に、試したことはないが他の人にうまく作用する可能性のある多くのものについてもについても述べていきす。私に作用したものでも、あなたにとっては作用しないかもしれず、特定の治療ばかりをすすめるつもりはありません。

私はカウンセラーでも、セラピストでも、心理療法家でも、精神科医でも、他の医学の専門家でもありません。私は神経を病んだ患者であり、自殺しようとして生き残った者であり、心配な家族メンバーであり、早期治療や自殺予防、より良い精神保健サービスの支持者です。

私は、できるかぎり注意深くこの本を調査し、事実についての自分自身の推測を確かめることに最善を尽くしました。私の情報の多くは、気分障害や脳障害に関する著名な本や出版物に依拠しています。信頼できるウェブサイトからの情報も記してあります。また、国立うつ病・躁うつ病協会〔Manic-Depressive Association：うつ病・双極性障害サポート連合 the Depression and Bipolar Support Allianceとして現在知られている〕の四回の年次総会に出席したときの情報なども含めています。私が参加している地元の精神保健組織や支援団体、関係している家族メンバーや他の精神保健の患者との話し合いからの情報、医者や他の精神保健の専門家との会話や文通からの情報もあります。多くは私自身の治療や継続している回復から得たものです。

数人の精神医学、神経学、薬学の専門家がこの本の技術的側面で支援してくれました。彼らを紹介します。

サンアントニオにあるテキサス大学健康科学センター精神科のカレン教授兼責任者のチャールズ・L・ボーデン医師。テキサス州ヒューストンにある気分障害研究所所長で、ベイラー医科大学臨床精神薬理学・精神科部長のローレン・B・マランゲル医師。オースティントラヴィス地方メンタルヘルス知的障害センター医長のジム・バン・ノーマン医師。オースティンにあるテキサス大学薬理・毒物学・神経薬理学教室プログラム責任者で、神経科学研究所教授兼特別研究員のリチャード・E・ウィルコックス博士。ウィルコックス博士は根気よく私に、基礎薬理の概念を叩き込んでくれました。そのおかげで、この本の薬剤一覧が完成したといっていいでしょう。

小児、青年、成人の気分および不安障害がご専門で、オースティン精神科開業医理事のM・テレサ・バレス医師。HSP検定臨床心理士で精神薬理学専門医、重症精神疾患専門医のキャロル・ピアス・デイヴィス博士。そして、先ほど本書を紹介いただいた、神経精神協会理事長およびUCLAのジャドソン・ブラウンの教授であり、UCLAの精神・生物行動科学教室の理事であるピーター・C・ホワイブロー医師。

すべての方に深く感謝します。

著者

第三部 バランスの維持

この本を気分障害に立ち向うすべての人、そして、彼らの愛するすべての人へ捧げる

姉バーバラ・ジーンの愛情に満ちた思い出に

彼女の魂は今、蝶とともに舞い上がる

第一部

躁うつ生活を送る

はじめに

綱渡り生活を受け入れること

双極性障害とともに生活を送ることは、綱渡りをしながら人生を送ることによく似ています。その綱の上を歩くことを選んだというのではなく、綱の上だけが唯一あなたが歩くことのできる表面であるという意味です。一歩誤ること、一瞬のはずみで、あなたの人生はいとも簡単に終わってしまうかもしれません。有頂天ではしゃいで跳ね回ろうと、あなたを突き落とす力と闘おうと、その綱を永遠に歩くことを運命づけられ、捉えがたい地面に到達できない場面を想像してほしい。それが双極性障害（以前は躁うつ病と呼ばれていました）の経験なのです。

ときどき、その綱の上にいると無上の素晴らしい気分になります。信じられないくらいのエネルギーとパワーの高まりを感じ、自分が無敵だと思わせられるのです。どんな策略を試みようとも、うまくやってのけるものと心から信じられる状態であり、無傷で逃れられるだろうと確信しているのです。

またあるときには、綱から落ちてしまったことに気づくでしょう。綱に絡みついているか、あるいは暗い奈落の底に落ちるのかもしれません。あるいは、歩いていた渡り綱は、今やあなたを縛りつけるものとなったり、あなたを半分に切り裂く危険なものになったりしているかもしれません。

治療していない双極性障害は、ハイな状態のときには元気な一階もしくは五階にまであなたを引き上げ、落ち込んでいるときには憂うつな一階または五階にまであなたを押し下げるのです。幸運であればしばらくの間は均衡状態を経験するかもしれません。しかし、あなたは決して自分の、次の一歩を完全に信用することはできない状態にあるのです。決して自分の意思を完全に信じることができないのです。

精神障害についての迷信

本書は、ご存知のとおり、気分障害（感情障害とも呼ばれる）の真の性質を解明するものです。そして、現代の理解に基づき、精神障害にまつわるありきたりな迷信を払拭するものです。いくつか例を挙げてみましょう。

- 精神疾患患者にとって、ばかな真似をすることにさしたる理由などない。彼らはセルフ・コントロールがいくぶん必要なだけである。
- 私たちの誰もがときどき落ち込む。前向きな考え方をすれば、状況は一転するはずだ。
- 多くの人がときに自殺を考えるが、決して実行なんてしない。自殺したいと言う人は、ただ他人の共感を得たいだけなのである。
- 精神疾患患者は注意を引きたい風変わりな人である。彼らは病気などではないし、その多くが治療をしてほしいとは思っていない。

- 精神科診断は当てずっぽうの部分が多い。診断は科学的になされていない。精神科医はほら吹きである。
- 精神疾患を持った多くの人は、それに関連しない身体疾患を持つことがある。その治療を受けるときには、精神疾患はどこかに消え去ってしまうはずだ。
- 精神疾患はすべてあなたの頭のなかにある。身体疾患が基礎にあるというわけではない。
- 精神疾患が人格を歪ませてきた。
- 精神疾患は悪い家族によってもたらされる。
- 精神疾患患者は弱い。彼らはただ正常のストレスに対して過剰に反応しているだけである。
- 精神疾患患者はただ責任を負いたくないだけで、自分のことだけ救いたいのである。
- もし、「不均衡な脳内化学物質」が精神疾患をひき起こすならば、薬物治療はそれを再び均衡にするはずであり、問題は解決するはずだ。
- いくら話したところで、問題は一向に解決しないだろう。さらにくよくよと悩ますばかりである。治療で絶えず不平を洩らす代わりに、行動でも起こすべきである。
- 精神疾患患者は、よい精神保健（メンタルヘルス）専門家を見つけ、正しい薬物療法をおこない、長期間の入院治療をおこなう以外に自分を救うことはできない。
- ひとたび効果的な治療を受ければ、精神疾患患者はすっかり正常な生活に戻ることができるはずだ。
- 精神疾患患者は少し態度を改め、より現実的になることが必要である。
- 精神疾患患者は未成熟で自分のことに夢中である。彼らはただ成長し、責任感を持つようになることが必要なだけなのである。
- 神への信仰がないために彼らは病気に罹っているのだ。本当に必要なのは、敬虔な献身と祈りである。
- 友人や親戚はたいてい過剰に反応しすぎで、「他人とは違った思考をする」彼らを不必要な治療へ押し込める。

- 精神疾患患者は信用が置けず、不気味で、乱暴なあまり、社会で役割を果たすことができない。

言語表現にまつわる二、三のこと

特にあなたが精神疾患を患っている場合、これまでの記述のなかで「精神疾患患者」という言い回しを多用していたことに気づくかもしれません。私がこの言葉を使ったのは、このような記述によく出くわすからであって、言葉の使用を許容しているわけではありません。精神疾患に罹患している私たちの多くは、人間優先の言語を強く好むものです。

人間優先の言語とは、病気や疾患、障害よりも、個人を強調するものです。「私は双極性障害です」と誰かに話すことは、「(そうであったとして)私は糖尿病です」と話すことほど抵抗感はありません。しかし、私は「双極性障害患者」(a bipolar)と人から言われるのは嫌であり、気分障害の人が「双極性障害患者」(bipolars)、「うつ病患者」(depressives)と言われないほうがよいのです。病気よりも、私たち自身にずっと重要な意味があるのです。

他の病気、傷害、処置についても同じように感じます。人間優先の言語はあまり簡潔でないかもしれませんが、医学の専門家たちが最低でも「部屋番号二にいる子宮摘出の患者さん」と言わずに、「部屋番号二の子宮摘出」と言うときに、私は感情を害されるのです。私たちは、病気でも、傷害でも、処置でもなく、まったくの人間なのです。すべての患者は、健康に恵まれている人と同等に敬われる価値があるのです。人間優先の言語は、病気の人や障害に直面している人について話す方法として、より人道主義的なものです。

「客」「クライアント(依頼主)」「患者」という言葉はすべて、精神疾患に罹患している患者について説明するために使いますが、気分障害は内科的疾患であることを強調するために、私は「患者」という言葉を使っています。

この本を読むときには、どうぞ専門用語にこだわらずに内容に焦点を当ててほしいのです。

なぜ私はこの本を書いたか

この本を書くことは、私が姉のバーバラを自殺で亡くして以来の強迫観念からくるものにほかなりません。彼女の死は私を心底動揺させました。さまざまな意味で、彼女が自殺したからこそ、私は今日ここにいるのです。私は彼女の死の、ほんの十日前に自殺企図しており、彼女の死が私を悟らせ、私の人生を変える手助けをしなければ、私は間違いなく再び自殺を図ったことでしょう。

それからは、私はできるかぎり多くの人を救うために、メンタルヘルスや自殺予防に関連した自分の考えや感覚や経験を広く誠実に伝える使命を喜んで受け入れてきました。

この本から誰が利益を得ることができるのか

この本を書くうえで私の一番の関心事は、精神疾患に罹患している人（そして、彼らの愛する人や仲間）に手を差し伸べることであり、彼らが治療を探し継続するように励ますことです。以下の人がそうです。

- さまざまな種類の双極性障害、気分関連疾患を持つ人――すでに診断されているか、ただ疑われているか。
- 双極性障害または気分関連疾患患者の家族、友人、雇用者加えて、彼らへのより良い理解と思いやりを持つために、私はメンタルヘルス患者と一緒に働く、あるいは、働こうとしている人たちの手助けをしたいのです。次の人びとがそうでしょう。

- 専門家――精神科医、心理学者、精神科看護師、ソーシャルワーカー（社会福祉相談員）、カウンセラー、聖職者、一般開業医
- 病院や治療設備の勤務者
- 精神科または心理学科の先生や生徒

どのようにこの本は編成されているか

この本の編成は、より早く必要な情報に到達する手助けをするために、時系列ではなく話題順となっています。第一部は、主に私自身のうつ病や双極性障害の経験に焦点を当てています。加えて、この部には臨床的な情報が少し盛り込まれています。第一部の最終章（第４章）では、あなたを手助けする情報、または治療を探す時期だと考えたときに憂慮される情報を入れています。

第二部は、診断および診断を複雑にしている疾患を扱っており、脳の構造、生化学、遺伝が気分障害に及ぼす役割について記してあります。この部では、遺伝的素因を持つ人のなかで、どのように人格、生い立ち、ストレス、トラウマが気分障害に影響または誘発しうるのかについても議論しています。

第三部は、あなたがうつ病や気分障害にうまく対応し、さらに成功するのを助ける方法を提案しています。加えて、この部では、気分障害を持つ第三者を助ける方法――直接的には、精神疾患について社会を教育し、よ

り効果的な治療を提言することによって――を共有するものとなっています。

続く巻末は、**薬剤一覧**、**注**、**用語解説**、**索引**からなっています。

本文中の太字は、用語解説で定義された言葉、図表番号などを示しています。

私の希望

この本を書いている過程で、私は自分自身の病気を操作することについて、期待よりもずっと多くのことを学んできました。私は薬物療法を変え、食事を調整し、新しい日課を取り入れてきました。治療から何年もたった後でさえ、私は否定的な考え方に気づき、そして、まだ働きつづけたいという気持ちを抑えていました。まだ試みるときではなくとも、近いうちに使用すると思われる新しい治療の可能性について読んでいました。そうしているうちに、とても多くの意見がそこに公表されており、何が最も効果的かという私たちの知識が急速に膨らんでいったことがわかり、元気づけられました。

この本があなたや愛する人、友人、仲間の役に立つことを、この本の情報があなたをより安定させ、満たし、より幸せな生活に導くことを願っています。

できるだけ多くの人の手助けとなるよう、この本を手にしたあなたが他の人たち――精神保健治療チームを含め――とこの本を共有することを願っています。できると感じたらすぐに、あなたも治療が必要な他の人たちに手を差し伸べてほしいのです。あなたには彼らの人生をとてもうまく救える可能性があるのです。

私たちは精神疾患について一般社会へ知らせるという点で、ここ十年ほどで非常に大きな進歩を遂げてきましたが、まだ長い長い道が続いています。

1

渡り綱を気取って歩く——躁状態、軽躁状態

歩いていた渡り綱が急に上昇し、地上から三階上の地点の高みにいることを想像してみてください。気の小さい人は怖がるかもしれませんが、あなたはまったく悠々としています。あなたは制御しているのです。あなたのすべての細胞は力で脈打っています。あなたのすべての感覚が「高まっている」のです。

あなたの前に伸びた、ピンと張られた綱の一本一本の繊維が、あなたの曲がった土踏まずを優しく撫でています。あなたは大胆不敵にも綱の上を滑るように動くので、綱はあなたの体重で不安定に沈みます。他の人たちはあなたのずっと下方に座っています。あなたは彼らの表情に不安が増しているのを感じていますが、彼らの目を見ることができないのです。あなたの手は乾いていますが、彼らの掌からは汗が滴っているのをあなたは知っています。あなたは彼らの緊張感を味わい、舌をうずかせているのです。しかし、あなたの身体に神経質なところはありません。他の人たちはあなたの人生に恐れを抱いていますが、あなたはまったく恐れを知りません。恐怖なんてばかげているのです！　心配する必要はないのです。

なるほど、あなたはかつて渡り綱から墜落したことがあるのかもしれません。綱に繰り返し落

ちたことがあるのかもしれません。しかし、今日は違っているでしょう。あなたは完全にわかっています。今日は落ちたりしないでしょう。そんなに多くは滑ったりしないでしょう！　今日はかつてないくらいに成し遂げるでしょう。

あなたはとても安易に渡り綱を手で軽く触れながら、命知らずにも十数もの車輪を動かします。他の人たちはあなたが落ちるだろうと確信しましたが、あなたは少しも自分自身を疑いません。次は目隠しで、または、手を後ろに回して試みようとさえするかもしれません！

どうにかこうにか、あなたの人生はうまくいっているのです！　喜びのなかで、あなたは綱がさらに高く上がっているとは気づきません。空を飛べると考えるような、そんな自由な気分を感じるのです！　いえ、まだそうではありません。とてもそんなときではないのです。それは、驚きの結末のときです。腕を広げて、完璧な宙返りをやってみせます。あなたの称賛者は夢中で立ち上がります。しかし、それまで、彼らがそうするのは、あなたの心のなかでだけなのです。

特に、通常の活動状況がうつ状態であるとき、躁病エピソードはあなたに甘い安堵をもたらすかもしれません。アドレナリンの驚くべき急増は、あなたの無限の強い興味を増幅させます。あなたはエネルギー、創造性、楽観主義で満たされ、人生や出会う人すべてを抱きしめてしまいそうです。これは「本当の私」だ、とあなたは思っているのです。これは私のなりたい人である、と思っているのです。それはまるで、あなたがかつて自分の人生に存在していなかったかのようです。

もし躁状態や軽躁状態（軽い躁状態）を経験したことがあるなら、前述の説明を認めるかもしれません。あるいは、あなたの経験はいくぶんか違っているかもしれません。どんな例でも、あなたは、これらの思考や感覚にとてもなじみがあるのです。

躁状態や軽躁状態とは何か

躁状態とは、気分、思考、感覚、食欲や睡眠パターン、エネルギーと活動水準、自尊心と自信、集中力と意思決定能力の極端な変化を伴うものです。

軽躁状態の徴候や症状は、大部分において躁状態と同じですが、より軽度です。症状や気分変化のパターンは個人によって変わり、異なった程度で表われます。極度の高い状態から重篤なうつ状態にまでまっさかさまに急落する人もいます。変化がもっと緩やかな人もいます。躁病エピソードはあるが、うつ病エピソードがまったくない人もいます。

躁状態と軽躁状態における典型的な徴候と症状

- 極端な楽観主義と多幸感
- 怒りと攻撃性
- 自尊心と自信の膨らみ
- 食欲変化と睡眠の必要性の減少
- エネルギーや活動性の高まり

- 焦点の欠如と散漫性
- 観念奔逸《かんねんほんいつ》と早口で一貫性のない会話
- 衝動性と抑制欠如
- 危険な行動
- 物質乱用
- 突飛な思考と行動

私は、めったに軽躁状態を超えることのない幸運な一人です。よく聞く典型的な症状ですが、有名人であると思ったり、家族の財産を賭け事で失ったりしたことはありますが、屋根から飛ぼうとしたことはありません。私の躁症状は概してずっと落ち着いていました。私は飛べるという強い感覚を持ったことがあります。そのとき、私は心霊的な力を持っていることに気づきました。そして、どこで来月の食料が手に入るのかわからない状態のときに、文房具に数十万円以上を費やしてしまったのです。

第5章では、躁状態と軽躁状態の境界と診断がなされる方法をさらに明確にしています。

楽観主義と多幸感

軽躁状態では、少なくとも初期段階では実際にかなり有意義に過ごすことができます。賢いアイデアとすごい発想が爆発するようにわいてきます。あなたは崇高な計画を立て、刺激的な新しい方向性に調子を上向かせます。すべてに対して夢中であるため、あなたは少しずつ魂を削られて疲れ果てます。しばらくの間はただ素晴らしいのです。

しかし、必然的に、たとえ不快なことであっても、制御が利かなくなり、誰かまたは何かがあなたを引き下がらせるのです。あなたの冗談は侮辱になり、あなたの開放性は無礼になります。あなたの笑い声は大きすぎ、長続きしすぎるようになります。あなたの瓶詰めの感情は外へ爆発しようと懸命に努力しています。ついに、あなたの気分は躁状態へ進展するか、燃え尽きてうつ状態に陥るか、そのどちらかになるです。

躁状態の多幸感 対「正常」の幸福感

本当の幸福感と違って、躁状態の多幸感は、不名誉、屈辱、関係の破綻、失業、外傷、借金、痛みを残す傾向にある。

私の子ども時代のハイな気分は、いつもうつ状態に続けてやって来たり、より「妥当な」病気であったりしました。連鎖球菌性咽頭炎、扁桃腺炎、気管支炎、気管支肺炎は、私の標準的な病気のレパートリーでした。ときおり、私の活動的な興奮により、膝や踵や頭にも小さなけがをしました。人は私を不器用で事故を起こしやすい子だと思っていました。

ところが、両親はときどき私を束縛しようとはしましたが、大きくなるにつれ、家族の誰も私のことを特に心配しなくなったようです。母は私によくこう言いました。「あなたはいろんなことをやろうとしすぎるのよ。自分で自分を病気にしちゃうわよ！」と。そして、自分のことが少し手に負えなかったとき、「今は落ち着きなさい。幸福を手に入れすぎてはいけないよ！」と、父からよく諭されました。

あまり幸福にならないでほしい？　この警告は私の楽しみを台無しにするように仕組んでいるかのようでした。私が「興奮」するときは、生きていると感じているか、生き生きしていると感じているときだけ——私自身を好きであるか、自分に生きる価値を見出すときだけでした。たいていの場合、私は恥ずかしがり屋であり、内向的な子どもでした。人はいつも私を自分の殻から連れ出そうとしました。どうしてめったにない出来事のなかにある私の楽しみに対して、他人はそこまで神経質になるのでしょうか。どうして家族はいつも私を落ち込ませようとするのでしょうか。

多くの場合、人は**双極性障害**を、単に有頂天のハイの状態か、憂うつな落ち込んだ状態のどちらかとして見ています。それは私の少なくとも十年もの間の経験と適合します。私の人生は、両親の家の地下の壁にかかっていた「喜劇」と「悲劇」の仮面によく似ていました。

しかし躁状態は、ときどき違った方向へと私を向かわせたのです。

怒りと攻撃性

多幸的な躁状態はより一般的ですが、躁病エピソードは爆発性の怒りと攻撃性をもたらすことがあります。これが起こると、あなたはイライラし、注文が多くなり、挑発されやすく、理屈っぽくなり、不愉快になり、あるいは腹を立てるのです。あなたは公衆の面前で喧嘩を売るか、理屈を通します。逮捕され投獄される危険にさらされます。友人や家族は、あなたの周りにいるとき、次の「爆発」を恐れて、あなたに「細心の注意を払う」のです。

暴力と躁状態 [1]

躁状態のときに暴力的になる人もいるが、双極性障害の人の多くは、自分を傷つける以上に他人を傷つけることはきわめて少ないように思われる。「精神病質者」犯罪の驚くべき報道がなされているが、それは私たちが一般人よりも暴力的であるということではない。そして、適切な治療により、暴力のリスクを大幅に減少させることは可能である。

何年もの間、私は躁病の元気のよい側面についてだけ知っていました。私は、深いうつ状態または多幸感、楽しみだけを伴うものを双極性障害だと思っていました。私は、怒りがその徴候であるかもしれないということを知りませんでした。

後に病気で激しい怒りを経験したとき、私は一番上等な皿を粉々に割り、壁や床やソファをほうきで打ち砕きました。これらのエピソードの強烈さに私はおびえました。私は今までに誰かを傷つけたことは決してなかったのですが、社会のしきたりや報道される恐怖の物語に影響され、殺人を犯すかもしれないと恐れました。大きくて幸せな家族を持つ夢がありましたが、自分の赤ん坊を傷つけてしまうことを恐れて、子どもを産みたいという希望を保留にしました。

自尊心と自信

多幸的な躁状態や軽躁状態の間は、すべてが可能になります。あなたは両手を広げてそれぞれの挑戦に喜んで応じます。人生はもっと単純明快なものであり、まるであなたに直接通じる道を開いているかのようです。あなたの高まった感覚は、すべての色を明るく、すべてのにおいを強く、すべての音を明瞭に感じさせるかもしれません。あなたは宇宙全体との連関を溢れるばかりのものとして感じるのです。

たとえ普段内気でしっかりしていなくても、あなたは異常なまでに物怖じしなくなります。とても社交的で積極的になり、みんなの顔に笑顔をもたらします。あなたは楽しげで、気が利き、周囲を喜ばせるのです。あなたの活気にひきつけられ、人は喜んであなたの指導に従うのです。そのとき、あなたは直接周囲の人びととつながっていることを感じるため、彼らの心が読めているものと確信するのかもしれません。

長いうつ状態の後の多幸的な軽躁状態は、誰かが私からさびを吹き飛ばしたと感じさせるかもしれません。カリスマ性が浮かび上がる人は、うつ状態のときの、おどおどした不機嫌な小さな人からの非常に爽快な変化です。しかし、この高まった自尊心が優位と感じられる人もいます。高い躁状態の人は大げさになる可能性があり、神が特別な任務のために自分たちを選んだと信じたり、特権階級または神か何かであると信じたりするのです。

食欲の変化と睡眠の必要性の減少

躁状態や軽躁状態のときには、あなたは食欲をなくし、食べるのを忘れたり、新しいプロジェクトが重要すぎて食事も取れないと判断したりするかもしれません。時間はたとえ数日いっぱいあっても、何かをひとかじりする前に飛び去っていくかもしれません。

または、口に入るすべてのものの味や匂いや歯触りに喜び、あなたは何かに取り憑かれたように食べはじめるかもしれません。たとえ自分が何をいつ食べるかを非常に注意深く習慣的に観察しても、すべての抑制が消失するかもしれないのです。

躁状態の間も軽躁状態の間も、熱狂的な思考や創造的なひらめきはしばしばあなたを静まらせず、眠らせないために不眠になることがよくあります。実際、これらのエピソードは最初の徴候の一つです。エピソード間は、三、四時間睡眠や徹夜、または睡眠なしで何日も連続でやっていくこともめずらしくはないのです。そして、大多数の人とは違い、エピソードが落ち着くまで疲れを感じることはないでしょう。

早くも小学生で、不眠や観念奔逸——今では「頭の回転」と私は読んでいます——の時期がよくありました。私は身体を一速のギアに入れたまま夜寝ずに起きていましたが、私の脳は五速のまま動きませんでした。何かが私の「渡り綱」を下から引っ張るまで、私はあっさりと落ち着くことはできなかったのです。

エネルギーや活動性の高まり

躁状態または軽躁状態のときには、疾走しているエナジャイザーのバニー〔Energizer Bunny：乾電池の商標でウサギがそのマスコット〕のようになります。あなたは行動への欲求によって加速しています。人生には突然にあらゆる種類の新しい可能性があります。あなたはすごい情熱で新しい仕事を引き受けます。

あなたは究極の「一度に複数の仕事をする人」——同時に、ネットサーフィンをしながら、メールを読みながら、ファイルを印刷しながら、小切手を書きながら、ファックスを送りながら、電話を折り返しながら——になります。あなたは野心的な事業を始めるかもしれません。あるいは、ほんのわずかな計画で新しいビジネスを始めるかもしれません。それから、まったく新しいベンチャーのためにいつでもそれらを止めてしまうのです。

何年もの間、突然投げ出してすっかり忘れてしまった計画に私は異常なほどの時間やエネルギー、お金を費やしてきました。子どものとき、母は私に「辛抱強さ」が欠けていると文句を言っていました。

焦点の欠如と散漫性

躁状態または軽躁状態のときには、優先事項へ集中力と照準を絞る能力はしばしば損なわれます。数分以上同じ場所に座っていられず、同時に一つの仕事に集中できないかもしれません。あなたは、部屋ごとに明かりをつけて数種のタバコを持っている注意散漫な喫煙者のようになります。

例えば、する必要のあることを列挙することにより、自分の行動を制御しようとするとします。あなたはリストを置き忘れがちであり、リストを作ったことをすぐに忘れてしまうか、同じリストを根本から作り直すのです。そのような混乱状態のなか、紙を整理したり請求書を支払ったりすることは、非論理的な決定を導き、元に戻るまで数ヵ月かかるかもしれません。

観念奔逸と早口で一貫性のない会話

躁状態または軽躁状態のときには、思考があなたをどんどん攻撃するため、あなたはそれについていくことができません。思考は脳を流星群のようにさっと動きます。躁状態にあるとき、すべての思考が壊れる前に集まろうとして、まるで脳がくるくる回転しているように感じました。

子どものとき、私はときどき学校で頭がくるくる回転するのを経験しました。私はそこに静かに座っていたのですが、思考は心のなかで衝突し続けていました。質問されたとき、まるで私は精神的に意識消失したかのようでした。私は何が教室のなかで起こっているのかまったく考えられませんでした。何人もの教師が私の過剰な「白昼夢」を叱りました。

大人になってから自分の思考を記録しようとしても、瞬間的に心のなかにひらめくすべての思考についていくことができませんでした。私はしばしば夫がぐっすりと眠っている間に起き、一度に何時間も書いていました。何ページも重複した走り書きや、後に解読しはじめられないような暗号めいた記録を作ることもありました。

躁状態または軽躁状態の人はしばしば、彼らの才能を教えてくれる出版物のなかで、次のように表わされています。

- 他の人をさえぎって会話を引き継ぐ。
- 絶え間なく話す。
- 一つの発想から他の発想に飛ぶ。
- 他人の考えを最後まで聞かない。
- 単純な質問に対して非常に長く回答する。

すぐに相手に対してイライラするようになって、他の人たちはたいてい横から口を差し挟まれます。会話が終わる（またはうまく終結する）まで、軽躁状態または躁状態の人は、一方的な交流が起こっていることに気づかないことが多いのです。このことは、双極性障害の人は総じて自己中心的であるとの印象を他人に与えるのです。それでも、このようなエピソードの間は、私たちはきわめて元気な状態なのかもしれません。

衝動性と抑制の欠如

躁状態や軽躁状態の間、判断力は強い衝動に優先順位で及びません。あなたが気ままに振舞うのをほんの少しも止めはしません。あなたは新しい車を何百キロメートルも試運転をしたり、完全に招かざる舞台上の役者に加わったり、単に郊外で夕食を取るためにあなたと飛行機に飛び乗るよう友人を説得しようと決心したりするかもしれません。

あなたは上司に意見したり、重要な会議を中断したりして、「物事を正常にしよう」と決意するかもしれません。他人同然の人と結婚するために長いつき合いを切ったり、所有物をすべて手放したり、宗教活動に加わったりするように、極端に生活スタイルを変化させるかもしれません。

危険な行動

躁状態および軽躁状態では、正常な状態では決して考えないような危険を冒す強い衝動に駆られます。あなたは最高速度で車を運転するかもしれないし、高層ビルを外側から登るかもしれないし、モーゼが紅海を分けたように、近づく往来物を分けることができるのを期待して、片手を挙げて交通量の多い高速道路をぶらぶら横断するかもしれないのです。

あるいは、この病気にかかる多くの人びとのように、性衝動の制御の一切を失うかもしれません。

軽躁および躁病エピソード中の性欲亢進と乱交［2］

- 平均すると、より重症の躁病患者の57％に起こる。
- **循環気質**（軽度であるが慢性の双極性障害）を持つ人の約40％に起こる。

十代後半や二十代前半では、私は何かが違っているとはちっとも気づきませんでした。私の気分は何度も上昇しては下降し、長い期間高い状態でした。これらが病気や正常のホルモン変化からくる気分の揺れかどうかを述べることは難しいのですが、沈滞気味だったり、他人から隠れたりしていないときは、私は性的に精力的になりました。年頃だからとか、国のモラルが失われているからだとか、社交範囲が変わったからといった理由で、あまり気づかれることはなかったのです。

私が一九六〇年代後半にカンザス州立大学に入学したとき、開放的な婚前交渉はまさに流行中でした。私は「感じのよい女の子」が結婚によって救われるというような保守的な教会通いの家庭に育っていました。そうした厳格な両親の制御から離れていようが、私の境遇が自分とあらゆる新たな可能性に何ら痕跡を残すことはありませんでした。

子ども時代でさえも私は強い性衝動に駆られ、大学では貪欲になりました。一日に何度も性行為や自慰行為をする期間がしばらくありました。私は何度も絶頂に達しましたが、決して満足しませんでした。軽躁状態でしたくなる性行為は、他のときに望む優しい愛の行為とはまるで違っていました。私は「行為」に直進するように差し迫り、恋人が優しくならないように抑圧しました。私はやってくるものが何であれ、自分自身を貫通したい気分になりました。女性が変速レバーに姦通されて死亡！　新聞がいつかこのように告げることを私は恐れていました。こうした性的爆発は後にうつ状態を増強しました。三十年間、私は自分の「弱い意志」を責め、自分の不幸について誰にも話しませんでした。

私が他の人との性行為に活動的だった最初の二年間、多くの性交渉で避妊していませんでした。私は性について、約束された一夫一婦制がよいと思っており、処女でない友人にショックさえ受けましたが、将来の夫のために自分自身をとっておくことはできませんでした。私は、それぞれの新しい征服が私にとって一つの真実の愛であることを納得することによってのみ、自分の行動に耐えることができました。これらの他人同然の人との一連の一夜かぎりの関係は、たくさんの秘密の痛みを私にもたらしました。

後にオースティンにあるテキサス大学大学院のある時期に、私は同時に三人の趣を異にする男性に会っていました。私は子どもがキャンディーをたくさん食べるように、性行為をたっぷりと楽しみました。約十年間で、あまりの入れ替わりの早さのため、何人の男性と寝たか数えることができないばかりか、彼らの名前の多くは思い出すことさえできませんでした。あるとき、ウエートレスをしていた喫茶店で、私の「恋人」が「本当に素晴らしいセックスだった」と公言したことに、昔の「常連たち」が賛成したのです。私はぞっとしました。

しかし、私は幸運な一人でした。私に奉仕するようにみずから迫ったバイセクシャルの泊り客からうつされた短期間のクラミジア感染のみに留めることができたのです。エイズが基盤を築いた後に私の冒険がおこなわれていたら、私は今日生きていなかったかもしれません。

何年も、私はただ性欲過剰にすぎないと思っていました。自分の行動がある病気に関係するかもしれないという考えは、まったく頭をよぎりませんでした。私は単に悪い人間なのだ、ものすごく無節操なのだと思っていました。そして、家族は認めてくれるだろうと確信していたので、何が起こっているのかそれとなく話しさえしませんでした。母親は私が正式な晩餐会に着ていった何枚かのスラックスの上に草の汚れを見つけましたが、家族が手がかりを持っていたかどうかは疑わしいです。

幸運にも、今ではかなりよい状態に落ち着いており、私の性的狂乱は多かれ少なかれ鎮まりました。軽躁状態のときにまだ強烈な性的衝動に駆られることがたまにあります。しかし、気分安定薬の微調整により、次に自宅に来た配達員の男性に飛びつきたい欲望から、めったにセックスに興味を持たなくなるまでに、信じられないほど私を変えることになったのです。

物質乱用

たとえあなたが普段はお酒を飲まなくても、ときどきアスピリンを飲むだけであったとしても、お酒と非合法ドラッグは躁状態や軽躁状態の間にはとても魅力的なものになる可能性があります。

アルコール乱用

大学一年生の二学期に、両親も賛成した「感じのよい少女」が専攻するインテリア・デザインから演劇専攻に変更しました。この非現実的な、いかがわしい専攻は、私の病気を軽視する手助けをしました。「演劇好き」といえば、他人とは異なった、風変わりで開放的ということになっています。躁的な行動はすぐにぴったりと合いました。私の高校時代をよく知る数人以外はみな、私のばかげた行動をほとんど正常であるとみなしていました——演劇好きとして、です。

私はまた、飲酒も始めました。そしてかなりの量を頻繁に飲みました。両親は家では決してお酒を飲まなかったし、私も高校の頃は飲酒したことはありませんでした。高校時代のボーイフレンドがデートでビールを一瓶持ってきたときは腹を立てたものです。しかし、温室育ちから一度離れてみると、状況は変化しました。私はお酒を飲んでもしらふでいる才能を発見したのです。演劇の集まりにひどいうつで参加できなかったとき以外には、私はたいてい一座の花になりました。これまで知ることのなかった驚くべき人気を私は経験しました。

アルコール乱用 [3]

最近では、最も多い物質乱用はアルコール乱用——ビールやワインなどの酒類の過剰摂取——である。アルコール乱用はしばしば発生し、気分障害を持つ人に多くの問題を引き起こす。

私はあるパーティーで、友人一人とラム酒の五分の一を一緒に空けることから始めました。それがなくなると、他のパーティー出席者のウォッカを飲み干しました。それからはしばらくワインに切り替えました。始終私は歌い、踊り、愉快でした。私がついに意識をなくすと、他の出席者がベッドの上に寝かせてくれました。私は招待者のスコッチを空にし、その夜を終えました。パーティーが終わり、新鮮な空気にあたるまでは私は吐きませんでした。かわいそうな、控えめなルームメイトのベスは、緊張しながら私をバスタブに入れて、私の歯を磨き、私をベッドのなかに押し込んでくれたのです。

薬物乱用

麻薬にはめったに手を出しませんでしたが、大学時代に薬物にちょっと手を出したことがあります。提供されればマリファナや大麻を吸いましたが、お金がなかったおかげで、決して自分で買うことはありませんでした。大学三年生のときに、ボーイフレンドの一人が麻薬の密売人になり、彼は私に「スピード」を紹介しました。彼は私に、親が小遣いを与えるように、二十もの小さな白十字の錠剤を少しずつ私に分け与えました。私は「スピード」が好きでした――かなり好きでした。有意義で完全に絶好調になるのを感じました。私は一人で想像的な力を持ったり、ハイな気分が広がったりしました。私がうまくいっていると感じたのは、数回に一回の割合でした――少なくともスピードが震《ふる》えをもたらすまでは。

薬物乱用[3]

薬物乱用は、処方せん薬剤、市販薬剤（特に睡眠薬）または不法薬剤の過剰摂取または乱用と関連している可能性がある。覚醒剤（コカイン、「エクスタシー」「スピード」その他アンフェタミン類）、アヘン（ヘロイン、モルヒネ、その他睡眠導入剤）、マリファナは不法薬剤では現在最も広く乱用されている。

同時期に、私はタバコも始めました。タバコは私が高い精神状態のときだけ心がひかれました。人生の本質を吸い込みたい――可能なうちに手に入れたい――という躁状態のときの強い衝動は、タバコを深く吸入したい欲動によく似ています。私は簡単にすぱっとタバコを止めた――おそらく単に私のうつ状態の恩恵――のですが、少し高い精神状態のときにまだ深くタバコを吸いたくなる衝動に駆られます。

自分が偉大な脚本家であることを想像してみると、「スピード」を常用しながら、タバコを何本もふかし、「スミス・コロナ」〔タイプライターのこと〕を叩き続けながら、何時間も机の前に座っていたでしょう。

突飛な思考と行動

より重篤な躁状態またはうつ状態のときには特に、奇妙な思考に苦しめられることがあります。このような思考は奇妙な行動をひき起こします。あなたが触れることによって他人を癒やす力を生み出したと確信したり、悪魔があなたを地獄へ引きずりこみに来たと確信したりするかもしれません。植物や動物の声が聞こえると思ったり、彼らの心が読めると信じたりするかもしれません。あなたは奇妙な発明を作り出すのに何日も費やすかもしれません。突然、衣服がきつすぎるように思えて、公衆の面前で裸となり逮捕されるかもしれません。

それに比べると、私の思考や行動はかなり穏やかです。ときには、私の感覚の強さが非常に高まっていて、個々の細胞までも見えるように感じたり、飼い猫を撫でるときに筋肉をマッサージすると、獣毛を通して自分の手が「溶ける」ように感じたりするときもあります。他人の思考が読めると確信し、彼らのうちで、自称解説者になったこともありました。

高校時代、私は他人の死の予知夢を見ましたが、後で実際に起こったのでした。犠牲者は高齢者だったので、私は最初の二つの夢は偶然だと受け流していました。しかし、三番目の夢は不可解でした。私は翌日、いい感じの親友になっていた科学実験のパートナーに打ち明けました。夢のなかでは、群集が黒い顔をした死人を取り囲んでいました。夢を描写するとき、私は群集のなかにいる人のうち一人だけ思い出すことができ、それは私の科学実験のパートナーでした。彼はまさにその翌日から姿を消し、二週間後に戻ってくるなり、私のことを魔女だと非難しました。彼の父親が突然亡くなり、彼は葬式のためにいなかったのです。私はそんな経験から、それ以上の「精神的」に入ってくるものを受け入れがたくなったのです。

そのときは思い浮かばなかったのですが、私がやりたかったキャンプ・コハメでのカウンセラーとしての夏の仕事の機会を、双極性障害のために失ったことがありました。働けるのは勧誘されたものだけであり、私は夏にそこで何年か働いたことがありましたが、大学三年生の後はまた戻るように頼まれなかったのです。

おそらく、それは以前の夏の私の行動に原因があったのです。私は一セッション中ずっとロンドン訛《なま》りでしゃべり、私がイギリスから来たことをキャンプ参加者全員に話しました。私はコックニー訛り〔ロンドンの下町言葉〕でわざと毎日話そうと思ってこれを始めたのではありません。私はちょうどそういう状態にはまり込み、状況を変えられなかったのです。私はイギリスの地理に関する場所や文化を知らず、どうにかしてキャンプ参加者の興味をかわしたのです。私は自分が何を言ったか覚えていませんでした。他のスタッフは私がカンザス出身だということを知っていましたが、何らかの理由で誰も私の見せかけをばらそうとはしませんでした――少なくとも私の目の前にいた人は。彼らはみんなその話題に対して異様なほど無言であり、まるでカウンセラーが毎日出身国を変えるかのようでした。

　また別のときには、シェイクスピア調の劇をキャンプ参加者たちのために演じている間に、私は鉄製の厚い寝台の支柱にぶつかり失神しました。キャンプ管理者は最寄りの病院に大急ぎで連れていき、そこで私は一晩入院しました。しかし、小さな柔らかいこぶ以外に医者が頭部の外傷を見つけることはありませんでした。私の行動は単に過熱した芝居狂いだったのか、もしくは、双極性障害の徴候だったのでしょうか。

躁状態の座礁の始まり

　最近になってやっと、双極性障害は青年期後半前に診断されるようになりました。最も多い発症年齢は十代後半ですが、一～二歳児でさえ診断がなされます。医者が子どもと青年において双極性障害を診断する場合、より難しいことが多いのです。症状を年齢に関係する行動と区別するのは難しいからです。注意欠陥多動性障害や反抗性障害のような、ほかの病気と間違えられることもあります。

　私は軽躁状態の傾向がいつ表われたのか、正確に言うことはできません。確かに十代後半までには表われており、躁状態の傾向は私の人生の大部分に表われていたようです。最初に起こったときの症状自体を誰も認識しなかったのも当然です。軽躁状態だったとき、私はまるで「本物の私」がうつ状態や正常の平穏な状態を持ち上げているかのように感じましたが、これらのパターンは過去を振り返ったときだけだとわかりました。

　躁状態や軽躁状態だと非常に爽快になることができます。危険なあまりとても魅力的なのです。渡り綱を跳ね回って渡っているときは、この上なく楽しい経験をしているのです。あなたは自信があり、社交的であり、おしゃべりな感覚を維持したいと思うのです。その力が永遠のものだと感じたいのです。自分が何でも、しかも簡単にできると思い続けたいのです。

あなたは高揚した気分だった時間のなかに、失ったすべての人生を詰め込もうとします。あなたが考えはじめること――本当にすべてを手に入れることができる――を何者も止めることができないのです。あなたには疑う余地がなくなり、水の上を歩けそうだと他人を納得させるのです。

それは、速度を遅くする、または能力以上のことをしないようにするための挑戦です。あなたは今回、何の暗い痛みも伴わないだろうという希望的思考を育み続けます。人生が変わったのだと必死に信じたくなるのです。まだあなたは愛する人の忠告を聞き、心の底には差し迫った悲運感とちょっと思い違いをしているという認識があるのです。あなたは遥かなる心の休息のなかで、まもなく渡り綱により飢えたようにむさぼるうつ地獄のなかに再び置かれるということをわかっているのです。

2

暗闇への下降——うつ病

ほらごらんなさい、世の中で渡り綱を注意せずに走り回ると、綱が突然あなたの下に落ちるでしょう。警告なしに、あなたは暗闇、空虚のなか、息詰まるような空間に沈むのです。衝撃から覚めるとき、苦しみもだえ、もう少しで爆発しそうなくらい頭がズキズキするでしょう。全身が痛みますが、なぜなのか思い出せません。

ゾッとする悪臭が鼻孔を満たし、すべての孔を埋めます。あなたはそれを遮ることができません。空気を切望しているものの、ねじまげられたあなたの肺は拡張しません。何かがあなたからまさしく生命を追い出そうとしています。たとえどの道を曲がろうとも、有毒な支配から逃れることはできません。あらゆる動作があなたをさらに動けなくするのです。

つかみかかる暗黒があなたを包みます。逃れようとするけれども、まるで足が厚いセメントにすっぽりとはまり込んだかのようです。すべてが闇であり、悲しみであり、痛みです。涙が目から流れて小川にそそぎます。想像できるかぎりの唯一の救いは、眠りです——または、死のほうがまだましかもしれません。一体どんな当然の報いだというのでしょうか。

まもなく、あなたは以前ここにいたということがわかります。その場所をよく知っています。

この訪れをわかっていたはずなのに。ばか者だ！　頭のなかで理解する前に何度これを体験しなければならないのでしょうか。あなたは渡り綱から落ちたことがあり、地下三階に着地したこともあります。再び、あなたは自分の診断を確認したのでした。あなたとそのいまいましい双極性障害の人生を。

もしあなたが臨床的なうつ病を体験したことがあるならば、この描写の意味が理解できるものと思います。あなたの体験とはいくぶん異なっているかもしれません。いずれにせよ、こうした思考や感覚のうちのいくつかは、よく知っていることでしょう。

臨床的なうつ病とは何か

誰もが折に触れて気が滅入り、たまにはふさぎこむことがあります。恋人と別れたり、仕事を解雇されたり、何かがっかりすることに煩わされたりする場合、気分が悪いのは自然なことです――少なくともしばらくの間は。よい人間関係も、健康な新しい赤ん坊も、際立った偉業でさえも、落ち込むきっかけとなり得ます。しかし、**臨床的なうつ病**は、認知、身体、そして（あるいは）社会的機能にも影響してくるのです。

専門家たちは、「抑うつ気分」と臨床的うつ病との相違を反応性（出来事が基盤）対内因性（生物学的な基盤）と呼ぶことで説明しています。しかし、過去十年か二十年の間に、両者の二つは相互に絡み合うことがわかってきました。衝撃と強さを保持している長期の反応性のうつ病は、臨床的なうつ病になるでしょう。そして、遺伝的に気分障害になりやすい人は、感情的出来事またはストレス性の出来事がエピソードの誘引となることがよくあります。

躁状態や軽躁状態でも同様ですが、臨床的うつ病の人は、気分や感覚、睡眠パターンや食欲、エネルギーや活動レベル、自尊心や自信、思考、集中力、決断力の著しい変化を経験するのです。

典型的なうつ病の徴候と症状

- 説明できない鈍痛や鋭い痛み
- 優柔不断と気が遠くなる感じ
- 落胆または全感覚欠如
- 睡眠と食欲の変化
- 低い自尊心と自信喪失
- 疲れきった生活とゆっくりとした口調
- 無駄な行動の実践
- 怒りと欲求不満
- 物質乱用
- 自滅的な思考や行動

躁状態や軽躁状態のように、うつ病はさまざまな程度で出現し、個人によって異なった症状を呈します。

説明できない鈍痛や鋭い痛み

うつ病は、便秘、疲労感、頭痛、腹痛のような身体症状を呈することがよくあります。多くのうつ病患者は完全に性欲を喪失します。うつ病を経験していることに気づかない場合、あなたの症状はストレスからくるものかもしれません。女性は「落ち込んでいる」感覚を認めますが、感覚の深さは軽視される可能性があります。男性では感情的な痛みは隠れ、身体症状だけ呈する可能性があるのです。

うつ状態での性欲減退とリビドーの低下［1］

- うつ病を経験している人の75％に生じる。
- （精神を病んでいる人は）たくさんの向精神薬治療でさらに悪化している可能性がある。

あなたが落ち込んでいるとき、他人はあなたが「ノイローゼ」であると考え、状況の深刻さを軽視しているかもしれません。これは医学の専門家であったとしても同じです。とりわけ、臨床的な説明が見つからない身体愁訴の「長々とした詳細なリスト」を医者に持っていったとすれば、あなたの状態は診断未確定である可能性があります。

二、三十代の多くの時間、私だけに関与する症状に対し、医学的な助けを求めていました。医者は私のスケジュールを「ちょっと削減する」よう助言してくれたり、映画『炎のランナー』を見るように提案してくれるなど、あらゆることを私にしてくれました。しかし、前向きに考えるだけでうつ病から脱したり、生活を変えたりすることができる人はほとんどいないのです。

精神科的援助が必要で入院を強くすすめられたある日、私は過去に二回だけ診てもらったことがある家庭医の事務所にいました。四ヵ月前に最初に訪問したとき、私は医者へ重い身体を引きずりながら行き、すっかり疲れ果ててしまいました。頭痛、めまい、不安定な睡眠、集中困難、増加する混乱した感覚がありました。以前に血糖異常があったため今回も私は低血糖症が犯人だと思いました。ほぼ十年間、私は避妊のためにピルを飲んでいましたが、境界型糖尿病になって以後は止めていたのです。

臨床検査の後、医者は低血糖症や糖尿病の証拠は血液検査からは認められなかったと説明しました。それから彼は、不安を鎮めるための軽い精神安定薬と気分を改善するための抗うつ薬を処方しました。

これら二つの薬物治療の四ヵ月後でも、少しも良くなったと感じませんでした。それから医者は異なった抗うつ薬を処方し、精神科医に診てもらうよう提案しました。精神科医！　私は彼がそう言ったことが信じられませんでした。私はショックを受けて彼の事務所を去ったのです。

駐車場にとめた車の座席に座り、彼の処方せんのページを指でなぞりました。彼は三人の精神科医の名前を書き記していました。空に雲一つない気持ちのよい春の午後のことでした。私は生きていることに感謝すべきでした。しかし、私ができたのはマツダの車内座席に座り、すすり泣くことだけだったのです。

私は以前に数人の精神保健の専門家に出会ったことがあります。ある精神科医には大学の保健センターで簡単なカウンセリングを受けており、国立の精神保健施設では、あるソーシャルワーカー（社会福祉指導員）に十数回ほど会ったことがありました。ところが二人とも、私よりもはるかに神経症のように見えました。次に、六～八週間参加したことがあるアサーション（自己表現）グループを運営していたソーシャルワーカーがいました。私は一般的な対人関係の問題や最初の結婚に失敗したことに対する後遺症への救いを求めていたのです。それが精神科医とは！　ただ「重症の精神障害者」が「精神科医」を見ていたにすぎなかったのです。

絶望のさなかにあった六年前、ほぼ即座に躁うつ病だと言い渡し、電気けいれん療法をすすめてきた精神科医がいました。私は困窮し、それを実行に移すことができずにいました。たった一度の訪問でそうした診断を下すことは途方もないことのように思えたので、私は再診しませんでした。

なぜこんなことが起こったのか。私の何が悪いのか。「ショック療法先生」の判断は正しかったのでしょうか。

うつ病の原因への質問

うつ病と最初に診断されたとき、あなたは外因性の原因を探そうとしたかもしれない。あなたのうつ病は、最近の病気やストレスの多い家庭生活や不愉快な仕事からくるものだったのか。両親があなたを虐待したか、友人がほとんどいないせいで抑うつ状態になったのか。または、信じがたいほど不運なだけなのか。

その月の後半、私の最初の精神科医になる人に会いました。数回の予約をし、さらに多くの臨床検査をおこなった結果、彼は私を**気分変調性障害**、臨床的うつ病の軽いもの、と結論づけました。彼は、さらにもう一つの精神安定薬と別の抗うつ薬に処方を変更しました。精神科医の毎週の通院治療に加えて、個別および集団療法のためにソーシャルワーカーを受診しはじめたのです。

精神科治療の六週間後、私は辛うじて回復しました。仕事に行くために起きたり着替えたりするのは、かなりの労力を要しました。朝の目覚ましが鳴るとき、掛け布団の下で穴を掘り、ほとんどマットレスと一体化しそうになるほどでした。夫のラルフはそんな私を苦労して引きずり出し、着替えるのを手伝ってくれましたが、私はますます仕事に遅刻したり、通勤にかなりイライラさせられました。

優柔不断と抗しがたい感じ

私の最悪の「渡り綱からの転落」は特にややこしかったのです。過去数年間は以前よりも気分がよく、活気に満ち、かなり活動的だったからです。私は仏のような男性と二度目の結婚をして幸福でした。連れ子のトムとジョイとも慣れてきて、彼らは私たちとほとんど一緒に生活を送りました。私は、自分の専門組織の役員としてフルタイムの仕事を持っており、委員会活動に熱中していました。学生時代からの友人、先生、同僚は、成功例として支えてくれました。人生のうちで今度（の結婚生活）だけは、私はよく好かれていると感じました。また、とても幸せな気持ちでいっぱいだったので、日々の通勤中に喜びを嚙みしめ、涙したほどです。そして、ちょうど一年経った仕事にやりがいを感じており、まだ多くの見込みがありました。私の技術や価値観に非常に合っていたからです。

私は、新しく作られた管理職のポジションの一つ二つを任されていました。長期間組織的な通信部会を担当することになっていましたが、他の管理職としての役割も「代わりの誰かを採用するまでは」果たすことになっていました。最初の主な仕事は、組織の主な年中行事の準備をすることでした。私は何も重要なことは学んでこなかったと心配していたもののすぐに仕事に着手し、過去を振り向きませんでした。週に五〇〜六〇時間働き、昼食は机の上でとることも多かったくらいです。上司は、大きな仕事の後には穏やかになるよ、と保証し続けてくれましたが、そうはなりませんでした。一年以上経った後も、二足のわらじを履いたままの状態でした。

上司はまったく手を貸してはくれませんでした。私が自分の「緊急任務」のなかのトップ十二を遂行し、優先順位によって援助を求めていたとき、私は常に変わらず三つ四つの追加の仕事を持って帰宅しました。かなり打ちのめされて、ほとんど何も達成できませんでした。

表面的には協力的でも、容赦なくコントロールし、要求する上司を、心の底まで満足させることは難しかったのです——ちょうど私の父のように。私がセラピストとこのことを議論したときに、人はよく機能不全だった子ども時代の対人関係を繰り返すものだ、とセラピストは説明しました。そのことが明らかになって、私は困惑しました。なぜ私は非常に苦痛だとわかっていることを再現してしまうのだろうか。

私は一日にポット三杯ものコーヒーを飲み、午後にはダイエットソーダで満タンにすることで仕事上の疲労と圧力をしのぎました。これらの飲み物に含まれたカフェインが私の問題をさらにひどくしたのです。

落胆または全感覚欠如

抑うつ状態にある人は他人とかかわらない傾向にあり、閉じこもりがちです。自己嫌悪や悲観主義が本来の元気さを上回ってしまうのです。彼らは、状況について「悲観すること」にものすごい時間を費やします。躁状態や軽躁状態の「ばら色のレンズ」(物事を楽観的に見る姿勢)というよりもむしろ、うつ病の「眼鏡」の「レンズ」は汚物で汚れているのです。

臨床的にうつ状態である患者のなかには、失望感というよりも完全に感覚をなくす人もいます。彼らは人生に退屈し、興味を失い、やる気を失っているのです。

私がついに「夢の仕事」をやめたとき、完全に打ちのめされたと感じました。活動的で有意義な人生を送るのではなく、完全に世捨て人になっていました。かつて協力的な妻であり継母であった私は、今や辛うじて自分の家族の存在を認識するのです。私の不安感は麻痺寸前でした。私は一日中鍵を閉めた暗い家のなかにおり、治療のためだけに思い切って出かけたのでした。私の日課は精神科医、セラピスト、治療グループに通うことでした。

睡眠と食欲の変化

臨床的うつ病のほとんどすべての人が、睡眠パターンと食欲が明らかに変化します。不眠症になったり、失意が大きく一晩中寝つけなかったりする人もいます。このぞっとする存在が姿を消すまで、単に引きこもりたい人もいます。

それと同じ長いうつ状態の間、夏と秋を一日十二～十六時間眠って過ごしました。ベッドの外に出るとき、私はいつも安楽椅子に腰掛け、泣きながら自殺について考えるか、良いときには自助のための本をむさぼり読みました。今や六十冊以上所有している自助の本を大学院にいる間に最初に購入したときには、まじめに自己診断をしはじめていました。私は数少ない友人や公立図書館から数十冊以上の本を借りて読みました。

食欲がないことは普通のことでした。うつ状態のときにはどんなものであっても食べることにまったく興味がない人もいます。食事の支度をすることはまったく努力の価値がないのです。すべて味がなく、美味しくも何ともないのです。しかし、炭水化物や甘いもの、特にチョコレートが食べたくなるという人もいます。これらの人は手許になくなるまで食べつくす傾向があります。

私が外出した場合、ときには五、六個のキャンディー棒を一度になめながら、またはクッキーを一袋全部むさぼったり、気まずそうな顔をしてスナック菓子をがつがつ食べていました。何年も私は低カロリーの砂糖を使っていましたが、いつも気分をよくしてくれました。いつもキャンディー棒を一つ食べると頭痛が起こり、砂糖が多すぎると胃痛がしました。しかし、うつ状態のときには、私はヘロインを探し求めている麻薬常習者のように砂糖を探し求めていました。甘いものを一口噛むと、食べたい気持ちが治まりました。

低い自尊心と自信喪失

深いうつ状態は過去の成功や業績を消し去る手段を持っています。たとえ立派だったとしても、あなたはそれらを思い出すことができません。たとえどんなにかつて幸せだったとしても、もはや決して良い気分を思い出すことはできないのです。または、どうにかして心地よい記憶をかき集められたとしても、あなたにとってさらなる幸せは永遠に失われてしまったものと確信することでしょう。

うつ状態の間、あなたは自分自身を厳しく非難し、人生のいたるところでどんな小さな失敗にもくよくよ悩むかもしれません。たとえいつもは楽観的で社交的であったとしても、悲観的で内向的で不機嫌になるかもしれないのです。躁状態や軽躁状態からの気分の低下は、特にあなたを意気消沈させるかもしれません。気分が著しく変わったことや、あなたの最近の振る舞いに対するきまりの悪さが理由の一つとなる可能性があります。

億劫な生活

重症のうつ状態の間、何を食べて何を着るか、というような最も些細な決定事が極めて困難な仕事になります。食事、入浴、着替えは嫌な思いをするほどの価値がないように思えるか、もはやできなくなってしまっている仕事です。『真昼の悪魔――うつの解剖学』のなかで、アンドリュー・ソロモンは、片方ではなく両方の靴下を履くことを考えると耐えられなかった、と記述しています[2]。

目標を決め、計画を立て、優先順位を決めるあなたの能力は、たいていなくなってしまいます。家事や勘定は複雑すぎ、難しすぎ、要領を得ません。汚い皿、洗っていない洗濯物、溢れた灰皿、山積みの雑誌や新聞はいたるところに溜まっています。がらくたが非常に厚く積まれているようで、部屋から部屋へ移動することが難しいのです。

私のうつ病が最悪だった間、どうにかジーンズとTシャツを着て過ごしていた日がありました。ナイトガウンとバスローブをまったく脱がない日もありました。ときには、家族の夕食を料理する間、自分を立て直すことができました。またあるときは、一人で夫のラルフや子どもたちのもとを離れたときもありました。夫は、私が早く元気を取り戻し、仕事に復帰できるように祈り続けていました。

無駄な行動の実践

私には、踵が感情と同じくらい赤く剝き出しになるまで皮を剝き、踵の上で死んでいる皮膚を剝ぐという習慣ができました。過食による失業不安を、二人の継子とオースティン郊外の感じの良い家に住むとても気ままな幸福な人妻ということでごまかしていました。常に以前の行動について自分自身を非難しており、私の罪はさらに深い暗黒の穴に私を巻き込みました。

もっと活動的な日には、小さな赤い芽やリブオークとヤポンの木を少し植え、散布した三メートルの楕円の花壇から雑草や草の根を刈り取りました。こうして花壇の周りで働いた数日後にはまた、雑草が再び成長しはじめました。華氏百度の暑さのなか、雑草を抜いて汗をかくことは報われない仕事でしたが、私の心の痛みを浄化するものかもしれないと考えたのです。そうでなくとも、この活動は私の人生の比喩的表現となりました。

怒りと欲求不満

多くの専門家たちはうつ病を内的怒りの変換と定義し、私もその証拠のいくつかを人生のなかに見てきました。抑うつ的な人のほとんどが、このような痛みを受けなくてはならなかったのかと訝《いぶか》しむのです。病気は彼らを失望させ、持っているものに怒りをぶつけるようになるのです。その怒りを他人にぶつけるときもあります。

両親と暮らしていてうつ状態に入ったときに、私は母親に対してどんな些細なことに対しても絶え間なく不満を言っていました。彼女と一緒に生活するには非常につらい気持ちがしたため、何時間も地階に引きこもっていました。

最悪の自殺企図のすぐ後に、自分のうつ病の原因について仮説を立てました。子どもながらに、父親の支配や予期できない行動に怒りと欲求不満を感じており、彼を殺したくなりました。しかし、キリスト教の家庭に育ち、両親をあがめ、決して人を殺してはいけないと習ってきた私には絶対にできるはずがないことはわかっていました。やはり、邪悪な考えは私が非常に悪い状態にあるということなのです。

私は姉妹や母親と住めるように、よく両親が離婚することを祈っていました。八歳か九歳のとき、両親はほぼ離婚状態となりましたが、私は話し合いには呼ばれませんでした。明らかに姉妹たちは、「私に免じて」一緒にいてほしいと両親に話していました。

うつ病エピソードから入った日記

私は身体から両手を切り離し、頭蓋骨が砕けて髄となるまで壁に頭を強く打ちつけ、自分自身を何度も何度も傷つけているように感じた。そして、わがままで、冷たく、軽率で、優しくなく、ユーモアがなく、ばかで、不器用で、未成熟で、非専門的で、実に嫌な、卑劣な、不愉快な、頑固な、腰の抜けた、だらしない、飲んだくれの顔をした、哀れな人間の言い訳しか残っていなかった。

深いうつ状態のなかで、私は感情のコントロールをすべて失い、こうした悲しみのひどい状態に陥りました。ほんのかすかな感情を経験するだけで、猛烈なすすり泣きをしてしまいます。人前に出るのが怖いのです。楽しいお祝いの席や陽気な音楽でさえ、滝のような涙が溢れ出すかもしれません。礼拝やスポーツの試合には、泣いて気分を変えるためにトイレに何度も行かずには参加できなくなります。

私はうつ状態のときには、何時間も絶え間なく泣いていました。そのような行動は他人を当惑させました。彼らは最初は関心を示し、私を励まそうとしました。結局、ほとんどの人は我慢できなくなり、愛想を尽かし、私が名前すら言えない悲しみとともに私のもとを去っていきました。

私はしばしば悲しみでもがきながら夢から目覚めました。できることなら、泣いて誰かを困らせないようにトイレに閉じこもりたかったのです。しかし、涙が突然やってくると、音を殺したすすり泣きで夫が目覚め、彼は私を慰めるために最善を尽くしてくれました。彼はよく私と話をし、何時間も私を抱きしめてくれました。

物質乱用

多くの人は、アルコールや薬でうつ状態を麻痺させます。アルコールや薬は、自殺念慮がある場合、判断力を弱め、抑制力を緩めるので非常に危険です。多くのうつ病患者は、不安を抑えるために過度に喫煙するか、疲労感を追い払い景気をつけるためにカフェインを使用しました。

私はアルコールと薬を、多くは軽躁状態のときに使用しました。パーティーに行くことが多くなるからというのも一つの理由でした。しかし、うつ状態で一人のときには、ビール六本入りパックを全部飲んだり、ワインを一本空けたりしたときもありました。持っているお金はいつも限られており、お酒を飲むとかなり早く頭痛を起こすので、それ以上はめったに飲みませんでした。そして、決してパッと薬に飛びつきませんでした。

しかし、うつ状態のときには、テレビでさえ一種の薬となります。あなたの意思を麻痺させる一助となるからです。あなたは目的なく、何も吸収することもなく、何時間もテレビを見て暇をつぶしているかもしれません。または、「正常な」生活がどうだったかを思い出したり、どのように「正常な」人と交流するのかの手がかりを探したりするために、テレビを見ているのかもしれません。

私がかなりうつ状態だったときに、テレビは最適な「薬」になりました。私の習慣的な鑑賞は制御の範囲を超えていたので、テレビを見る時間を制限するためにシステムを工夫しました。週の初めごとに、トウガラシ瓶のなかに入れてあるパンの包装のプラスチックのつまみを置きました。それぞれのつまみは、三十分のテレビの鑑賞時間を表わしていました。それから、それぞれのプログラムが始まったときに、各三十分間のうちに、パンのつまみを別の瓶のなかに入れました。パンのつまみが切れ目なくなりはじめたときに、私はテレビを消していました。これは、コントロールを取り戻す唯一の方法のように思えました。

自滅的な思考と行動

自殺念慮、自殺企図、自殺の「そぶり」(中途半端な自殺企図)は、うつ病の顕著な特徴です。「成功した」自殺についてはもちろんのことです。自殺企図は、詳細な計画の数ヵ月後にたくみに実行されることがあります。衝動的に行動に出る人もいます。自分の頭を万力で砕いたときのように、信じられないくらいの力と努力が必要な方法もあります。走っている車の間に座ったり、有毒な排気ガスを吸入したりするときのように、小さな努力で済む方法もあります。

私は人生の大部分を自殺についてじっくり考えてきました。私の自殺念慮は心に深く刻み込まれるようになったので、歌が終わらないように針が置いてあるビニール製レコードの繰り返す歌のようになりました。ときには、その考え方は私に大きな安らぎを与えました。私は、両親のリビングルームのカーペットに大の字に倒れ、死体になる練習をしたことがありました。私の心をからっぽにし、息が止まるように、信じられないくらいじっとしたままでいました。

大人になってから私は、自分の車で高速道路を走りながら、高架道路の支柱に激突したい気持ちに強く駆り立てられました。心地よい金属の粉砕、快活にチリンチリンと鳴るガラス、幸せにも魂が肉体の監獄から解き放たれることを想像していました。

もしくは、貨物輸送者が一日に何度も音を立てて走る、アムトラック〔Amtrak：全米鉄道旅客輸送公社〕の線路からちょうど一区画離れたところに自分の家がちょうどあると考えていました。線路の端の茂みに隠れ、次の電車が来ることを夢見ていました。私はただ過ぎ去る機関車の前に突進して、すべてを終わらせようと思いました。

そうでなければ、おそらく身投げをしていたことでしょう。ちょうどもう一方の後ろの堀の裏はわき水を源泉とする湖で、古い石の採石場が並んでいました。採石労働者はわき水を発見し、湖は非常に早く満たされるので、彼らは装置を回収することができませんでした。私は、コンクリートブロックを自分の足首に結びつけ、月明かりのないわき水のなかにどんどん深く歩いていくのを想像しました。私のからだは、二百数十メートル下の錆びついた機械の真ん中に食い込まれるのです。

しかし、専門家たちが呼ぶところの「自殺念慮」をいつも何が止めるかというと、私を轢いた高速道路の運転手や技術者を傷つけるのではないかと想像することでした。あるいは、私が水のなかから助け出されたものの、植物人間で何年も生きるかもしれないという考えからです。どうして自分の家族に対してそんなことができるでしょうか。

私はこれらの結論に対して、母に感謝しました。母と私の子ども時代の悲しみを共有したときに、彼女は、ポリオを患いギブスや松葉杖で歩く子どもや、聴覚障害や視覚障害の子どもについて指摘しました。私は感謝すべきです。両親は私の悪いところを何も見つけることはできませんでした。なぜ私はただ単に幸せになれないのでしょうか?!　しかし、幸福は私のレパートリーの一部ではありませんでした。もっと「品位のある」苦悩を望んだこともあれば、自分の痛みを理解してくれる誰かを必要としたこともありました。

うつ病の最初の座礁

躁状態や軽躁状態がなく、うつ病単独で襲ってくる場合、通常は二十代から五十代の間に表面化します[3]。しかし、より高齢の成人でもよく見られ、幼児期でさえ出現しうるのです。早期発症の双極性障害はたいていうつ病エピソードで始まります。躁病と同様、子ども、青年、十代の若者におけるうつ病は、対人恐怖や反社会性人格障害のような他の病気と区別することが難しい可能性があります。

子ども時代に、両親が私の暗い気分を取り除くために、一九五〇年代に流行った「輝く星座《レット・ザ・サン・シャイン・イン》」を歌いながら優しく楽しませようとしました。赤の他人でさえうまく私をなだめ、笑って「光を差し込ませる《レット・ザ・サン・シャイン・イン》」でしょう。彼らの努力は私に問題があるように感じさせ、いっそう落ち込ませるものでした。

私はうつ状態がいつ始まったのか、確実には言うことができません。人生のうちで非常に早期であったことだけはわかっています。なぜそうなったかについても正確には言うことができないのです。両親が私を殴るとか、崩壊した家庭の出身などということはありませんでした。しかし、どういう訳かうつ状態の間、私はただ希望を失い、不気味で、標準以下に感じるのです。子ども時代に始まり三十代まで続いていますが、私はたいていすり泣きながら枕で音を消し、始終なぜそんなに悪く感じるのかわからないまま、泣き疲れて寝入りました。そして、夜の祈りのときには、交通事故か何か進行の早い不治の病気になって解放されるように祈ることが多かったのです。

3 あらゆる希望の喪失——自殺

あなたはこの暗黒のなかで人生に行き詰まってしまったようです。人生とは、そもそも生きる価値があるものなのでしょうか。あなたは辛うじて思い出すことができます。一度だけであったならば、すべては幻想にちがいありません。さもなければ、何かが変化し、あなたの人生は決して同じものにはならないでしょう。未来はあなたにとって苦痛以外の何ものでもありません。あなたは、愛する人に対して悲しみしか、もたらすことができません。彼らにとってあなたなどいないほうがよいのも当然でしょう。

前向きな思考——楽観的に考えようとする——なんて、まったくばかげた考えにすぎません。他の方法で考える人たちには単純に惑わされているだけです。あなたはこの病気について、この呪いについて、自分自身で考えることができません。この心配の種を永遠に背負い続けていくでしょう。

三、四、五階から落ちたことがあっても——または堅い地面の下へ五階分ほど落ちたことがあっても、今ではどん底にいるのです。もはやこれ以上、落ちることはできません。人生には約束はありません。何もないのです。たった一度でさえ、もう渡り綱を歩くことはできません。あなたにとって堅い地面は存在しないのです。今後も決して存在することはないでしょう。あなたはもがいたせいでとても疲れています。そして、非常にささいなコントロールもおこなっていないことにうんざりしています。あなたはすべての希望を失っています。それをあなた自身が許容しているのです。そろそろ出て行く時期にさしかかっているのです。

あなたの一時的な問題に対する恒久的な「解決」

私はよく自殺を考えます――実際には繰り返し深く考えています――が、実行するだろうとは信じていません。うつ状態のときにはみんな自殺を考えるのだと私は思っていました。大学一年のころに、寮の階段の吹き抜けで首を吊ろうとして、中途半端な試みをしたことがありました。ルームメイトのベスが、私を安全なところに連れ戻しに来てくれました。しかし、その未遂は真剣な死への望みというよりも失恋の怒りの表現だったのです。

十代や青年の自殺 [1]

十代の若者や青年は衝動的になりやすいので、命を失う危険が大きい。彼らの自殺は、以下がその誘引となる。

- ガールフレンドやボーイフレンドとの破局
- 屈辱的な経験

- 学校での懲罰
- 法律上のトラブル
- 向上心に燃える完全主義者における「受け入れがたい成績」

私の真剣な一度の自殺企図はずっと後にやってきました。「すばらしい仕事」を辞めた後の夏のことでした。私は見込みもないまま何ヵ月も仕事に就いていませんでした。けれども、誰かがそのときに提供してくれたパートの仕事さえ続きませんでした。

ついに私を狂気に追いやったのは、破壊的な一通の郵便物でした。私の失業手当は危機にさらされていました。私たちはすでに私の病気を理由に闘ってきました。それで私の失業調査がないままに終わらせることはできませんでした。夫と結婚したときの私は、キャリアを約束された生き生きとした若い女性で、子どもたちの生活を充実させることができ、彼から溺愛される人間でした。この手当てがなければ、私は完全に依存的に、私から見ると、ほとんど寄生虫になるのです。夫の健康保険は私の精神科治療の半分を補うものでしたが――多くの保険商品と比較すると贅沢でもありましたが――私たちは返す見込みのない借金をさらに借りていました。すべての理由は私にあります。家を借り替えることさえしなければなりませんでした。夫のラルフが私と離婚し、結局、私が街頭に一人でいることになるまでに、それほど時間が必要ではありませんでした。

自殺の危険信号

- 深刻な不安、不穏、怒りを伴ったうつ病
- 過去の自殺企図

- 死にたい、または、生きることに疲れた、という発言
- 財産の処分、借金の返済、遺言状の更新
- 身体または感情の病気
- 配偶者、子ども、親友の死亡（特に予期せず突然の場合）
- アルコールや薬物の過量使用
- （しかし、最も重要なことは）希望も援助もないと感じること

その春の初めに、私のお気に入りの猫であるハリエットが思いがけず死んでしまいました。夫が朝刊を取りに外に出たときに亡きがらを見つけたのです。ハリエットは私の特別な「かわいい子」でした。彼女は毎朝、私が朝食を食べて新聞を読んでいる間、膝の上に——私が招き入れたかどうかは別として——寄り添っていました。それは私たちの小さな儀式でした。それが、ハリエットはここ、前庭の芝生の上で死んでいたのです。小さなからだをくねらせたハリエットのそばに立ったときに、車にはねられたのではないことが明らかになりました。乱闘の痕跡である私道の穴——大きな足跡が残酷な筋と混ざっていました。夫は、ちょっと外に出たときに、二匹のジャーマン・シェパードが小走りで下がっていくのを見たと言いました。獣医は、「大きな遊び好きな犬」がハリエットを首が折れるまで振り落としたのだろうと推測しました。私の「かわいい子」の最後のときは恐怖でいっぱいだったに違いありません。

友人のメタが自殺したと、旧友であるジャネットが二ヵ月前に電話で知らせてきました。メタは以前に二回ほど自殺未遂し、ついにそれを完遂したのです。三度目の正直なのでしょうか。私は耳を疑いました。メタは私よりもかなり適応していると思っていました。両親が離婚した子どもとして、彼女は何年も精神科医にかかっていました。私はメタの最後の招待——彼女の新居でのバーベキューの招待を断ったことを後悔しました。ラルフ

と結婚してからというもの、私は彼女をほとんど見捨てていたも同然でした。そして、私が大丈夫ならば、あなたも大丈夫という彼女の宣伝文句をまったく思い返す気にならなかったのです。きっと、ジャネットが間違っているんだわ。そう思い、私はメタの以前の番号に電話しましたが、繋がらないことがわかりました。彼女が働いていた本屋に電話すると、以前の同僚が、涙ながらに彼女が死んだことを認めたのです。メタは本当に逝ってしまったのです。ひょっとすると、彼女は正しかったのです。

心が深く沈んでいたので精神科に行こうと思いました。金曜日の午後遅くのことでした。彼はその日、留守にしていました。それから、私はセラピストに連絡を取りましたが、留守番電話でした。私は受話器を置きました。構うものですか。もしかすると、彼らは私を助けると言うことができたでしょう。状況はよくなったのでしょう。いいえ、そうではない。そう、私は確信しました。私は呪われていると絶望的に感じました。永遠にこの道が続くのだろうと思ったのです。

もし自殺したくなったら

自殺願望を軽く扱うことはできない。もし、人生はもはや生きる価値がないと強く感じたら、すぐに助けを呼ぶこと。

- 治療中の場合、自分の精神科医またはセラピストと連絡を取ること。彼らと面会できない場合は、彼らの同僚と話すこと。
- あなたの家庭医または聖職者の会員と話すこと。
- 親戚、隣人、信頼できる友人と話すこと。
- あなたが支援団体に参加している場合は、信頼できるグループ会員に連絡を取ること。

• 精神科施設や病院の救急救命室に車で連れていってもらえるよう誰かに頼むこと。
• 地域の精神保健センターまたは精神保健の組織に連絡を取ること。
• 自殺ホットラインの誰かと話すこと〔国立希望電話相談窓口ネットワーク：1–800–784–2433（1–800–SUICIDE）、1–888–784–2433（1–888–SUICIDE）、または、少年少女都市国立電話相談窓口：1–800–1–448–3000。すべてアメリカの場合〕
• 一人でいるとき、ひどく興奮したりしている場合は、911〔アメリカの救急車の番号〕を呼ぶこと。

夫のラルフと子どもたちにとって私はいないほうがよいだろうという結論を出しました。実際のところ、彼らが生きるうえではこの心配の種がないほうがずっといい。本当に大きな損失はありません。そして、私の両親には他の姉妹がいて、彼女たちもお互いがいるのです。みんなすぐに立ち直ることができるでしょう。

科学的なことには無関心なので、家庭処方ガイドを親指でめくって、薬の潜在的致死量を決めました。私は手に持っている抗うつ薬から妥当な数粒を数え上げて飲み込んだものの、そんなに量は多くありませんでした。ただ鎮静するにしては、そんなに少ないものでもなかったのです。

私は記録を書きはじめましたが、自分の感覚を言葉にすることができませんでした。私は途方もなく無力であり、何一つまともなことができませんでした。単に呼吸するという努力が私を疲労させただけでした。しかし、すぐにそれもなくなるでしょう。

私は、枕の上にきちんと小さい赤茶色の錠剤を一列に置き、永眠につく準備をしました。氷水を長くすすりながら、続けざまに錠剤を二、三錠飲み、自分が違った感じがあるかどうか確認するために手を休めました。さらに二、三錠飲み込み、それからすべての錠剤がなくなるまで、さらに二、三錠ずつ飲み込みました。それから、用心のためにトランキライザーを二錠口にほうり込みました。

薬を飲んでいる途中でさえ、私は完全には自分の決定を理解してはいませんでした。なぜ今なのでしょうか。私はもっと心に傷を負うような経験をしてつらい時間を過ごしてきたのです。なぜ、そのときに自殺しようとしなかったのでしょう。私の自殺衝動は過去のたくさんの感情とともに噴き出したのでした。驚くほどの激しさでもって。今、私は穏やかな諦めの気持ちだけを感じました。私は目を閉じて、穏やかな冷たい自分の死体を想像しました。

私がその日になぜ自殺しようとしたのかを不思議に思ったのと同時に、運命を実現させたような感覚も覚えました――ゆくゆくは私が死ぬことはすることは疑いありませんでした。私が期待せずにいられなかったのは、浅はかな死亡記事でした。

高リスクのとき

うつ病からちょうど回復したばかりの人は、深くうつ状態にあるときよりも自殺の危険度が高い。というのも、彼らはより自発性があり、自殺念慮を実行する元気があるからである。

十五分ほどして、私は非常にイライラが募り、おしっこをしなければならないことに気づきました。濡れたズボンで死ぬ前にと立ち上がり、よろめきながらトイレに向かいました。しばらくの間、私は目まいの状態であることに満足していましたが、それから、錠剤が少なすぎたかしらと心配しはじめました。ことによると私はへまをして、結局植物人間になるでしょう。いつまでも続く負担。このことをもっと注意深く考えるべきだった！何という失敗でしょう！

私は指を喉に突っ込みましたが、吐き出すことはできませんでした。相変わらず目まいと吐き気があり、パニックになって仕事場の夫を呼び出しました。彼は救急車を手配し、すぐに私に電話をかけ直してくれました。彼は救急医療班が姿を見せるまで、私を電話越しにつなぎとめてくれたのです。

救急車が到着するまでに、私は何とか少量——不幸なことに、ベッドの下のベージュのカーペットに——吐こうとしていました。私はさらなる罪悪感を覚えました。

救急医療班が私のバイタルサインを測り、不整脈と自律神経の低下を報告していたとき、意識が薄れつつありました。彼らは私を移動ベッドに固定して、携帯用酸素吸入器を装着し、ぽかんと見ている隣人の群れを通って私を外に運び出しました。病院までの十五キロもの間ずっと、「班員」は私を質問攻めにしました——「あなたの名前は」「今日は何日ですか」「錠剤は何錠飲みましたか」「何という薬でしたか」。

救急救命室で夫のラルフに会ったとき、私は恥ずかしさでいっぱいでした。彼の顔をひと目見るなり、それだけはしたくなかったことをしてしまったのだということを思い知りました——今までずっと絶対的な愛をくれていた唯一の人間を傷つけてしまったのだということを。私は自分が人間の屑のように感じ、それでもそんな私のそばにラルフは立ち、ことあるごとに手を握りしめていてくれました。

救急医療スタッフはまず、吐かせるために吐根シロップを私に与えました。それが失敗すると、薬の吸収剤としてぞっとする活性炭素溶剤を私に飲ませました。一杯目を飲むや二杯目をくれましたが、私は手に何も持つことさえできなくなりました。そこで陰気な看護師は、胃から吸引するために胃洗浄の準備をしました。看護師は鼻孔から太いチューブを通そうとしましたが進みませんでした。彼女が無理やりチューブをもう一つの鼻孔から通して胃に入れるまで、私は強姦されているように感じました。私が文句を言うと、こんな騒ぎ「無意味な厄介事」を起こしたのが悪い、と私を叱りました。ある時点で、精神科主治医の同僚の一人が私をCCU（冠動脈疾患集中治療室）に入院させました。

朝になると私のバイタルサインは安定しました。明らかに、障害はほとんどありませんでした。入院中の精神科主治医は、私を地方の精神科病院に移すことを考えていました。しかし、夫は残りの週末を私のそばでよく見ているからその必要がないと主治医に保証しました。恥辱と経費の両面から、すぐさま私は同意しました。私は重荷になっていることを非常に心配していたので、この大きな病院の勘定を記録していました。私は医者にも夫にも二度と繰り返さないとそのとき約束しましたが、薬を使用しての自殺行為は繰り返さないというつもりで、そう言ったのです。

重大な欺き

実際には自殺念慮がある場合でも、自殺念慮はないと他人に信じさせることは難しいことではない。実際に、精神科病院で自殺を図った患者の半分以上は、自殺直前に「臨床的改善」または「改善傾向」と看護師や医療スタッフが見なしていた。

夫のラルフは私を家に連れて帰り、残りの週末を過ごしました。彼はさらに数日以上、多くの愛情と注意を私に注いでくれました。私は救われた思いで、感謝しました。

あなたが置き去りにした家族

十日後、スポーツジムからちょうど帰ったときに、私は姉のバーバラの知らせを聞きました。夫が私道で私を出迎えたとき、何かひどく悪い予感がしました。「今しがた、君のお父さんが電話してきたよ」。彼は私の顔を注視しながら、注意深くそう言いました。私はトレーニング鞄をもう一方の腰側に掛け替え、彼の続きの言葉を待ちました。「彼はお姉さんの悪い知らせを伝えてきたよ」

「彼女が自殺したの？」私は口走りました。反射的に結論が出てきただけで、決して心のなかの真の質問ではありませんでした。確認するために彼に尋ねる必要がないということに戸惑いを覚えました。

痛みと罪の波に打ち負かされました。姉が自殺するかもしれないと意識して考えたことはありませんでしたが、その瞬間、完全にその意味がわかったのです。彼女は数ヵ月前に私に手紙を書き、明らかに助けを必要としていました。けれども私は自分自身のやっかい事に応じるのに没頭していました。私は彼女に何かできたでしょうか。彼女の死は私の過失だったのでしょうか。

母はどのようにバーバラの死を受けとめたのでしょうか、そして母と父がそのことを知ってから、電話をかけるまでにどのくらい経ったのか、私はあれこれと思いを巡らしました。電話を折り返したとき、父は追悼式が二つあると言いました。一つは、姉や姉の新しい夫が住んでいたオクラホマのスティルウォーターにある教会で予定されていました。もう一つは、カンザスのウィッチタにある実家でのものでした。なぜなら、姉は自分の身体は科学のために検体をし、埋葬の必要はないという遺言を残していたからです。また、結婚して東海岸に住んでいる彼女の娘は、遺体がないのでいずれの追悼式にも出席しないことを決めました。最初の追悼式は翌週におこなわれました。

バーバラ追悼の計画をすることは、藁をもすがる思いでした。家族の誰ひとりとして、彼女が元気かどうか知らなかったのです。バーバラは母が最初の結婚でもうけた二人の子どもであり、私の腹違いの姉でした。母が最初の夫と離婚したときに、そのとき母は幼児だったケイを連れ、前夫は五歳だったバーバラを連れて行きました。私の父はケイを養子にし、いつも私たちと一緒に暮らしました。翌年、両親に姉のジョーができました。それから八年後に私が産まれました。

　バーバラは父親としばらく過ごして大人になりました。父親はしばしば孤児院に彼女を残していなくなりました。母はたいていバーバラの居場所を知りませんでしたが、時折、連絡を取っていました。バーバラが結婚してから、母は彼女とその家族を訪問しました。しかし、彼女たちは州を離れて生活していたので旅行するには費用がかかり、母はいつも一人で旅行しました。

　バーバラは一度も私の肉親と一緒に生活しませんでしたが、私は姉のケイやジョーと同じように彼女を思っていました。こうして文字を綴っていると、悲しみが溢れてきます。私は彼女を失ったことを、私の家族の誰かを失うのと同じくらい深く感じました。バーバラがどんな姉であったとしても、彼女は私にとっての精神的な姉だったのです。

　高校生の夏の後に、初めてバーバラと会ったときのことを思い出しました。バーバラと彼女の思春期の娘がウィッチタに訪ねて来ていて、バーバラと私はすぐに心が触れ合いました。私はまるで彼女の全人生を知っているかのようでした。誰が彼女の温かさに抵抗できるでしょうか、あの大らかな人柄に。彼女はとても自由な心を持っており、とても愉快な人でした。彼女は素晴らしいお針子で、大学に着ていく私の明るい赤色のスーツを徹夜して手早く作ってくれました。手がかりはありませんが、そのとき彼女は多分、軽躁状態か躁状態だったのでしょう。

　ちょうど私が学校を卒業したとき、バーバラは私を訪ねてオースティンに来ました。私たちは夜通し、愛について、自分たちの離婚について、自分たちの健康問題について比較しました。私たちは同じ深刻な気分の波や食物嗜癖への挑戦を分かち合っていました。双極性障害に加えて、バーバラはアルコール依存症とも闘っており、AA〔アルコールアノニマス。匿名断酒会〕にも参加していました。家族のなかで、あなただけが自分のこれまでの生き方を理解してくれる人間だ、と彼女は私に言いました。

物質乱用と自殺[2]

- 自殺の多くは、アルコールとうつ病の組み合わせに関係している。
- お酒を飲まない人は痛みを麻痺させるために飲酒し、向こう見ずな運転やロシアン・ルーレットで遊ぶなど、気ままで危険な行動に没頭する。
- アルコールや薬物は衝動的な行動を増大させ、自殺の危険性を生む。
- 自殺念慮のある人は、禁酒しなければ安全とは言えない。

姉の追悼式のためにウィッチタに到着したとき、別のショックな出来事が待ち構えていました。私が自殺企図をした数週間前に、姪の一人が自殺目的で手首を切って精神病施設にいたのでした。彼女とバーバラも親戚であり、バーバラがスティルウォーターに引っ越した後、彼女たちもたくさんの共通点があるとわかったのです。バーバラの死によって姪が取ると思われる手段を憂慮して、彼女が「うまく対処できるのに十分」元気になるまで、私の家族はそれを彼女に伝えませんでした。もちろん、このごまかしに加わるには私は弱すぎると思いましたが、バーバラの死を姪に隠していることで自分自身を軽蔑しました。

最初の追悼式のために、両親と姉のケイと私は緊張して眉間にしわを寄せながら、ウィチタからスティルウォーターまで車を運転しました。母方の祖母の姉妹である九十歳代だったジャネットおばさんも出席しました。私たちは追悼式の理論的なことについては話しましたが、バーバラの自殺で感じていることについては共有しませんでした。小さい質素な教会に到着したとき、母方の兄弟とその家族や友人、教区民のうちの何人かが座席に散らばっていました。

礼拝の後、私はバーバラの夫に挨拶するために教会の座席を通り抜けて行きました。彼はベトナム戦争中に統合失調症になった兵士だったのです。そして、彼が彼女の死にどのように向きあっているのか心配になりました。

数日前、悲しみを扱った本を数冊、彼に送っていました。私たちはそれまで会ったことさえありませんでしたが、私はその瞬間、結びつきを感じました。私たちはともにバーバラを亡くし、精神疾患と闘っているのです。

ジャネットおばさんが青灰色の頭でひょっこり現れたとき、私たちはやっと話しはじめたところだったのです。彼女は彼の腕をつかんでこう尋ねました。「バーバラは何で死んだんだい？」彼女が何も考えていないことがショックで、私は失神しそうになりました！　どうして私の両親は、何が起きたのかをジャネットおばさんに伝えなかったのでしょうか。姪のように「彼女を保護するため」にそうしようとしたのでしょうか。バーバラの哀れな夫は十分問題を抱えていました。妻がどのように死んだのか尋ねられることはなんと恐ろしいことでしょうか。彼の立場だったら、きっと撃たれたように感じたことでしょう。

他の人たちはどうなのでしょうか。私の両親は母方の兄弟やその家族には何と言ったのでしょうか。両親は真実をはぐらかし、彼らにも嘘をついたのでしょうか。両親はどうやってバーバラの自殺を秘密にし続けるつもりでしょうか。

けれども、私は陰謀団の一味ではなかったでしょうか。常にそうではなかったのでしょうか。確かに、姪からバーバラの自殺を秘密にすることにおいて、私は彼らと同じように隠していました。

バーバラの哀れな夫は青ざめました。しばらくの間、彼は質問の意味を飲み込もうと闘っているようでした。それから、彼は穏やかに答えました。「彼女は自分を撃ったんです」。そして、涙が溢れました。「僕は彼女が銃を持っているなんて知らなかった……。彼女は僕が仕事に行ったときは元気そうだったんだ。それから、僕が家に帰ったとき……」。彼は肩をすくめて首を横に振った。「僕は知らなかったんだ。僕は彼女が銃を持っていたなんて」。

「正常」と見過ごされること

自殺念慮のある人は、自殺の直前まで正常に見えることがよくある。潜在的な理由としては以下が挙げられる。

- いったん自殺しようと決めたら、彼らは自分たちの痛みや不安が終わることを見越している可能性がある。
- 彼らは回復している間は心から救われたと感じるが、自殺する間は瞬時に重篤なうつ状態や混合した気分にする可能性がある。
- 計画を実行するため一人になるように、自分の感情に嘘をついているのかもしれない。

他の参列客が教会を去ったとき、私の家族はアイスクリームを買いに出かけることにしました。それは私には少し場に不相応だと思われました。反面、私たちは感情を抑えるためにいつもガツガツと食べたりしてこなかったでしょうか。バーバラの夫は私たちと一緒に来ました。バーバラの夫と私が部屋を横切ってブラームス・アイスクリームパーラーを訪れたとき、私の親戚が近い親族の塊のなかに座っていました。その恐ろしい夜の後、母がそうしたように、私はしばらく彼に手紙を書いていたのですが、彼は返事をくれませんでした。そして、ついに私たちは接触がなくなりました。

自殺の後遺症

- ほとんどの人はなぜ誰かが自殺するのか理解できない。彼らは「なぜ彼女は自殺したのか」というような質問に恐れを抱いており、悩まされている。
- それから、この決断をわかりすぎるほどよく理解している人もいる。
- 「わがまま」に腹を立てるか、神への侮辱と見なす人もいる。

- 遺された人は多くの場合拒絶感を感じ、つらいか情けないか、あるいは途方にくれる。
- 多くの愛する人たちには、たゆむことのない後悔、痛み、罪の意識が残ったままである。
- そして、犠牲者を発見した人には非合理的な恐怖のイメージが遺される。

三日後にウィチタの実家でおこなわれた二番目の追悼式は、より個人的なものでした。私たちは遠くから集まって、追悼式での仕事をそれぞれ分担しました。家族の最愛の牧師であるロナルド・メレディス先生は賢明な言葉をいくつか分け与えてくれました。父は式で紹介のあいさつを担当しました。母は短い伝記を書きました。それにより、バーバラが青色が好きで、好きな生物は蝶であり、彼女は魂が趣くままに軽やかに飛ぶ自由な魂を持っていたことを知りました。

私はパソコンでプログラムを作成し、オースティンを離れる前に小さな本にしていました。蝶が戯れている青白い表紙は手縫いのものでした。

姉のジョーがフロリダから飛んでくることができなかったので、彼女はヘレン・スタイナー・ライスの「彼女は進んだだけ」という詩を送ってきました。私は一つの祈りを読みあげ、私の好きなミュージカル『ピピン』のなかの「空の片隅で」という曲にあわせてピアノで演奏しながら歌いました。ジャネットおばさんはみんなが歌っている間、「輝く日を仰ぐとき」を演奏していました。ケイは私の姪が以前に書いた詩を読み、それから、彼女や子どもたちが宝物にしているドン・フランシスコの歌である「心に家を」を演奏しました。ついに、ケイが最後の祈りを捧げました。私たちは休憩を取り、ケーキを食べました。

「自殺」の質問を提起する

その結果の恐ろしさから逃れるために、誰かに自殺するつもりかどうかは尋ねないことが多い。しかし、問題を先送りにすることは悲惨な結果になり得る。誰かが自殺を考えていると疑ったときには、次のように対応すること。

- その人の感覚を真剣に受け取る。
- 邪魔せずに手を差し伸べて聞く。
- 判断せずに穏やかに質問する。
- 視線を合わせたままその人を慰める。
- 元気がない人と議論しようとしない。
- 計画を秘密にすると約束しない。
- 助けを得るように促す。
- もし援助を拒絶したら、自分自身で助けてもらうように手はずを整える。もし自殺が迫っているようなら、救急車を呼ぶ。

バーバラのことを考えずには一日も過ごせず、私が援助の手を差し伸べられるほど元気だったら、彼女は今も生きていたのだろうかと思うのです。私たちがもっと連絡を密にとっていただけでも結果は違ったのかもしれないと、ときどき感じます。それは誰かがあなたを全面的に受け入れる場合、特に、あなたの不完全さや挑戦を知っている場合に多く意味をなすのです。もし夫のラルフが私のためにそこにいなかったとしたら、私は結局彼女と同じ立場になって終わっていたでしょう。

もはや私はバーバラの死を超えて罪の意識に苛まれなくなった一方で、一つの社会として、私たちの誰もがみな、部分的に責任を負っているものと信じています。私は助けることができないにしても、世界がより精神疾患を受け入れていたなら、私たちはみんなもっと正直に自分自身を表現でき、より早く、より良い治療を受けられるのに、と思うのです。それこそこのような悲劇を避ける手助けになるかもしれないのです。

バーバラが死んだとき、今や彼女の魂が散らばってすべての蝶たちに力を与えていると、私は思いたい。

4 問題があることに気づく——認知

常にこんなふうに物事を考えながら自分自身を見つけなさい……。

私はみんなが言うような、単なる病人か精神障害者であるはずがありません。そんなことを言うのは正気を失っている人たちです！　私は小さな楽しみをちょっと持とうとしているだけなのだということが、どうしてわからないのでしょうか。誰もが自由の身にならなくてはならないときがあるはずです。

私の判断に誤りはないでしょう。ひょっとすると他人とはちょっと意見が合わないかもしれません。彼らは「安全である」ことに関心が強すぎて、真に人生を生きることができないのです。

それから、少しも疲れていないのに寝るのは時間の無駄です。私はこの十ヵ月よりも十日間で成し遂げたことのほうが多かったくらいです。準備できているときならば、もっとのんびりします。他人は私についていけないので嫉妬を感じるのでしょう。私は健康なのです。

もし私の言っていることが理解できないなら、それは彼らのほうにこそ問題があります。あまり注意深く人の話を聞いていないのです。私はこれほど頭が冴えていることはなかったのです。思考は驚くほど明瞭です。誰も私の才能を認めません。彼らはただ私が正気を失っているものと思っています。いまだかつて誰も私を信用しないのです。まるで彼らの生命が機能していないかのようです。彼らは歩く死人のようです！　私は完全に正常です。正常どころじゃなく、素晴らしい！　まさに彼らが私を地獄に一人置き去りにするときがきたのです。

私の上司は仕事を取ってきては押しつけます。くそったれ！　規則がばかばかしくなければ、私は決して怒らないですむものを。仕事はどのみち、私には十分なものではありません。私には選ぶべきもっとよい選択肢がたくさんあるのです。

そして、自動車事故という偶然が起きました。どうして人はそのことが理解できないのでしょうか。確かに私はスピード違反をしたのかもしれませんが、明らかにもう一人の運転手の過失なのです。そのバカな運転手は実際には交差点のど真ん中で止まっていたのだから！　私はブレーキを踏めませんでした。誰もが私の言い分に抗議しました。

あるいは、あなたもそう思っていたでしょうか……。

なぜ彼らは私をただそっと眠らせてくれないのでしょうか。私と同じように感じている誰もが休憩を必要としていることでしょう。ときに悲しく、ときに泣きたくなるように感じることは自然なことです。誰もがみな、ときには落ち込むのです。彼らが私を放っておいてくれれば、このことに打ち克つことでしょう。私はこれまでも、いつだってこうした落ち込みを切り抜けてきたのです。

それから、人はお腹が空いたときにだけ食事を取るべきです。自分の身体に耳を傾けるべきです。食べたくなかったら、食べるべきではありません！　私はおそらく体重減少には耐えられるでしょう。飢えきったときに身体が燃料を必要とするのですから。人はエネルギー補給のために食料を必要としています。みなさんはそのことが何もわからないのでしょうか。

あちらに何もない場合、仕事を探すうえで何が重要なのでしょうか。私を悩ますのを止めてくれたらいいのに！　私はいつだって「素質がなさすぎる」か「適任すぎる」かのどちらかなのです。相手の要求に合わせているだけなら、あなたはただ雇用されるだけです。誰もあなたに休憩を与えるつもりはありません。

対人関係についても同じです。誰もが完全なる他の誰かを探しています。誰も私にチャンスを与えてくれないでしょう。誰も私を心から愛してこなかったのです。これからもずっとそうでしょう。「心配している」という人ほど、実際にはさほど気にしていないものです。彼らは罪の意識を感じているだけなのです。おそらく私がいなくなったら、彼らはほっとすることでしょう。

人生はちっともおもしろくありません。とても無意味です。この恐怖が終わってくれさえすれば。

もしあなたがこのような考え方に共感する部分を見出したならば、おそらく治療を探し求めるべきとき、あるいは探し求めるべきだったときでしょう。今はこの本を読むのを止めないでください。これはあなたの人生のなかで一番重要なことが展開されているのかもしれないのですから。

治療を探し求めないことの危険

気分障害を治療しなかったり、治療にまでいたらなかったりすることは、あらゆる点で悲惨な結果をもたらします。というのも、気分障害はあなたが出くわすあらゆる状況で、自己概念、態度、思考、行動、人間関係、認知、判断、反応を歪めるため、あなたを「あなた」たらしめているものの本質を変えてしまうのです。

よく見られる危険

長い間、気分障害が未治療もしくは治療不足の場合、次の危険性があります。

- 配偶者や大切な人はあなたのことが嫌になり、あなたのもとを去る。
- 子どもたちないし子どもたちの面倒をみる権限を失う。
- 家族に縁を切られる。
- 友人たちに見捨てられる。
- 社会的に孤立する。
- 仕事が見つからない、あるいは解雇される。また、学校が見つからず、退学処分になる。
- 巨額の経済的問題を抱える。
- すべての財産を失う。

- 十分財源のないの政府援助に依存的になる。
- 物質乱用の問題に進展するか、問題が悪化する。
- 結局、監獄に入る羽目になる。
- ホームレスになり、路上生活をする。

私は、これら個々の問題に向き合っている人を個人的に知っています。家族数人や私は、これらの状況をいくつか経験したことがあります。

致命的な危険

あなたを「イライラ」させてきた人にも一理ある、とちょっと考えてほしいのです。彼らの懸念にも妥当な理由があるのだということを。彼らは今のあなたよりもっとはっきりと物事を見ているのだということを考えてみてほしいのです。

あなたは、いつどの程度まで上がったり落ちたりするのかも決して知らぬまま、繰り返し「渡り綱を歩き」続けるつもりでしょうか。同じ問題に繰り返し直面しているでしょうか。

そしてこのときあなたが自分の気分や自分自身を管理できないとしたらどうでしょうか。もしあなたが気分障害なら、自殺の危険が非常に高いのです。これは誇張ではありません。

あなたが治療を受けることに抵抗しているとしたら、それは自身の生命をかけるほどのことなのでしょうか。本当に死を選びたいのでしょうか。実際は、あなたの気分の変化や痛みから逃れたいだけではないのでしょうか。

精神障害と自殺[1]

- 治療が効果的でないと、双極性障害患者は一般の人に比べて少なくとも15〜20倍自殺の危険が高く、単極性障害の患者では少なくとも20倍である。
- 過去に本気で自殺企図した人は、一般の人の38倍以上自殺してしまう恐れがある。
- 自殺企図した人のうちの少なくとも90％は精神障害と診断され、しばしば治療効果が高いことが多い。

これらの衝撃的な統計の結果は、有意義で幸福な生活を、潜在的にひどく消耗していることを表わしています。現在気分障害である私たちは、過去に気分障害と闘った患者よりもずっと幸運でしょう。最新の治療は私たちの生活をてきめんに改善することができ、将来の出来事を予防することも多いのです。そして、医師は日々脳の障害について、さらに学習し続けているのです。

あなたの状態と「折り合いをつける」

精神障害であることが恥辱であると感じられるのは、ある部分では専門用語とも関係しています。

疾患・病気・障害

私たちは疾患・病気・障害という表現から、細菌・ウイルス・病原菌を連想することが多いのです。あなたが病気の場合、「ばい菌」を持っていると言われます。しかし、疾患・病気・障害は、次のことと関連するのです。

- 心身の機能障害、損傷、脆弱性
- 故障、不安、安心しないこと（dis「失う」-ease「安心」）
- 身体機能の崩壊した異常な状態
- 心身の機能障害

気分・感情・状態・特性

同様に、気分・感情・状態・特性という用語を人は混同します。いくつか説明しますと、数日から数ヵ月続くのが「気分」であるのに対して、「感情」は数秒から数時間だけ続くものです。「状態」は最近の心の構造を描写しますが、「特性」となると、あなたの人格の普遍的な特徴を指し示します。

臨床的なうつ病と抑うつ状態

うつ病という表現も、単に「落ち込んでいる」または抑うつ状態であることと混同されることが多いのです[2]。より的確な気分障害の名前は、視床下部－下垂体－副腎障害かもしれません。しかし、日ごろ使うには少し舌が絡まりそうです。

「精神障害」とは何か

精神障害は、特殊な文化や社会が「正常」と認めることから逸脱した行動、思考、認知と関係しています。精神障害は、異常な気分や行動、混乱と混沌、誤った記憶や認知、やけくそや絶望を産み出します。

精神障害は、身体症状やしばしば証明可能な身体の変化をも産み出すので、明らかに内科的疾患でもあります。脳が正常な状態になるまで、治療によってあなたの生活は大いに改善可能です。

それでは、何が「正常」なのでしょうか

それでは、何が「正常」で、何が「精神的な病気」かをどのようにして見分けるのでしょうか。決して二者択一の状況ではないのです。私たちの誰もが、少なくともしばらくの間は、喪失によって悲しんで、よい知らせによって元気づけられます。しかし、あなたの気分が次のような場合、気分障害を患っている可能性があります。

- あきらかに通常と違っている。
- 自分の生活に起こっていることにまったく調和せず、順応していない。
- あなたがうまく役目を果たすことを妨げている。
- さらに、異常に長く続く。

これらの場合は、おそらく治療すべき時期ですが、不幸なことに多くの人びとはそれを延期してしまっているのです。

治療を見送る理由

気分障害であると思うと、さまざまな疑問や感情がわき上がります。

恐怖――脳はあなたの本質や自己同一性をまさに表わしています。そして、誰もが精神疾患という表現を褒め言葉だとはほとんど思わないのです。「脳の疾患」はその心痛をいくぶんかは取り除きますが、あなたの精神がどこか悪いのかもしれないとわかることが怖いままなのです。しかし、治療を求めないかぎり、気分障害は消失しないでしょう。

恥辱――あなたは他人にどう思うわれるかを心配し、「狂人」のレッテルを貼られることを危惧しているかもしれません。他人――むしろ家族や親友――があなたを拒否することを恐れているのかもしれません。あるいは、仕事を失うと思っているのかもしれません。気分障害は治療を受けるだけの価値があり、他の内科的疾患と同様に、身体疾患と見なされるものであるということに、多くの人がまだ気づいていないのが実際です。しかし、その事実を、私たちはゆっくりと社会に教育している段階なのです。

他にも、内科的疾患とみなされる気分障害が、次のような問題によく似ていると宣伝されることが起きています。それをアルファベット順に読み上げると、喘息（asthma）、がん（cancer）、糖尿病（diabetes）、てんかん（epilepsy）、高血圧（hypertension）、知的障害（mental retardation）、潰瘍（ulcers）です。これらの状態はよく知られているので、それらの疾患を恐れない傾向にあり、汚名は消えつつあります。人びとはより思いやりや理解を示すようになっています。

感情――あなたは自分の気分が制御できないことを恥ずかしく思い、困惑するかもしれません。それはよくある反応です。しかし、あなたがあなたの気分を遥かに超える存在であること、そして精神障害は誰のせいでもないということを理解してください。それから、それはあなただけの問題だということではありません。精神疾患はほとんど流行性のものです。アメリカでは毎年、十八歳以上の成人の四分の一が何らかの精神障害を経験しています。多くの人びとはそれらが珍しいと思っている人が多いのですが、精神疾患は、今日最もありふれた健康状態に含まれるものです。

薬物治療――あなたは薬物治療が嫌いか、治療を受けることを恐れているかもしれません。特に、障害が単極性ではなくて双極性の場合、薬物治療は人生から楽しみを奪ってしまうと信じているのかもしれません。しかし、本当の楽しみは健康な身体、安全、保障、愛情に満ちた人間関係、現実的な自己評価、成長と学習、自己表現、平和、社会貢献からやってくるものなのです。しかも、より多くの、よりよい薬物治療が常に登場しているのです。

費用――医師や薬物治療、あるいは入院の費用をやりくりすることを苦慮し、自己負担での治療に甘んじよ

う と考えているかもしれません。保険で治療をまかなうさいに、その限度額を考慮しなければならないでしょうか。治療費が高いことは事実で、しかも、［合衆国の］多くの州で精神保健の補償範囲は他の身体疾患のそれに比べて遅れている傾向があります。しかし、精神疾患も身体疾患と同等に保障されて、等価となる日も近いでしょう。

疑念——あなたを困惑させているものが実際に気分障害だと信じない人がいるかもしれません。そして、案外そうでない可能性もあります。他の病状の多くのケースでも、気分障害の徴候や症状を示す可能性があるのです。第6章にそれらの多くを記載しています。それはもっと良性だったり、もっと深刻だったりすることもあり得ますが、あなたが治療を求めないことには決して判明しないのです。

悲嘆——精神疾患を受け入れることは、どこか死を受け入れることに近いものがあります。エリザベス・キューブラー・ロスが述べたものとよく似た悲しみの段階[3]を経験します。否認、孤独、怒りと激情、取引き（治療の遅れから）、抑うつ状態（喪失と絶望の感覚において）、そして最後に現実を受け入れるのです。

助けが必要だということを認めること

私たちの多くの人にとって、口に出して助けを求めることは実際にはとても難しいでしょう。国立うつ病・躁うつ病協会の調査回答によると、44％の人が治療を求めるまでに少なくとも五年かかっていました[4]。しかもその五年間は、有意義で安定し、心配が少なかったのかもしれません。犠牲を払うにはかなり高い代価でしょう。しかし、効果的な治療を受けるのが早ければ早いほど、あなたの人生は早く戻ってくるのです。

あなたが私たちの多くと同様、うつ状態であれば、元気だと感じていないことを認めて、治療を求めやすいでしょう。しかし、躁状態や軽躁状態の間はとても気分が良く、ちょうど良いと感じているので、悪い状態であると信じることは難しいのです。問題を持っているのは他のみんなのほうだと確信してしまうかもしれません。

治療の必要性を他人に理解してもらえるようにすること

特に症状を宣告されない場合は、精神疾患であることがまったくわからないことがあります。本格的な人はより治療を受けられやすいのです。しかし、中等度の気分障害患者ではたいてい気づかれずにいます。

気分障害の中等症の認知

完全に抑うつ的で悲惨な状態である場合もあれば、誰も知らずに何年も中等度の軽躁状態である可能性もあります。それは「マイコプラズマ肺炎」を患っているのと似ています[5]。症状は明らかでないかもしれないが、あなたは自分自身でないように感じているのです。元気で動き回っていて、自分が病気であることに気づかないかもしれません。しかし、確かに正常であるとは感じていないのです。

徴候や症状が重篤になるまで、抑うつ状態や軽躁状態はほとんど目に見えないかもしれません。だから、あなたは一人で闘うことになります。妙な話ですが、あなたとかかわる人はあなたが抑うつ状態のときにはあまり苦しまないのです。しかし、軽躁状態では、あなたがじっと我慢できなくなり自分より彼らを批判するために、周囲の人をより悩ます可能性があります。私が落ち込んでいるのに、夫はもっと気分がよいという事実に憤慨することがあります。

双極性障害の早期のエピソードは、あまりにも診断がなされていません。しかし、早期の診断と治療は将来のエピソードを食い止め、その強さを弱めるのにきわめて重要なのです。効果的な治療がなければ、気分障害はほとんどすべてが増悪してしまうのです。

レッテルと判断の軽視

周囲の人はあなたの症状を短所だとみなしています。「いつもあなたは自分のことばかりね……いつもあなたのことに気を遣わなければならないの?……どこかにいってちょうだい。あなたは私を脅かしているのよ!」。または、あなたの感覚を軽視しています。「あなたはくだらないことを大げさに騒ぎ立てているわ……忘れなさい!……元気を出して笑ってちょうだい」。さもなければ、レッテルを貼って人を判断します。「あなたは未熟だ……しつけが悪い……怠惰だ。ばかだ!泣き虫だ。だらしないやつだ」。

それから、現実的でない「解決」を提供してくれる人たちがいます。「それほど自分のことに夢中にならないように子どもを作りなさい……バラが香るには時間がかかるものだ……私と一緒に祈りに来れば、すぐに良くなるよ」。

あなたに治療が必要なことを他人に教育すること

精神疾患や気分障害についてできるだけすべてのことを学習すること。それから、あなたが信頼する人たちとそのことを共有すること。本書は導入のポイントを提供している。

あなたが自分自身で治療を受けられない場合、信頼する誰かに助けてもらうように頼んでみましょう。このように言ってごらんなさい。「本当に助けが必要なのです。私は気分障害だと思います。できるだけ早く誰かに診てもらうことが必要なのです」。

必要なら、その人に精神保健の専門家の診察予約を取ってもらってください。あなたが一人で行きたくなければ、ついて来てもらいましょう。

否定論者への対応

正直なところ、すべての人が精神疾患が存在することさえ信じているわけでなく、あるいは、精神科が可能な選択肢だということを信じているわけではありません。彼らは医者や薬物治療に疑わしい点を見つけます。医者や製薬会社は患者を食い物にする、薬物治療は脳障害を起こし、精神科治療は信仰を滅ぼす、そうでなければ、精神疾患患者は自分の脳の力を叩き出してみずから治すことができると、反対論者はしばしば主張しています。

しかしながら、私自身の経験からしても、その意見にはまったく同意できません。私は定期的な治療を受けはじめてから大いに自分の人生が改善しました。そして、私が知っている他の多くの患者たちにも同様に本当のことなのです。

いずれにしても、あなたは次のような反対論者[6]に遭遇するかもしれません。

かつての患者

否定論者のなかには精神疾患を自分自身で治したことがある人もいます。よくあることとして、ずっと前に入院し、入院中に非常に長い間過剰な薬物治療を受けたり拘束ないしは隔離されたりしたという意見があります。二十年前に私の姪は入院中にこれらの問題をいくつか経験し、何年もの間これ以上の治療を受けることを拒否していました。最初の入院のときには、患者は深刻なエピソードから逃れるために、より高用量の薬物治療を受けることもあります。精神科医は徐々に薬の用量を減量しますが、しかしできるかぎり早く減量するようにはしています。

治療方法と患者の権利は、過去十年くらいで飛躍的に改善されました。私たちは脳や生化学についてずっと多くのことを突き止めてきました。絶えず今でも学習し続けています。現在、多くの精神科医が、患者みずからが自身の障害を管理できるように、必要最小限の量の薬物を処方しています。病院は患者をより偉大な敬意を持って扱い、より多くの権利を保持させています。しかし、かつて患者だった多くの人がいまだに精神科を疑いの目で見ており、どんなかたちの精神科治療でも積極的に反対すると主張しています。

サイエントロジー専門家

精神科を批判するよく知られた人物は、『ダイアネティックス』の著者であり、サイエントロジー協会の設立者であるロン・ハバード氏です。ハバード氏は精神科の専門家たちを、心をしきりに制御しようとしている宇宙人と見なしています。

精神医学は宗教を破壊し教育を崩壊させる、とサイエントロジー専門家は非難します。彼らは、数多くの精神科医や精神療法家は自分の患者に性的虐待をおこなう彼らこそ、重度の精神病の無神論者であると主張しています。サイエントロジーと結びつきのある、人間の権利の市民委員会（CCHR）は精神科医と向精神薬に反対すると主張し、子どもへの向精神薬の使用を反対しています。不幸にも、このような恐ろしい方策が誤報を広め、患者たちが治療を受けることを阻み、彼らが切実に必要としているサービス提供への努力の主張を妨害しているのです。

「ニューエイジ」の思想家たち

多くの場合「ニューエイジ」運動も治療に反対します。向精神薬治療を阻止し、脳の力を信頼し、ニューエイジ運動を奨励する人もいます。これらの運動は確認《アファーメーション》することと願望映像化《ビジュアライゼーション》に大きく依存している可能性があります。これらは利用する元気があるときには力強い技術です。確認することと願望映像化は脳がうまく機能しないときには現実的には不可能です。

効果的な治療の探索と治療の定着

あなたが治療に入ると仮定すると、次に困難なのはどんな選択肢が最適かを見つけることです。ほとんどの場合、最も効果的な治療は、薬物治療と心理療法とライフスタイルの変化の組み合わせに関係しています。念入りに選んで取り上げることができるものから提案できるものを検討すべきです。可能性に圧倒されされないようにしましょう。あなたが準備ができたと感じるときだけそれらを追加し、同時に多くを追加してはいけないのです。

私たちの多くにとって最も落とし穴となる困難は、処方計画に従うことです。一度治療を受けたことがあり、より元気に感じている場合、「治癒した」と信じることは簡単です。あなたは最初から精神疾患を持っていなかったと思うかもしれません。本当に必要かどうか試すために薬物治療を中断したい気になるかもしれません。しかし、自己判断で治療を止めてはいけません！　精神科病棟や死体保管所はそのように中断してしまった人で溢れているのです。

入院

地域密着型の治療がしばしば好まれますが、病院が、治療をおこなううえで最も安全な場所となることがあります。

入院の二つの種類

入院が明らかに必要である場合、あなたはみずから入院するか、極端な状況ならば強制的に入院させられます。

任意入院

あなたがみずから入院することに署名する場合、精神科医が安全であると判断した後に、短期間病院を離れることができます。文書による退院を要求する州も、そうでない州もあります。与えられた患者の権利と保険上の制限のために病院に残ることは難しく、本当に必要でなければ強制的に滞在させられることもなさそうです。

非任意入院〔日本では、医療保護入院〕

以前は、非任意入院は厄介で困難な関係を取り除く方法だったかもしれません。しかし、患者の権利にさらに敏感になったため、今日では稀です。精神科に任意でなく入院しているには、あなた自身や他人への危険性が広く考慮されなければなりません。ほとんどの施設では、非任意入院のためには症状が極めて重篤でなければなりません。さらに、いったんあなたが入院したなら、無用に拘留されないことを保証する手順が整っています。

あなたが病気のときに権利を保護すること

メンタルヘルス患者と支持者のおかげで、精神疾患を患う人びとは今や入院中に強い権利を保持しています。そして、それらの権利を侵害されたと感じたら、心配事に対応する選択肢がいくつかあります。あなたが気分障害であり、深刻な状態になった場合に適切に取り扱われるとは思えない場合、あなたはいくつかの指揮権を維持するために法的な選択肢がいくつかあります。あなたが弁護士と相談することは以下の二つです。①医療保障の弁護士の権威、②精神保健治療のアドバンス・ディレクティブ（先進指導）。

医療保障の弁護士の権威

この文書は、あなたが自分自身で対応できなくなった場合に、あなたの利益のために行動し、あなたのために医療保障の決断を下す、あなたが信頼する人を選ぶことを念頭に入れています。

メンタルヘルス治療のアドバンス・ディレクティブ（先進指導）

再発性のエピソードがある場合、特に重篤で入院が必要な場合には、アドバンス・ディレクティブ（先進指導）を得るのはよい考えです。この法的な文書は、あなたが将来いつか表現することができなくなった場合に、あなたの治療優先権の概要を説明します。アドバンス・ディレクティブの主要な要点は以下のものに関連するでしょう[7]。

- （もしあれば）あなたが受ける**向精神薬**（心に作用する薬物）は何か。

- **電気けいれん療法**（電気ショック療法）をあなたが認めるかどうか。

- 拘束、隔離、薬物治療などの緊急治療の選択。

アドバンス・ディレクティブがより面倒で複雑なときもあります。このような文書の有効期限が制限されている州もあります。テキサス州では期限は三年です。あなたに責任能力があるかぎりは、いつでもアドバンス・ディレクティブを無効にしてもよいのです。

あなたは自分の障害に責任を持たなければなりません――あなたの過失だという意味ではありません、なぜなら、そうではないからです――しかし、回復はやはりあなた次第なのです。医師、薬物、治療施設がなければ重篤な気分障害は治癒できませんが、それらは障害を管理するのを手助けできるのみです。継続的に治療に従うことは、気分障害を制御するのに一番よい方法です。たいていの場合、その要求は、生涯の義務でもあります。しかし、私を信じてほしいのです。その価値は十分にあるのです。薬物治療、食事療法、運動、睡眠、治療、ストレスの軽減の正しい組み合わせにより、あなたは非常に有意義な人生——または驚くべき人生さえ——送ることができるのだということを。

どんな症状を憂慮すべきかわからない場合、また援助を求めるときについては、第5章で明確に示しています。

第二部

座礁を分類する

5 病状を徹底的に調査する——診断

双極性障害の核心に迫ることは、外からロープの結び目をいじるようなものです。うつ病経験者が医者に初めて診断してもらう場合、うつ病を経験している場合、**躁状態**または**軽躁状態**にあることを見落とされる可能性があります。また、精神病的エピソードがあったり、パラノイアである場合には、医者は**統合失調症**（虚偽の信念や妄想で特徴づけられる思考の障害）だと誤診する可能性があります。ストレスの多い状況がうつ状態、躁状態、軽躁状態エピソードの始まりとなることも多いという事実は、診断を複雑なものにしています。病的な状態（異常か病気関連性か）を、離婚、家族の死、やりがいのある仕事といったストレスのある状況への反応から分離して捉えることは、困難にちがいありません。さらに、このような状況下のみならず、正常な気分の場合でも、長く続きすぎると異常にもなり得るのです。

ピーター・ホワイブローは、次のような場合には治療を求めるべきであると、説明しています[1]。

- 悲しみや喜びが数日間、数週間も続くとき。
- 気分があなたの行動すべてに影響を与えるとき。
- 睡眠、食欲、思考が妨げられるようになったとき。

診断で重要になることは、その全体像であり、一つひとつの症状よりはむしろ症候群（一つの原因を示す徴候と症状を組み合わせたもの）です。あなたや愛する者が援助を探すべきかどうかを決断するのに本章は役立つでしょう。しかしながら、専門的診断や治療の代用として使用しないでほしいのです。決してこの病気を軽く扱わないように！　致命的な過ちにいたることがあります。

気分障害とは何か

双極性障害は**気分障害**――主な特徴が気分の障害である状態――の一つです。あなたは、多幸感や怒り、またはイライラ感を感じるかもしれません。あるいは、落胆や絶望、無気力を感じるかもしれません。こうした感覚はいたって正常なものですが、その強さと持続期間が明らかに「正常」とは異なっている場合、気分障害を示唆していることがよくあります。気分障害は主に気分に影響しますが、明らかな身体症状を呈したり、思考や行動にも影響を及ぼします。

治療のために誰があなたを診るべきか

自分が気分障害ではないかと疑うとき、専門家に確かめてもらう必要があるでしょう。それは一般開業医（家庭医のようなもの）か精神科医ということになるでしょう。

精神疾患についての知識は、一般開業医によってまちまちです。気分障害に利用できるすべての薬物治療や他の治療法に加え、最新治療に遅れずついていく時間と興味がある一般開業医は限られています。したがって、私は少なくとも最初は、精神科医に診断してもらうことを強くすすめます。たとえ他人があなたの症状を「大したことはない」と思っても、症状があっさりと消えるだろうという期待から援助を延期しないでほしいのです。

初めのうち、私のうつ病は毎日の行動をわずかに制限する程度でした。自分の気分について友人や家族と議論しようとしましたが、彼らは私の気分をストレスの多い状況によるものだとし、気楽に考え、私の態度を変えるよう助言するか、単に笑い飛ばすだけでした。しかし、この病気を自分の意志の力で消すことができる人間は稀です。

さらに悪くなったとき、たとえ気分がよくても、私は自殺念慮によって消耗しました。もし状況があまりにも耐えられなかったら、私はただ「自殺《チェックアウト》」しようと思ったことでしょう。

どのように予約の準備をしたら良いか

医者を受診する前に、あなたを症状のリストにし、優先順位をつけてみてください。リストに挙げたもので、我慢している症状については医者に尋ねてみてください。特に現在エピソードを経験している場合、医者はあなた自身が気づいていない症状を観察している可能性があります。

予約日には、何が一番あなたを煩わせたかを議論するようにしてください。先延ばしにすると時間切れになってしまい、話題にする機会すらなくなることもあり得ます。

あなたの気分の症状、心的外傷を受けた出来事、食事や運動の変化、これまでの人生のなかで受けたことのある薬物療法、服用した薬物、アルコールなどを記しておくと、医者がより早く、的確に診断することを手助けできるのです。このように目に見える記録は重要な傾向を浮き彫りにすることが多いのです。

診断を得る

ここまで書いた時点では、双極性障害を確認し、病気がどれくらい重篤なのかを明らかにする決定的な基準はまだありません。確かな診断結果を得るにはしばらく時間がかかります——重篤なエピソードに襲われていない場合は特にそうです。一回一回の受診は、あなたの等身大の人生を見るものではなく、思考、感覚、行動の断片だけを明るみに出すということを覚えていてほしいのです。あなたや他の誰かがあなたの症状のすべてを明らかにしなければ、起こっているすべての実態を誰も明らかにすることはできません。入院が手助けになる理由の一つがここにあります。毎日誰かが、あなたを観察しているのですから。

症状を伝える

あなたが医者にすべてを伝えようとするときに、一つひとつの症状を明らかにしていくことはとても大変な作業です。今日、医者のほとんどが往診の限度をかかえており、すべてに適合させるのは骨が折れることです[2]。

医者が可能性のあるすべての症状について聞いてくるものと期待しないことです。国立うつ病・躁うつ病協会の調査によれば、多くの医者は、躁症状も経験したことがあるかどうかを、うつ病患者の半数にも尋ねていなかったことがわかります。あなたは症状のすべてを知らせる責任を持たなくてはなりません。

すべての症状を医者に伝えない理由の一つに、躁うつ病と関連している別の症状があることさえ知らない医者がいるかもしれないという事情があります。私が最初に治療を求めたのは、何年にも渡って経験してきたうつ病のためでした。私はずっと軽度のうつ病を経験してきたので、軽躁状態のエピソードは、自然で正常なもの、健康な状態と見なしていました。その結果、受診した多くの医者やセラピストに対し、軽躁状態について語ろうとさえ思わなかったのです。場合によっては、私は自分の経験を症状と認識すらしませんでした。その意味でこの本は、あなたがどんな症状を話題にする必要があるのか、その一助となるでしょう。

特に双極性障害の中等度の型においては、自分たちの医者を前にして平静を装う人もいるのです。結局、私たちは狂っていると思われたくないのです。自分たちの状況に困惑し、永遠に精神科病院に入れられることを恐れているのかもしれません。いずれも根拠のない心配事にすぎません。この病気で困惑する必要はないのです。あなたのせいではないのですから――とはいえ、誰のせいというわけでもありません。もしあなたが入院することになったとしても、そこに長期間いることはなさそうです。今日の治療は十年、二十年前よりもずっと効果的です。しかも、双極性障害は非常に扱いやすいため、完全に外来を基本として、治療を受けることがほとんどです。

医者と作業すること

医学の専門家とうまく話すことは、とても骨が折れます。彼らはいつも時間に追われて性急です。そのうえ、医学の専門家でない人にとってなじみのない頭文字の略称や専門用語を交えながら話しますから、医者に圧倒されないよう気をつけてください。必要なときには質問をし、その回答が理解できないときにはより詳しく説明してもらいましょう。医者が略称や専門用語を使うさいは、定義づけや簡単な言葉で言い直してもらうようお願いしてください。

ここではあなたが依頼主なのですから、あなたが主導権を握る必要があることを覚えておいてほしいのです（しかし、その事実を医者に思い出させる必要がある場合には、礼儀正しく、感じのよい態度でそう振る舞ってみてください）。あなたの回復を手助けするために、あなたと医者が一緒に作業するパートナーであると考えてみましょう。

注意深くノートを取って、医者の述べていることが正確に理解できるかどうか、確認してみましょう。相互に敬意をはらい、協力しあう気持ちから人間関係を築くよう心がけましょう。それでも、医者があなたと基本的に協力しようという態度でなければ、それは他の医者にみてもらうべきでしょう。

医者が精神科的診断をおこなうときに考慮する要因

医学の専門家は症状（原因となる典型的な問題）と徴候（医師による身体所見）によって病気を特徴づけています。症状のみの診断は次の三つの理由から、信頼には足りないのです。

- 他の病気でも同様の症状を呈することが多いこと。
- 同じ症状でも人によって異なるように感じたり、説明したりすること。
- 性、年齢、人格、教育、文化、記憶、最近の経験などが、報告する症状やその重症度に影響を与えること。

したがって、精神科の診断には通常、以下の組み合わせが必要です。

- **家族と、あなたの思考、感覚、行動について話し合うこと**。どのようにあなたが通常の自分と異なっているのか。または、あなたが何年も未治療のままで、正常な期間がほとんどなかったとしたら、どのように他人と異なっているのか。友人や家族は、あなたを気まぐれか分裂した人格を持っていると説明するか。
- **あなた自身の健康および親族の健康の全履歴**。双極性障害と関連し、人間の感情的、身体的ストレスに対してより脆弱にさせると最近言われている八つの別個の染色体が研究者によって同定された。これらのストレスは、うつ病、軽躁および躁病エピソードの誘引となることが多い。
- **徹底的な身体検査と臨床検査**。医者は抑うつ症状の原因となり得る他の条件を除外する必要がある（甲状腺疾患、免疫疾患、癌、栄養失調、中毒、薬物やアルコールの問題など）。臨床検査には、全血算（甲状腺・腎機能や肝機能をチェックする試験）、電解質（糖・ビタミンやミネラルの量をチェックするパネル）、尿検査、便検査などが挙げられる。
- **電気ないしコンピュータ化された脳スキャン**。電気ないしコンピュータ化された技術には、脳の機能的、構造的不整を明らかにする手助けとなるものがある。よく知られているものとして、脳波の活動性を測定するEEG（**脳波図**）、脳のコンピュータ画像を作り出すCT（**コンピュータ断層撮影**）、MRI（**磁気共鳴画像**）、PET（**ポジトロン断層撮影**）、SPECT（**単光子断層撮影**）が挙げられる。不幸にも、ほとんどの機能的な脳不整はエピソードの最中にのみ明らかになる傾向がある。そして、これらの不整が気分障害に寄与しているのか、または気分障害の結果なのかは、研究者たちにもまだ知られていない。
- **心理学的考察の結果**。精神保健の専門家は多くの場合、思考、感覚、行動についての情報を集めるために筆記試験、段階別試験、質問道具に信頼を置いている。

・**DSM-Ⅳ**。一九五二年から医者は『精神疾患の診断・統計マニュアル（Diagnostic and Statistical Manual of Mental Disorders）』と呼ばれる本を信頼している。この本はDSMと呼ばれており、最近のものは、第四版と第四版改訂版――DSM-ⅣとDSM-Ⅳ-TR〔Text-Revision：編集〕である。医師の委員会と科学者は、彼らの精神科および脳疾患の知識を育てるために、DSMの各版と改訂版のそれぞれの版を執筆している。DSMは判断基準を記載し、異なった精神疾患を同時に扱う傾向がある。これらの判断基準は、気分、感覚、活動水準、エネルギー、睡眠、食欲、自尊心、思考、意思決定、集中力などに関連している。本章の表［**表5-1～表5-4**］は、DSM-Ⅳに基づく、うつ病や躁病の判断基準のいくつかを記載している。

・**医者によるあなたの現在の状態についての臨床的見解**。もちろんこれは主観的であり、それぞれの医師によって異なる。そして症状はいつでも明確であるとは限らない。例えば、軽躁状態や躁状態でよく起こる二つの潜在的で危険な活動――バカ騒ぎや性的無分別さ――が何かを、DSMが正確に説明しているわけではない。

気分障害の型

気分障害の主要な型である単極性障害や双極性障害をもっと近くで見てみましょう。**単極性障害**であれば、うつ病エピソードが見られますが、躁病または軽躁病エピソードはありません。**双極性障害**であれば、躁状態や軽躁状態エピソードがあり、いつもではありませんが通常、さまざまな強さのうつ病エピソードも同様に見られます。

躁病とうつ病エピソード

躁病とうつ病は、〝双極〟（二つの極）という表現や、次の**図5-1**が示唆するとおり、まったく正反対のものだと見なされる傾向があります。

双極性障害は、躁状態とうつ状態が正常な期間をはさまずに、絶え間なくコロコロと変わるものだ、と私は思っていました。私はそのように感じることが多かったのです。しかし、双極性障害である多くの成人では、エピソードの間、ときには何年も正常に機能しているのです。十年間での平均エピソード数は、四つのうつ病、そして（あるいは）躁病（軽躁病）エピソードです。

うつ病エピソードをより詳細に見ること

単極性障害の二つの基本的な型は、大うつ病性障害と気分変調性障害です。大うつ病性障害はより重篤で気まぐれな傾向があります。気分変調性障害は軽度で慢性型の傾向があります。DSM-Ⅳに基づく**表5-1**[3]では、単極性障害と双極性うつ病エピソードの両方の主要な徴候や症状を記載し、大うつ病と気分変調性障害を区別しています。DSM-Ⅳの著者は主に、成人における、以上の徴候や症状を選択しています。

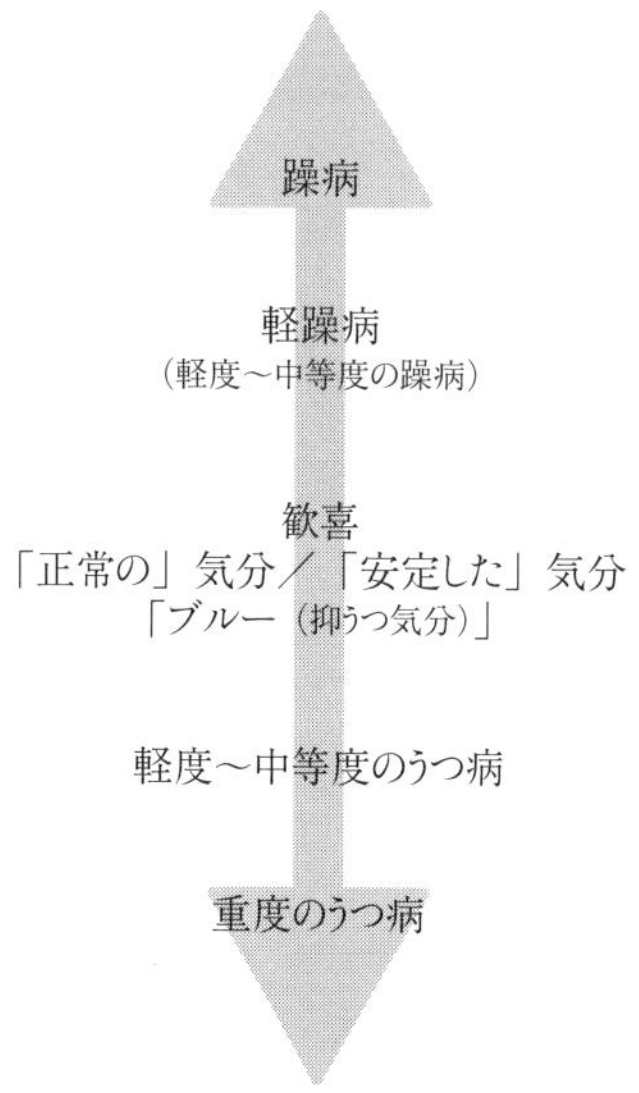

図5-1 ――双極性気分の連続

こうした徴候や症状は、正常な状態からの特徴のない変化として表われ、あなたが社会や、職場、学校で、有効に働くことを妨げるほど激しいものとなるの

表5-1 ――単極性うつ病または双極性障害

主要な兆候と症状	大うつ病	気分変調症
■悲哀・空虚・涙もろさ（子どもと青年では、そのかわりに怒りっぽい傾向がある）	最初または二番目の症状があり、さらに四つ以上の症状がある	最初または二番目の症状があり、さらに二つ以上の症状がある
■あらゆる興味や喜びの著しい低下、あるいは日常生活における活動能力の全面的な低下（主観的または客観的）	少なくとも一つの軽躁病エピソードを伴い、一つ以上の大うつ病エピソードが認められる	症状は少なくとも二年間のほとんど毎日、ほぼ一日中絶えず見られる。二ヵ月以上、正常な状態をはさまない
■エネルギー低下または疲労感	行動により焦点が当てられる	思考により焦点が当てられる
■過眠または不眠		
■食欲低下または増加 減量なしで１ヵ月に5%の体重減少または増加（子どもでは標準体重に満たない可能性がある）		
■思考力・集中力・決断力低下		
■ゆっくりとした動きまたは生産性が低いくどい行動（そわそわ手を握りしめる、衣服や髪を引っぱる）（客観的に観察される）		
■価値感の喪失または過度で不適切な罪の意識（単なる意気消沈からではない）		
■自殺念慮や自殺の計画・企図		

は必至であるということに注意してください。
かつて精神科医たちは、子どもは感情的にまだまだ未成熟なので、臨床的うつ病を患わないと考えていましたが、今や幼児でさえ明らかにうつ状態になり得るということがわかっています。うつ病を患っている成人の過半数は、二十歳になるまでに最初のエピソードを経験しており、その大多数は、青年期までに最初のうつ病エピソードを経験しています。

小児期と青年期のうつ病[4]

単極性障害の成人の徴候や症状に加え、子どもや青年では次のような傾向が見られる。

- 熱中させるものやモチベーションがない。
- 異常なほど親や家族にくっついて離れない、あるいは分離不安（障害）がある。
- 簡単に、または過度に泣く。
- 不健全な話題に魅了される。
- 頭痛、腹痛など身体的な問題をやたらに訴える。

米国では、臨床的うつ病を抱える子どもと青年のおよそ三分の一は、実際に早期発症の双極性障害を表わしている可能性があります[5]。

躁病や軽躁病エピソードをより詳細に見ること

双極性障害の三つの基本的な型は以下の通りである。

- **双極Ⅰ型障害**（躁病の表現を連想させるような傾向があり、顕症期の古典的な型）
- **双極Ⅱ型障害**（躁状態の代わりに軽躁状態が生じ、〝穏やかな双極性〟とも呼ばれる、より軽度の型）
- **気分循環性障害**（穏やかだが慢性の病気の型）

DSM-Ⅳに基づく**表5-2**[6]に、躁病と軽躁病エピソードの主要な徴候と症状を記載しました。**表5-1**同様、主に成人の場合について選んでいます。

幼児期でも、単極性障害と同様、双極性障害が進展する可能性があります。病気が小児期または青年期から始まるときは少し傾向が異なり、より重篤になることもあります。家族歴を医者に提供することは非常に重要です。子どもが潜在的な徴候や症状を呈したときには、早期の治療が助けとなり、病気が典型的に悪化する過程を補正できるでしょう。

小児期・青年期の躁病と躁うつ病[4]

双極性障害の成人における徴候や症状に加えて、子どもや青年では以下の状態を呈する傾向がある。

- 明らかな過剰活動や散漫さが見られる。
- さまざまな計画や活動に過度に関与するようになる。
- 爆発的かつ長期的な不機嫌や激情が見られる。
- 悲しい主題や過度な攻撃性と関連した無謀な行動と遊びをする。
- 窃盗や暴力行為などの権威への反抗的な態度を取り、激しい行動に出る。

- 強く頻繁な渇望——炭水化物や甘いものをよく欲しがる。

子どもや若い青年では、双極性障害は大うつ病から始まることがしばしば散見されます[7]。彼らはよりイライラ感や破壊的行動を示す傾向があり、特に初期段階では、病気が発達障害のものか、他の障害のものかを区別するのが困難です。

気分障害はまた、一日のうちに数度、躁病からうつ病に急に移り変わったりします。思春期の後半や成人では、まず初めに躁病エピソードになる傾向があります[8]。この症状はたいていエピソードに近いものが多く、その間は安定期でもあります。

発症年齢

単極性障害は二十～五十代の間に浮かび上がってくる傾向がありますが[9]、子どもの三分の一、青年の12～13％にも発症します。双極性障害は通常早期に浮かび上がります。歴史的に見ると、双極性障害と診断された平均年齢は十八～二十四歳です。しかし、今では、約90％は症状が二十歳以前または小児期から始まっていたという報告がなされています。五十代以降に発症することはめったにありません。

早期発症または遅発性の双極性障害は、異なった要因と関連するか、または完全に違う障害の可能性があると研究者たちの間で信じられています。遅発性と早期発症の双極性障害の高齢者を比較した研究で、遅発性は次のような報告がなされています[10]。

表5-2 ――双極性障害（単極性障害ではない）における躁病と軽躁病エピソード

主要な徴候と症状	躁病	軽躁病
■誇張された自尊心と楽観主義	意気盛んで誇大妄想的ならば三つ以上、怒りっぽければ四つ以上	意気盛んで誇大妄想的ならば三つ以上、怒りっぽければ四つ以上
■エネルギー維持に欠かせない睡眠の必要性の減少	妄想や幻覚を伴うことがある（ない場合もある）	妄想や幻覚を伴うことがある（ない場合もある）
■ふだん以上の饒舌	自分や他人を傷つけることを防止するために、入院を必要とする可能性がある（ない場合もある）	症状が少なくとも四日間は認められる
■考えがかけめぐる感覚	入院しない場合、症状は少なくとも一週間認められなければならない 入院している場合、発症期間は問わない	
■転導性と集中困難		
■目標設定された活動の増加、あるいは行き来したり、もじもじしたりする生産性の低い行動の増加		
■愚かなビジネス投資、無謀な運転、性的無分別、湯水のような金遣いの荒さなど、潜在的で危険な活動の計画や実行		

- 精神科の問題を持つ家族歴が少数である。
- ストレスの多い生活上の出来事の回数があまり多くない。
- 社会的援助がよりよい。
- 脈管性疾患（血液―血管に関連した）問題がより多い。

身体疾患は明らかに遅発性双極性障害に関与しているものと思われます。

性差

双極性障害は均等に各性別間に分布していますが、病気を持った女性は典型的に男性よりもうつ病エピソードを患いやすく、男性は躁病エピソードを患いやすいのです。月経によるホルモン変動、経口避妊薬、不妊治療、出産、閉経は、少なくともこの相違の一部を説明できる可能性があります。

双極性障害の判断基準

DSM-Ⅳに基づく次の**表5―3**［11］に、双極性障害の三つの基本的な型の違いを要約しています。これらの判断基準は、主に成人向けです。

双極Ⅱ型障害と気分循環性障害は、劇的な症状が少ないためにより認識されにくいのです。本格的なエピソー

表5-3 ――双極性障害の基本の型

型	期間	症状
双極Ⅰ型障害	入院していない場合は一週間、入院が必要な場合はどの期間でも	一つ以上の躁病エピソードまたは混合性エピソード、通常、大うつ病を伴う
双極Ⅱ型障害	四日間	少なくとも一つの軽躁病エピソードを伴い、一つ以上の大うつ病エピソードが認められる
気分循環性障害	二年以上	大うつ病エピソードの診断基準を満たさず、いくつかの軽躁病エピソードと抑うつ症状を呈する期間が認められる

ドがある人は、自分自身で支援を求めるか、他人が彼らのために支援を求める傾向にあります。しかし、穏やかな型を示す人は、一人で闘う傾向があり、何が起こっているのか理解できない友人や家族に苛立ち、自分自身にも苛立ちを感じます。その間に障害はより重篤になります。例えば、気分循環性障害の三分の一はやがて、双極性障害のより重篤な型に進展する傾向があるのです[12]。

双極Ⅰ型障害と気分変調性障害はかなり均等に男女間に分布していますが、女性は男性よりも双極Ⅱ型障害が多いのです。

他の二つの型の双極性障害は、診断や治療のために特に厳密に調べます。これらは混合性で、急速交代型です。

混合性エピソード（**双極Ⅰ型障害**）

混合性エピソードがある人は、非常に精力的であると同時に、悲しみや絶望を感じ、自殺行為に走りがちです。**図5-2**に、混合性エピソードが気分の連続性の上にうまくはまることを図解しています。混合性エピソードには、ほとんど毎日、少なくとも一週間の連続した間でみれば、うつ状態と躁状態の両方が含まれています。

混合性エピソードがある人は、自殺したい気分を行動にするエネルギーが十分にあるので特に危険です。

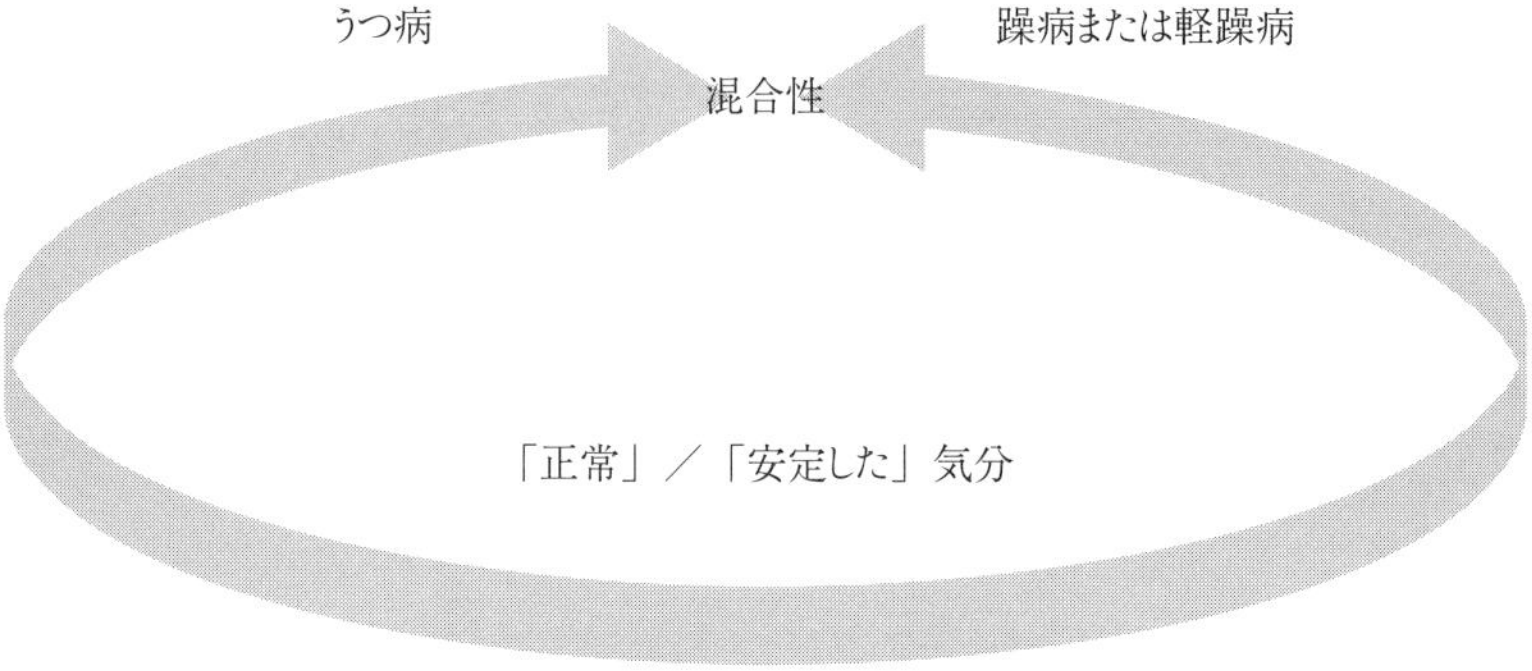

図5-2 ——混合性エピソード

急速交代型（双極Ⅱ型障害）

急速交代型は躁病、軽躁病、うつ病の症状を伴い、年に何度も、月に何度も、一日でさえ何度も変化します。急速交代型の診断は、うつ病、躁病、軽躁病、そして（または）混合性エピソードのいずれかの組み合わせで、一年に四回以上含むものを言います。急速に変換する人の多くは連続的というよりも散発的です。急速交代型は、特にストレスがエピソードの誘引となるときには診断が複雑になってきます[13]。

双極性障害の半分以下の人は、ある時期に一過性の急速交代型を経験しますが、多くは治療により安定する傾向があります。病気の初期、しばらくの間は急速に変化する人もいますが、急速交代型は、治療なしで長く過ごしてきた人、不適切な治療を受けている人に最もよく見られます。例えば三環系抗うつ薬の使用によって、再発が少ない双極性障害の人が急速交代型に変換することがあるのです。

女性はわずかながら急速交代になる傾向が見られます。おそらく、月のホルモンの変動によるものです。しかし、DSM-Ⅳ-TRは、女性が気分の変化が月経の位相に伴って表われるときには、医師は急速交代型と診断しないよう警告しています。

双極性障害を抱える子どもは混合性エピソード、急速交代型がより多く、エピソード間の安定した時間がより少ない傾向にあります。

他のバリエーション

季節性感情障害

季節性感情障害（SAD）では、症状が季節や気候、光線量によって変化します。SADの多くの人は暗く荒涼とした天気（多くの米国の州の気候では十一〜三月）の間にうつ病に陥り、天気のよい日に元気になります。SADの原因で最も考えられるのは、体内時計の位相のズレやホルモン、脳内**神経伝達物質**の不均衡によるものです。

ホルモン――安定性や均衡、またはホメオスタシス（恒常性）が体内で保たれるために常に動いている化学調節物質。ホルモンは成長、発達、性的活動、生殖、血圧、心拍数、体温、食欲、エネルギー量、ストレス反応を制御している。

神経伝達物質――体内の隣接した神経細胞間で信号を中継する化学メッセンジャー。

SAD患者の多くの場合は、光療法がSAD症状を取り除いたり改善したりできることから、それとわかります。第14章で簡単な治療法について少しふれています。

統合失調症性感情障害

精神病（事実とは遊離していますが）は、重篤な躁病またはうつ病エピソードを伴うことがあります。精神病的症状としては、**幻覚**（現実にそこにはないものを感じる）や**妄想**（真実でないという証拠を提示しても、他人があなたを説得できないという誤った固定的信念）を伴っています。重篤な双極性躁病を経験しているときには、統合失調症と誤診されることはよくあります。しかし、双極性または単極性障害の人が、気分が安定した後に精神病的症状を経験する場合、現実的には、**統合失調症性感情障害**——統合失調症と気分障害の可能性があるのです。

DSM-Ⅳでは、特定できないうつ病性障害、双極性障害、気分障害など、医師がどの障害にも診断基準を満たすことができないときに使用するいくつかの言い回しも含んでいます。そして、同時に一つ以上の精神科的障害を患う可能性もあります。

診断上の複雑さ

診断をさらに複雑にする深刻な要因の一つとして、気分障害が時間の経過とともに変化する傾向がある現状が挙げられます。未治療であっても、過少治療であっても、気分障害は年齢とともに悪化する傾向にあるのです。子ども時代に気分変調症を患った人は、青年期にはさらに重篤なうつ病になりがちであり[14]、その多くは後に双極性障害に進展します。

これは私の症例のように思えました。私が継続的に治療を受けていた何年もの間、私の診断は、気分変調症から気分循環性障害、双極Ⅰ型障害（混合性エピソード）、双極Ⅱ型障害（急速交代型）へと変化してきました。こうした変換の過程には、誤診、病気の経過の変化、薬物治療の効果、いまだ不明の何かが反映されていると誰もが思うでしょうが、そのうちのどれもが少なからずそうなのだと思います。

多くの人は何年にもわたって異なった診断を受けます。軽躁病エピソードが認識されていない場合、双極Ⅱ型障害よりも単極性障害と最初に診断されることはまったくめずらしいことではありません。実際に、双極Ⅱ型障害は、医学の専門家が遭遇するなかで最も認識されず[15]、治療されない気分障害かもしれません。

双極性障害の人のなかには、診断を複雑にする併存状態または合併状態（他の健康状態とともに自然に起こるもの）である人がいます。甲状腺機能低下症、月経前の問題、自己免疫疾患、ストレッサーは、私自身の診断を複雑なものにしていました。併存状態やストレスについては、さらに第6章と第10章で説明します。

早期の警告の徴候に注意する

双極性障害とうまくやっていくためには、思考、感覚、行動を定期的に観察することが重要です。うつ病や躁病の早期の警告徴候を知ることは、制御できなくなる前に問題に取り組む手助けとなります。**表5-4**[16]に多く見られる早期の警告徴候を記載しました。あなたは自分自身のパターンに基づき、他の徴候を追記してもよいのです。例えば、私が電話をするだけなのに極度な不安が始まったら、おそらく私はうつ病に押し流されている、というように。また、よほどのことがなければめったにしないのに、繰り返し夫の話の邪魔をしたり、彼の意見をまとめあげようとしたりするときには、たいてい軽躁状態が近づいてきている徴候です。

不安や緊張感、集中力困難、混乱や無秩序、イライラ感、飲酒量の増加は、うつ状態、軽躁状態、躁状態の徴候の可能性があるということに注意してください。

あなたは自分自身の症状のパターンをよりよく知ることができるにつれ、自分自身の警告徴候を記録し、友人や家族に、自分の状況を慣れてもらうよう望んでもよいのです。そうすることで、周囲の人はあなたに注意を払うことができ、必要に応じてあなたのために介入することができるようになるのです。

もし、自分自身――または友人や家族――が気分障害かもしれないと思ったら、それがどんなに軽いものにせよ、重篤であるにせよ、治療を受けることが肝要です。正しい治療はあなたの人生を救うばかりか、渡り綱からあなたを救い上げ、安定した地面にあなたを降ろしてくれるのです。

表5-4 ――早期の警告の徴候

うつ病	躁病／軽躁病
■意気消沈	■多幸
■低い自尊心	■優越感
■過眠や不眠	■不眠
■長期間の臥床	■一晩中の覚醒
■食欲不振	■駆り立てられたような食事
■不活発	■高望み
■低いエネルギー水準	■エネルギーの急騰
■頻回の失望	■他人へのイライラ
■優しさを見せることができない	■不適当な怒り、急に自分を損ねる
■低いリビドー	■性的活動性の亢進
■自己破壊的な思考 または 行動	■過度な支出
■楽しめない	■自分の考えについていけない
■引きこもり	■創造性が増加するがしばしば焦点が定まらない
■倦怠感	■奇妙なアイデアや思考

6

複雑さを解きほぐす――病気に類似する状態、併存する状態

他にも身体や精神状態が双極性障害と類似していたり、双極性障害と同時に生じることがあります。このような症例では、気分障害の症状を経験するかもしれませんが、じつはまったく異なった疾患なのです。例えば、気分や感情は荒々しく変化するかもしれません。睡眠や食欲が劇的に変化し、エネルギーや活動レベルが上がったり落ちたりするかもしれません。そして、自尊心、自信、思考、集中力、意思決定能力が変化するかもしれません。

あたかも穴のあいた肺と骨折した足を同時に患っているように、他の疾患であると同時に双極性障害であるかもしれません。あなたが二つのまったく異なる状態を同時に持ち合わせている場合、医師はそれらを併存状態または合併状態と呼びます。例えば、あなたは双極性障害と甲状腺疾患を持っているかもしれません。または、双極性障害と**物質乱用障害**――アルコール、薬物、違法薬物の常用――かもしれません。

追加すべき類似状態や併存状態には、以下のものが挙げられます。

- 自己免疫疾患
- 癌や腫瘍

- 内分泌疾患
- 感染症
- 神経疾患
- 他の精神科疾患
- 原因不明な状態

そして、もちろん脳に影響するどんな状態でも、気分や行動が変化する原因となり得ます。このなかには、相性が悪い薬物治療、違法薬物やアルコール、ビタミン欠乏症、中毒、頭部外傷が挙げられます。類似、併存状態は、診断と治療の双方を著しく複雑にしています。ただ、完全な病歴を取ること、身体検査をすること、正しい臨床検査をすることで、通常こうした問題の大部分を医師が除外することができるということは朗報です。

自己免疫疾患

適切に機能している場合、**免疫システム**は細菌やウイルスのような外部の侵略者から身体を保護しています。しかし、機能不全のときには、ちょうどうつ病の間にあなたの心があなたを攻撃するように、身体が自分自身の細胞を攻撃します。これが起こると自己免疫疾患に進展する可能性があります。

自己免疫疾患の要因は多くの病気のうちで存在しています。例えば、甲状腺からの甲状腺ホルモンの分泌が少なすぎる内分泌疾患である橋本病も自己免疫性疾患です。同様にして精神疾患にも、自己免疫疾患がいくつか存在する可能性がある[1]と科学者たちは考えています。

後天性免疫不全症候群

後天性免疫不全症候群（ＡＩＤＳ：エイズ）は通常、性交渉を通じてヒト免疫不全ウイルス（ＨＩＶ）の感染から生じます。このウイルスは免疫や神経細胞、その他の機構を攻撃し、適切な機能を弱めます。ＨＩＶ感染は、脳炎（脳の炎症）、髄膜炎（脳を囲んでいる膜の炎症）のために、脳や脊髄を損傷する可能性があります。リンパ腫（リンパ節や他のリンパ組織の癌）のような、ＡＩＤＳ関連の癌やその他の感染症はさらに神経組織に影響を及ぼし、行動の変化をもたらします。

精神的な症状はＡＩＤＳの早期では穏やかかもしれませんが、脳損傷の増加により後に重篤になります。これは、不活発、脆弱性、思考困難につながる可能性があります。発作を経験する患者もいます。ＡＩＤＳの症状を呈していないＨＩＶ陽性の人は、過度に不機嫌でイライラしているか、記憶喪失や混乱を示す可能性があります。

ループス

ループスは全身性エリテマトーデス（ＳＬＥ）としても知られており、全身の結合組織を攻撃し炎症を起こすリウマチ性（または関節炎の）疾患です。

リウマチ性疾患は、関節、腱、筋肉、骨、神経を攻撃し、痛みやしばしば障害をもたらす。リウマチ性疾患は、うつ症状または躁症状をもたらす可能性がある。

ループスを患っている人は多くの場合、穏やかな不安から重篤な精神症状まで、幅広い症状を呈します。疲労感、虚弱、食欲不振、体重減少、集中力欠如は最初の症状の一つである可能性があります。急速な気分の変化や異常行動もよく見られます[2]。

そして、双極性障害を患う人がうつ病エピソードまたは躁病エピソードと安定期間を交互に持つのと同様に、ループスを患う人は再燃と寛解を繰り返します。このことが早期のループスにおいて診断を難しくしています。四十代初期のころ、作家の避難所としてテキサスの北東の森に二週間滞在したときに、私は奇妙な経験をしました。最初、不可解にも片方の足の上に乗せた膝と反対側の足首がよくむくんだのです。それから反対の足首でも同じことが起こりました。片足の関節が両方ともむくみましたが、他方の足では大丈夫だったときもありました。幸運にもすべての関節が同時にはむくみませんでしたが、いくぶん私は異なった先端部を強く握られて風船のごとく膨張する動物のようでした。

私は二、三日の間、状態が悪くなったらどうしようと思いながら、小さな自分の別荘まで足を引きずって歩いていました。最も近くに住む人でも1・5キロメートルも先に家があり、私は電話を持っていませんでした。状態がよいときに、私はついに夫に電話するためにどうにか自宅まで運転しました。彼は医者に知らせ、家に戻ったらすぐにアドビル〔鎮静剤のこと〕を飲んで受診するようにと、医者は私に助言しました。ライム病――私が森へ出かけてから強く疑われました――であるという可能性を除外した後に、主治医は私がSLEに罹患していると結論づけ、リウマチ専門医に紹介しました。そのときから私の病状が再燃しましたが、同時に侵された関節はわずかでした。

私が向精神薬を内服しはじめてから数年後にループスが表面化し、関節の問題は副作用のせいではなかったため、ループスは併存状態であることが明らかになりました。さらに、私の家族の数人は何らかの型の関節炎を患っていました。

私はいつでも、正式な診断を得るための判断基準が一つ不足している状態にあったので、まだ少し自分の状態について確信できていません。双極性障害と似て、ループスの診断は、十一の判断基準のうちの少なくとも四つが一度に存在していることが必要なのです。あちこち移動するのにステッキや松葉杖を使わなければならなかった間のエピソードでさえ、私は公式の三つの症状だけを経験していました。違う型による関節の問題である可能性もありますが、起きてほしくない他のエピソードが表われるまで、私のリウマチ専門医はループスの診断にこだわっているのです。

癌と腫瘍

癌

癌は精神的な症状、特にうつ状態と密接に関連しています。癌を患う四分の一～二分の一の人は、精神的な問題を経験しています[3]。実際に、このような症状は単に何週も、何ヵ月も、または何年もの間、癌が存在することの徴候かもしれません。これは特に癌の腫瘍が脳や脊髄や内分泌機構――ホルモンを血液に分泌する身体機構――の領域に存在する場合には正しいと言えます。

癌や気分障害が共有する症状は、食欲低下や体重減少、興味または人生の喜びの減少、不眠などが挙げられます。

脳や脊髄の腫瘍

脳や脊髄の腫瘍は、頭蓋骨または脊柱のなかに見られる異常な組織の成長です。良性腫瘍は身体の多くの部分では特に害はありませんが、脳や脊髄では別です。堅い骨質の頭蓋骨や脊柱は、中枢神経系（CNS）を保護するため、そのなかのどんな異常な成長でも感受性の高い組織に圧力を及ぼし、機能を損なう恐れがあります。それゆえに、脊髄の上や近くに形成する腫瘍は、脳と他のどこかの神経間の伝達を崩壊させる危険性があります。生命維持に必要な脳構造や感受性の高い脊髄神経の近くの腫瘍は、あなたの健康を重篤に脅かすものです。

「腫瘍」という言葉について

医師は、腫瘍という言葉を、異常な新しい成長（新生物）と産まれつきの存在（先天的な腫瘍）の両方に使用する。身体のどこに出現しようとも、細胞が次の場合には、腫瘍は通常、良性（癌ではない）と見なされる。

- 正常細胞と似ている。
- 比較的ゆっくりと成長する。
- 一つの場所に限局している。

細胞が下記の場合には、腫瘍は悪性（癌性）と見なされる。

- 正常細胞とは明らかに異なる。
- 比較的急速に成長する。
- 他の場所へ広がりやすい。

脳や脊髄の腫瘍は多種多様の症状の原因となり、一般的には緩やかに大きくなり、やがて悪化します。脳腫瘍の精神的な症状としては、記憶の問題、思考異常、人格変化、精神病エピソードが挙げられます。脊髄腫瘍によるよく見られる精神的症状は、思考異常、筋力低下、運動障害です。

内分泌障害

内分泌系は、ホルモンを血液に直接分泌するいくつかの内分泌腺で構成されています。これらの分泌を通して、内分泌系は器官と組織を肉体を介して伝達し、身体機能を制御しています。神経系よりも緩やかな反応ですが、内分泌系機能は神経系とよく似ています[4]。しかし、ホルモンの効果は一般的に神経伝達物質の効果よりもずっと長く持続します。

内分泌系は精神的な症状と最も広く関連している身体機構の一つです。

甲状腺障害

甲状腺は頸の全面を取り囲み、代謝機能とエネルギー量を調節しています。気分と関連している甲状腺の病気には、甲状腺機能亢進症や甲状腺機能低下症が挙げられます。

甲状腺機能亢進症と甲状腺機能低下症

甲状腺機能亢進症では、甲状腺から甲状腺ホルモンが多く分泌されるので、代謝亢進や活動亢進となります。甲状腺機能亢進症の患者は体重が減少し、発汗が増加し、熱に弱くなりやすいのです。疲れやすいのに眠れない傾向があります。また、イライラし、怒りやすい傾向も見られます。

甲状腺機能低下症では、甲状腺から甲状腺ホルモンの分泌が少なく、身体代謝を遅らせます。甲状腺機能低下症の患者は不活発であり、体重が増加し、体重を下げることが難しいのです。

疲労や衰弱のような甲状腺機能低下症の症状を過労、ストレス、加齢のせいであると捉えたくなりますが、甲状腺機能低下症の人は、便秘・物忘れ・通常の楽しい活動への興味の喪失など、他の抑うつ症状をも経験する可能性があります。ゲーンズビルにあるフロリダ大学マックナイト脳研究所の嗜癖医学部門長であり、『うつ病に関するよい知らせ』の著者であるマーク・ゴールド博士によると、甲状腺ホルモンが低すぎると脳は陽性信号に対して「聴覚障害（信号が聴こえない状態）」になるのです[5]。

二十代後半のころ、訳もなくとても疲れ果てたので、テキサス大学学生健康センターの医師に受診をお願いしました。彼は私に甲状腺機能が低いことを説明し、薬をいくつか処方してくれました。しかし、全部の薬を飲み終えても何ら変化がなく、治療を自分の判断で中止しました。甲状腺がどんなに重要なものであるのか、そのとき私にはまったくわかりませんでした。甲状腺は多くの異なった身体機能に影響するため、その機能不全は深刻になるはずでした。

数年後、私は抗うつ薬を飲みはじめましたがあまり助けにはなりませんでした。二年後、他の問題にかかっていた内科医がその理由の一部を発見しました。私の頸をすばやく診察した後に彼女は言いました。「あなたには甲状腺腫大があります。甲状腺の問題があるのは間違いないでしょう」。臨床検査によりそのことが確かめられ、もはや供給できなくなった甲状腺ホルモンを補充するために合成甲状腺の薬物治療を受けはじめました。私のうつ病は劇的に改善しました。以来、甲状腺の薬物治療を続けています。甲状腺が原因だったため、おそらく私の脳は抗うつ薬が提供しなければならなかったものを利用できなかったのでしょう。

甲状腺疾患は特に女性に多く、6～7%の女性が罹患しています[6]。甲状腺機能低下症では一般人と比べて三倍近くの人がうつ病を経験します。そして、急速交代型の双極性障害の人は、血液中では適切な量であっても、脳内の甲状腺ホルモン量が低いことがよくあります。

適切な量の甲状腺ホルモンは個人により異なりますが、甲状腺機能低下症や甲状腺機能亢進症は比較的発見されやすく、治療しやすいのです。

他の内分泌疾患

気分障害に類似または合併する可能性のある他の内分泌の状態には、アジソン病、クッシング症候群、糖尿病が挙げられます。

アジソン病

コルチゾール低下症または慢性副腎不全とも呼ばれるアジソン病は、**副腎**（ストレスホルモンを生産する二つの腺）からの**コルチゾール**が不足する稀な内分泌疾患です。**アルドステロン**――血圧や腎機能を保つために水や電解質を調整するのを手助けするホルモン――が少なすぎることが原因である症例もあります。

コルチゾールを十分に生産するために副腎が**下垂体**を刺激しないとうつ病がよく起こります。他の症状としては、無気力、疲労感、やる気の欠如、食欲や体重減少、下痢、不眠、情動不安や、重篤な精神症状さえも起こる可能性があります。

クッシング症候群

本質的にはアジソン病の反対であるのがクッシング症候群またはコルチゾール亢進症です。クッシング症候群では、下垂体が**副腎皮質刺激ホルモン**（ACTH）を過剰に生産し、副腎から過剰にコルチゾールを生産するのを刺激しています。症状としては、うつ状態や不安から、多幸感、イライラ感、精神病症状に及びます。女性は月経変化を経験する恐れがあり、男性は性行為に対して興味が減るか、失うことさえあるかもしれません。受精率も減少する可能性があります。これらの症状のうち、うつ状態は最もよく見られます。

糖尿病

糖尿病を患う人は、**インスリン**と**グルコース**量が均衡を欠いています。通常、食べると身体が食物の多くをグルコースに変換します。これによって、血中グルコース量が増加し、インスリンを作るように膵臓に信号が送られます。

タイプⅠ型糖尿病（人生の早期に発症することも多いので、以前は若年性糖尿病として知られていた）では、免疫機構が膵臓のインスリン産生細胞を殺します。これら細胞が十分でないと、膵臓は義務を果たすことができません。タイプI型糖尿病は自己免疫疾患でもあり、内分泌疾患でもあるのです。

他のタイプの糖尿病は、タイプII型糖尿病（成人に見られることが多いので、以前は成人発症型糖尿病として知られていた）と呼ばれます。タイプII型糖尿病は、自己免疫疾患というよりも内分泌疾患であり、体重増加と関連していることが多いのです。タイプII型糖尿病の原因の可能性としては以下の二つです。①インスリン抵抗性。細胞がインスリンを効果的に使用することができません。②インスリン欠乏。身体が必要とする十分量のインスリンを膵臓が作れません。

糖尿病用語の説明

血糖値または血中グルコース量……血液中におけるグルコースの測定量。

グルコース……身体で循環している糖の型であり、細胞にエネルギーを供給する。

インスリン……身体でグルコースを血液中から細胞内へ移動するのを手助けするホルモン。細胞内でエネルギーとして利用される。インスリンは蛋白合成や脂質の形成、貯蔵を手助けもしている。

膵臓……肝臓の近くにありインスリンを産生する内分泌系臓器である。

糖尿病と気分障害の症状には極度の疲労感や無気力を伴うという共通点があり、原因として最も考えられているのは、**セロトニン**の低下です。

糖尿病を患う人のように、私たち気分障害患者も、血糖値の変化にひどく敏感な傾向があります。

感染症

感染症のなかには、ときに双極性障害と類似または併存しているものがあり、さまざまな方法で罹患します。

C型肝炎

C型肝炎はC型肝炎ウイルス（HCV）によって起こる肝臓の疾患です。HCVは患者の血液中に認められ、人が感染性の血液に曝露された場合に感染が広がります。

早期の症状食欲低下や全身の倦怠感が挙げられます。他の症状としては、抑うつ状態、無気力、不安、妄想性の躁状態などがあります。

ライム病

ライム病と呼ばれる重篤なダニ媒介の感染症は、バクテリウム属ボレリア-ブルグドルフェリ〔Borrelia Burgdorferi：ライム病ボレリア」によって発症します。神経シグナル伝導に影響するため、ライム病は多くの精神症状をひき起こす可能性があります。

- 疲労感や睡眠障害
- 食欲変化
- 性機能障害やリビドーの喪失
- 集中力や記憶の問題
- 錯乱
- 強迫行為
- パニック発作
- 極度の興奮
- 幻覚
- パラノイア（妄想症）

神経梅毒

ＡＩＤＳとは反対に、バクテリウム属によって発症する性行為感染症の梅毒は、何十年も精神症状をひき起こさず潜伏しているかもしれません。病気の末期にバクテリアが脳に到達すると、神経梅毒と呼ばれます。症状としては、集中困難、混乱、イライラ、人格変化が挙げられます。抗生剤と早期発見のおかげで、近年ではあまり見られなくなっています。

神経疾患

てんかん

双極性障害（単極性障害においても同様です）のなかには、てんかん（痙攣性疾患）と似た症状を共有する人がいます。これらの症状としては、物忘れ、混乱した思考、分離感、幻聴が挙げられます。抗てんかん薬を投与すると、簡単に双極性症状を緩和することも多いのです。てんかんと双極性障害は関連性があると信じている科学者もいます。

ハンチントン病

ゆっくりと脳の神経細胞が脱落するハンチントン病は、ハンチントン舞踏病とも呼ばれ、抑うつ症状も躁症状も呈します。さらには、混乱、物忘れ、不機嫌、不穏、イライラ、誤った判断が含まれる可能性もあります。ハンチントン病は明らかな遺伝マーカー（第四染色体の欠陥）を伴う遺伝性疾患なので、医師は他の類似または併存疾患の区別がよりしやすいのです。

多発性硬化症

多発性硬化症（MS）は、脳と脊髄の神経細胞を絶縁する**ミエリン**の炎症と破壊が原因となって生じます。ミエリンが破壊された場合、硬い瘢痕《はんこん》、または硬化した組織が生じ神経伝達を妨害します。

MS症状として、筋力、平衡感覚、協調性の低下が多く挙げられます。ほかには、疲労感、健忘、集中困難、性的問題、気分変動、振顫《しんせん》が挙げられます。双極性障害の症状のように、MSの症状は散発的に起こり、軽度、中等度または重度となる可能性があります。

パーキンソン病

パーキンソン病は、神経伝達物質である**ドーパミン**――快い感覚に関連する神経伝達物質――の不足に由来します。そのために、この病気を持つ人は正常に動きを制御することができません。彼らは気分障害、特にうつ病の症状をも呈し、他の症状が顕著になる前に出現することがあります。

パーキンソン病の人は、不眠、物忘れ、意欲低下を経験することがあります。イライラしたり、いつになく悲観的になったりする人もいます。彼らは早口でしゃべったり、自分の言葉を繰り返したりもするので、彼らの話し方は躁病の徴候と間違えられる可能性があります。

他の精神疾患

他の精神疾患も双極性障害と類似または併存する可能性があります。成人で最もよく見られる併存状態は、強迫性障害、パニック障害、物質乱用障害です[7]。特に小児や青年においては、注意欠陥多動性障害が双極性障害と類似または合併し、また摂食障害、月経前障害、人格障害も双極性障害と併存する可能性があります。

不安障害

精神科医は、長期にわたり不安、恐怖に押しつぶされている不安障害を次の主要な障害に分けています。

- 強迫性障害
- パニック障害
- 社交不安障害
- 全般性不安障害
- 心的外傷後ストレス障害

強迫性障害

強迫性障害（OCD）の人は、不要な考え、イメージ（**強迫観念**）、強迫を止めるための特定の儀式をおこなう切迫感（**強迫行為**）に悩まされます。

強迫観念を持つ人は多くの場合、確認や状況の再確認の必要性を感じます。とても不快な性的思考に消耗させられることがあるかもしれません。あるいは、凶暴になることを恐れるかもしれません。強迫行為を持つ人は、強迫性の儀式を遂行できない結果を恐れますが、儀式を遂行しても一時的な不安除去を引き出すのみです。OCDを持つほとんどの成人は、そのような行為は非論理的であるとわかっていますが、それらを妨げる力はないのです。

パニック障害

双極性障害の成人と小児のどちらにも、再発性のパニック発作が高頻度に見られます。パニック障害の人は、いつでも、睡眠中でさえも襲ってくる突然の再発性のパニック発作に悩まされます。症状としては、非現実感、近い将来起こりうる不運または死への不安、制御あるいは正気を失うことへの不安が挙げられます。

社交不安障害

社会恐怖とも呼ばれる社交不安障害の人は、毎日の社会的状況において極度に人前に出ることを気にするようになり、どうしようもない不安を経験します。不安は、特に公共トイレを使用するときのように、状況の種類によって制限される可能性があり、非常に広範囲に及ぶと、病気を持つ人は家をまったく出ることができません。

全般性不安障害

全般性不安障害の人はほとんど、毎日とてつもない不安を経験します。彼らは絶えず心配し続け、健康、家族、お金、仕事に対して災いを予期しようとします。実際には、これらの心配には根拠に乏しいこともしばしばです。この病気にかなり悩まされ、患者はまったくリラックスすることができないかもしれません。

心的外傷後ストレス障害

破壊、強盗、レイプ、自然災害、戦争のような衝撃的な出来事の後、心的外傷後ストレス障害（PTSD）に進展する可能性があります。PTSDの人は、悪夢のなかで、あるいは日中でさえフラッシュバックを通して繰返し心的外傷の経験を追体験します。彼らはたいてい驚きやすく、怒りっぽく、ときには攻撃的で暴力的なことさえあります。

物質乱用障害

気分障害の人は、一般の人よりもずっとアルコールや薬物を乱用しやすいか、身内にそういう人がいることが多いのです。単極性障害の四人のうち一人、双極性障害の半分以上の人が、物質乱用の何らかの型を同時に背負っています。

気分障害や物質乱用の症状は高頻度に絡み合っています。例えば、アルコールによる高揚感後の急速下降は、うつ状態とよく似ています。そして、コカイン乱用の症状――多幸感、誇大感、性欲亢進、判断力低下、イライラ、幻覚、一晩中の覚醒――は躁状態とよく似ています。

気分障害でも物質乱用障害でも、脳内の同じ化学機構がいくつかうまく機能しないようです。双方とも、ドーパミン不足を伴う可能性があります。

それでは、双極性障害が物質乱用の原因となるのでしょうか、または逆でしょうか。明らかに、少なくとも薬物乱用を伴う場合、双極性障害が最初に起こるように見えます。医者は、多くの人が薬物やアルコールを自己治療のために使用していると信じています。あなたが興奮している場合、一〜二杯のお酒を飲むことはリラックスする手助けとなります。そして、抑うつ状態の場合、覚醒剤でハイになることができるのです――少なくとも最初は。しかし、双極性障害の人の多くは、躁状態や軽躁状態を強調[8]または長引かせるために薬物やアルコールを使用しているようです。

双極性障害（または他の型の精神疾患）と物質乱用障害を持っている場合、**二つの診断**を持っていると考えられます。国立メンタルヘルス協会によれば、そのような組み合わせを持つ場合、同時に両方を治療したほうが理想的です。しかし、人生はいつも理想どおりにいくとはかぎりません。薬物嗜癖からの回復が示す困難さと危険性から、多くの医師はまずは物質乱用へ取り組もうと考えるのです。

注意欠陥多動性障害

この障害は小児や青年期に最も表面化することが多いのですが、注意欠陥多動性障害（ＡＤＨＤ）を呈する成人もいます。しかし、成人では、多動については問題が少ないか、小児や青年とは少し異なった型を取ります。ＡＤＨＤは双極性障害に類似または合併します。

ＡＤＨＤの症状は、主として不注意に関連するか、多動に関連する傾向があります。双極性障害と共有する症状は以下のようです。

- 集中が困難
- 散漫性と健忘
- 過度な介入、または活動が完了できない
- 物事の体系化が困難
- 過度にそわそわする、落ち着きがない
- 静かに働いたり、遊んだりすることが極めて難しい
- 過度な妨害、押しつけ、不適切な意見
- 結果を考えない繰り返しの衝動的な冒険行為

ADHDと双極性障害が併存したとき、こうした症状は強まる可能性があります。

摂食障害

うつ病は摂食障害を招くこともあれば、摂食障害がうつ病を誘発することもあります。主要な三つの摂食障害は拒食症、過食症、大食です。これらの障害すべての根底に潜む要因は、歪んだ身体イメージです。私たちの文化的にも、とても痩せていることが美しいという定義づけが強調されていることもあり、女性は特に摂食障害になりがちです。

それぞれの型の摂食障害によって、その症状は異なっていますが、摂食障害を経験する人は通常、ストレス、社会的重圧、他のメンタルヘルスの問題にも悩まされています。障害はどれも治療可能ですが、未治療のままでいると、重篤な身体的、感情的問題をひき起こすことがあります。

拒食症

拒食症の中心的症状として、太ることに対するかたくなで非合理的な恐怖があり、重篤な体重減少や極度の食物摂取の減少があったとしても、その恐怖は和らぐことがないのです。未治療の拒食症は、栄養失調、女性の場合は月経周期の崩壊や、ときには死にいたることさえあり、重篤な身体的影響を持つのです。

過食症

過食症は、継続中の過食（大量の食物を食べること）と排出行動（体重を減らすための嘔吐、下剤の使用、過度な運動）を伴います。ストレス、体重増加への強い恐怖、うつ病は通常、この障害の誘引となります。過食症の人はストレスを緩和するために食べ、食べすぎたことへの罪の意識を取り除くために排出行動をします。長期の排出行動は多くの付加的問題の原因となり、歯の問題や神経機能を減弱する電解質の不均衡を伴うのです。

むちゃ食い

過食は一日中我慢できない食べすぎです。この障害を持つ人はしばしば早食いで、食べている最中は制御を欠くように感じ、買いだめしたり、他人から食べ物を隠したりします。

彼らは、多くの場合うつ状態で孤立的であり、罪の意識と自己嫌悪でいっぱいです。拒食症や過食症のように過食は健康を害します。高血圧、心臓病、関節痛、疲労の誘引となる危険性があります。

月経前症候群と月経前不快気分障害

多くの女性は月経前症候群（PMS）と月経前不快気分障害（PMDD）に直面しています。おそらく、脳の神経伝達物質と女性ホルモンであるエストロゲンやプロゲステロンのバランスが変化するためでしょう。よくあるPMSの症状としては、不安、緊張感、過敏症、涙もろさ、イライラ、攻撃性、激情が挙げられます。PMDDに関連する症状は類似していますが、通常はさらに重篤なものです。追加すべきPMDDの症状としては、不眠または過眠、炭水化物渇望、当惑、集中困難、打ちのめされた感覚や制御できない感覚が挙げられます。ときおり、月経前の緊張が異常に深刻で、ほとんど毎月、数日の間は精神病のようになる女性もいます。しかし、月経後は陽気でおしゃべりでずっと活動的になる可能性があります。ホルモン量の変化が気分障害の原因になっているか、あるいはその逆なのかは明白ではありません。双極性症状は月経周期と関連して悪化するという研究も見られますが、他の研究においてはそのような関係は見出されていません。以下は医師の知見です[9]。

- 女性の自殺や自殺の兆しが月経前に増大し、精神科病院へ収容されることが多い。
- 単極性障害の女性の三分の二以上は、月経前の気分の低下を経験している。
- 月経前の気分変化を患っている女性は、うつ病の家族歴があることが多い。

夫と私がつきあっていた間、彼は私の気分が月経周期直前に完全に変化するのを観察していました。私は彼のアパートに涙ながらに現れ、私のヒステリーはどんなことが起こっても常に調和が取れていませんでした。私がPMSに違いないと彼が結論づけたとき、私は彼を退けました。私は独立した若い専門職の女性であり、そんな診断はひとかけらも望んでいませんでした。

しかし、二年ほど私の気分を追跡してみると、あるはっきりとしたパターンがあることを認めなければなりませんでした。ついには、自分の症状に気づくようになったので、月経前にうつ状態に沈みはじめる瞬間をほぼ特定することができたのです。まるで大きな針が自分の脳に毒を注射しているようかのように感じました。私は突然うつ状態になり、今までにない怒りを覚えました。

ＰＭＳとＰＭＤＤは重篤な気分の変化をもたらすので、医師は双極性障害、特に双極Ⅱ型障害と取り違えることが多いのです。

統合失調症

双極性障害は本来、気分の障害ですが、統合失調症はもともと思考の障害です。統合失調症の人は以下の可能性があります。

- 突然行動が変化する。
- 他人が自分の心や考えを読むことができると信じ込んだり、他人が自分を傷つけようとしていると思い込むような妄想が見られる。
- あらゆる感覚を巻き込んだ幻覚を抱く。よく見られるのは、他人には聞こえない声が聴こえることである。
- とりとめがなく、理解できないやり方で話す。
- 社会的に孤立するようになる。

双極性障害のように、統合失調症では移り変わる可能性がありますが、エピソード間では比較的安定した期間があります。

原因不明な状態

双極性障害に高頻度に類似または併存している状態の一つは、まだその原因が確認されていない片頭痛です。片頭痛の発作は、数日間持続する耐えがたい頭痛をひき起こします。片頭痛の症状には気分障害と重なり合うものがあります。

- 鈍痛
- 疲労感
- 下痢
- 混乱
- 頭がはっきりしない
- 気分変化
- 光や音への過敏

最近では、脳への血流変化が片頭痛をひき起こしている可能性があるという説が有力です。収縮した血管が神経伝達物質であるセロトニンを放出し、さらに血管を収縮せしめ、脳へ到達する酸素を減弱させている可能性があるのです。

併存状態は関係しているか

二つの状態が併存しているとき、昔から言われている卵が先かニワトリが先かのジレンマに直面します。どちらがどちらをひき起こすのでしょうか。もしくは、あなたが両方とも罹患したことは単なる偶然なのでしょうか。気分障害、特にうつ病は免疫機構を減弱し病気の扉を開くことが十分な証拠により示されています[10]。

私の病歴

私自身の病歴と多くの調査に照らしてみて強く示唆できることは、他の病気やストレスにかかりやすい人こそ、気分障害を活性化させやすい性質がある、ということです。

私たちの家庭医は、一歳ごろに肺炎を患ったことが私の免疫機構を減弱させていると理論づけました。厳しいカンザスの冬や父のすさまじい喫煙とともに、慢性気管支炎、連鎖球菌性咽頭炎、扁桃炎の規則的な発作をもたらしたのです。呼吸器系の問題を治療するために、私は、両親が「チェリーポップ」と呼ぶ甘いコデインやベニリン咳シロップをカンザスに住んでいる間毎年飲んでいました。したがって、私は二十二歳になってまもなくテキサスに引っ越すまで、年間にかなりの量のコデインとベニリンを消費しました。姉のジョーはこれらの薬物治療が私の病気をひき起こしたのかもしれないと思っていますが、甲状腺機能低下症、ＰＭＳ、ループスと結びついていることを考えると、単独の原因としては偶然すぎるように思えます。

私は、自分の気分障害が他の多くの内科的問題に先行しているに違いないと考えています。私の他の状態は以下の二つの理由からも、類似疾患というよりも併存疾患に違いないのです。

- 私には気分障害と診断された親類がいる。
- 私は正しい向精神薬の組み合わせを見つけた後に、飛躍的に不安が取り除かれた。

7 根本的原因の暴露——生化学と遺伝学について

精神疾患の原因についての論議が何年にもわたって続いています。なかには、精神疾患をパーソナリティや環境（養育）のせいにして、子育ての失敗作品だとか、否定的な考えの産物だとか、過度に情緒的なせいだとしか考えない人もいます。また、遺伝学や生化学（素質）のせいにして、精神疾患を不均衡な化学作用の産物としてしか考えない人もいます。両者ともに言い分はあるものの、すべてを説明するにはいたりません。生物——特に脳機能——は、もっと複雑です。養育だけのせいにしたり、素質だけのせいにしていると、私たちが上手く対処できる大切な要素を見落としてしまいます。

現在、多くの専門家（および、脳障害を患う私たちの多く）は、精神疾患は、多因子によって生じていると考えています。遺伝素因がある人もいることは明らかです。そして、おそらく、生化学も関係しているでしょう。しかし、他の多くの身体疾患と同様に、遺伝素因があるからといって、必ずしも発病するとはかぎりません。精神疾患が発病するかどうかは、パーソナリティや養育、ストレス、トラウマなど、他の多くの要素によって決まります。私自身は、発病したためにあらゆるつらいことを経験しましたが、そのために精神と身体、心の相互性についての認識が深まりました。

本章では、双極性障害の素質の面を検証していきます。

基礎的な脳構造

双極性障害を理解するために、脳構造のしくみや、脳構造が脳内での化学的不均衡にどのように関わっているかを知っておくと役立ちます。脳は身体のなかでも最も複雑な構造ですが、ここでは微細に渡って論じません。本書の目的に沿い、気分障害に関連した部分に焦点を当てます。

全体像

中枢神経系（central nervous system：CNS）は、大まかに二つの構成要素からなります。

（1）脊髄……背中の脊椎のなかを走行している脊柱管内にあります。

（2）脳……脊柱の一番上にあります。

脊柱管内の神経は、身体中に分岐し、常に脳と連絡を取りあっています。人の脳は、グレープフルーツくらいの大きさで、約１・４キログラムほどの重さです。

八つの重要な脳構造

脳のあらゆる部分は重要ですが、ここではより大きな範囲と、情動機能に最も重要な部分に焦点を当てます。

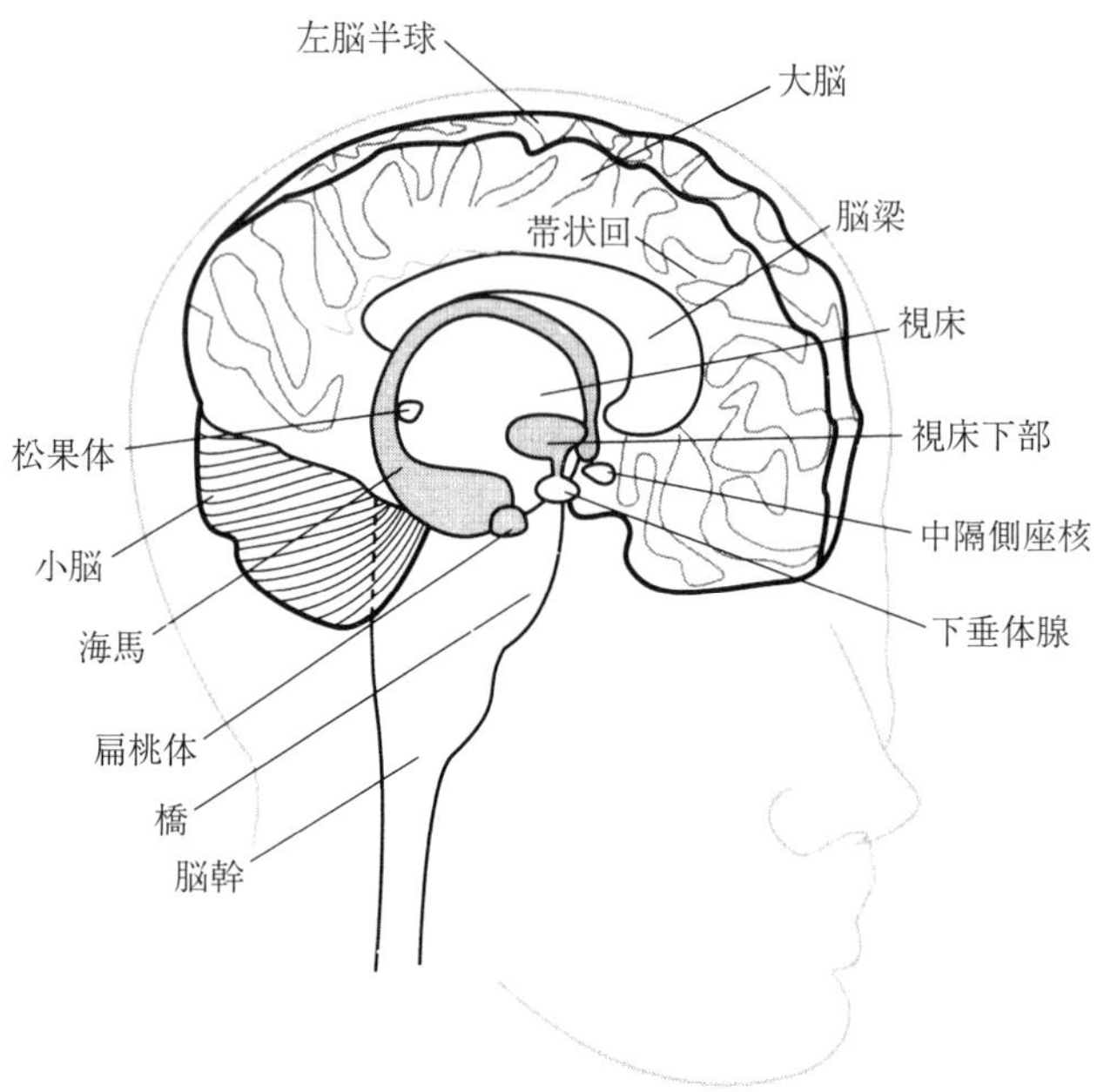

図7-1 ——重要な脳構造と辺縁系

図7-1において、上から時計回りで下まで示します。

（1）**大脳**は皺が寄って折りたたまれたような構造で、脳で最も大きな個所です。大脳の奥深くで、左右の半球に分割されます。

（2）**大脳皮質**という薄い層が大脳の外側を覆っています（図表記なし）。大脳皮質は0・3ミリメートルくらいで、脳において思考や学習、予見的（先を見越して行動すること）な部分を司っています。

（3）脳の前三分の一が**前前頭皮質**です（図表記なし）。この部分は、注意や判断、衝動性の調整、および体系づけや問題解決処理に関係しています。

（4）前前頭皮質の内側にある**帯状回**では、ある考えから別の考えに移ったり、さまざまな選択肢を考慮する柔軟性を調節しています。

（5）**脳幹**（図の下方）は、脳内の奥に広がっています。脳幹は脳において「動物的」、本能的、反応的な部分を司っています。

（6）**橋**《きょう》は、脳幹の上方にあり、脊髄と大脳および小脳（脳の背側下方にある）とを接続しています。橋は夢を見ているときの睡眠サイクルの一部であるＲＥＭ（急速眼球運動）睡眠中の筋緊張の抑制に関与しています。

（7）脊髄の中心で、脳幹上部から大脳皮質の下方へ走行し、切り替わる個所は、**網様体賦活系**（ＲＡＳ：**reticular activating system**）と呼ばれます。反応性と予見性が切り替わる個所です。情動的に激しい状態になると、ＲＡＳは大脳皮質の活動を停止させて、本能と訓練が優勢になります。リラックスし、危険が迫っていないときには、ＲＡＳはスイッチを大脳皮質のほうに戻し、創造性や論理が働くようになります。

（8）**小脳**は、脳の背面下方にあり、動作と考えや情動とを調節します。

辺縁系

大脳皮質の下にあるのが辺縁系です。辺縁系は、情動脳とも呼ばれます。辺縁系は、情動や思考、記憶、動機、基本的欲動を反映します。

辺縁系は、複数の異なる構造からなり（図の影つき部分）、そのうち扁桃体、海馬、視床下部の三つは特に重要です。

三つの主要な辺縁系構造

扁桃体は橋の近くにあり、脅威や機会を絶えず監視しています。反射的に行動し、出来事や対象に対して感情的な意味づけをし、素早い反応をひき起こします。そのために、誰かにキスの総攻撃を浴びせることもあるかもしれません。しかし、扁桃体は、娯楽と好奇心や、疑念と嫉妬などの微妙な感情を解釈して中継するほどに精巧でもあります。

海馬は仲介役の機能を果たし、辺縁系の他の部分と大脳皮質の間での情報を、前後に中継します。このため、情動と映像や記憶、学習が連結するのに役立っています。扁桃体と海馬は、ともに環境を評価し、良識を利用して、感情を発生しコード化するのに役立っています。海馬が適切に機能していると、過度な覚醒状況を調節することによって、情動安定の維持に役立ちます。海馬は動機にも影響を及ぼしています。

視床下部は、**自律神経系**への「メインスイッチ」です。自律神経系は神経系の一部で、体温や呼吸、心拍、ホルモン分泌など不随意的な身体機能を調整しています。視床下部は、脳の底面近くにあり、特に重要な腺である下垂体および松果体と同様に、睡眠や空腹感、口渇、性欲に関与します。

主要な辺縁系構造

- 扁桃体「監視役」
- 海馬「仲介役」
- 視床下部「自律神経メインスイッチ」

六つの脳近傍の構造

辺縁系の内部もしくは近傍にある他の構造や腺も、情動や思考、記憶、動機に関与しています。もう一度時計回りで**図7-1**の上のほうから見てみると、次のようになっています。

- 脳梁は、左右の大脳半球の間の神経シグナルを送ります。
- 視床は、感覚情報を脳皮質に伝達し、神経シグナルを知覚反応に変換します。

- 中隔側坐核は「満足中枢」で、空腹感や口渇、性欲の調節に関与します。
- 黒質（図表記なし）は、橋の上にある中脳のなかにある暗い色をした神経の集まりで、中隔側座核と同様に、主に常習行為に関与しているようです。

情動、記憶、思考、動機における役割に加えて、辺縁系はホルモン分泌の調節もしています。辺縁系にある重要な腺として下垂体と松果体があります。

下垂体の分泌するホルモンが他の腺分泌を活性化することから、下垂体はマスターグランドとも呼ばれます。下垂体ホルモンには成長や成熟、代謝を調節するホルモンがあります。

松果体は脳の奥深くにあるのですが光に感受性があり、環境からの明暗を受信して、体内時計の役割を担い、身体の時間感覚の調整をします。松果体は季節性感情障害に関与している可能性があると考えている科学者もいます。

辺縁系は他の動物にも存在しますが、人間においてより高度に発達しています。

さらに細かくみると

脳構造は双極性障害に一役買っていますが、さらに重要なのが、脳内や細胞間で生じていることです。

脳細胞

脳には一千億の神経細胞があると推定され、一つの神経細胞（**ニューロン**）は一万の神経細胞と連絡している可能性があります[1]。神経細胞は、膨大な情報網や経路を通じてシグナルを送信することで、他の神経細胞同士や、他の身体部分と連絡しあいます。一つの神経シグナルが複数の異なる経路に関与しているかもしれません。

他の細胞の90％は**グリア**と呼ばれ、「脳がバラバラにならないように支える」役目をしているようです[2]。グリアは神経細胞に栄養分を与えて保護し、整頓します。しかし、グリアは以前考えられていたよりも、気分障害に重要である可能性があります。死体解剖研究によって、うつ病の家族歴を有する場合にはそうでない場合に比べて、グリア細胞が有意に少ないことがわかってきています。

神経構造

神経細胞はタイプによって、大きさや形状、成分、接続が異なりますが、ある程度は類似しています。典型的には、細胞体、軸索、多くの樹状突起、の三つの構造を有しています。

細胞体には、遺伝情報やDNAの入った**核**があります。DNAは、細胞が他の細胞、つまり骨細胞や髪細胞などの他臓器の細胞ではなく、神経細胞となるようにプログラムします。

神経細胞は、それぞれ一つ以上の**軸索**を有しています。軸索は、シグナルを転送する糸のような繊維です。**ミエリン**と呼ばれるものが各軸索を絶縁、保護しています。軸索は顕微鏡でやっとわかる程度に短い場合もあれば、1メートルくらい長いこともあります。軸索は細胞体から突き出ていて、千ほどの**終末**に枝分かれし、終末でメッセージを他の細胞に伝達します。

軸索からは、多数の**樹様突起**や、**受容体**と呼ばれる大きな蛋白を含む分岐が延びています。受容体には中空の管があり、主に**イオンチャネル**と**G蛋白チャネル**の二群に分類できます。**図7-2**に、神経細胞の一部を示します。

神経の部分を覚えるには、神経細胞と太い延長コードとを比較すると簡単です。コードそれ自体は軸索に相当します。「雄」末端部（とがったほう、突起部）は軸索終末に相当し、「雌」末端部（ソケットやコンセント）が受容体

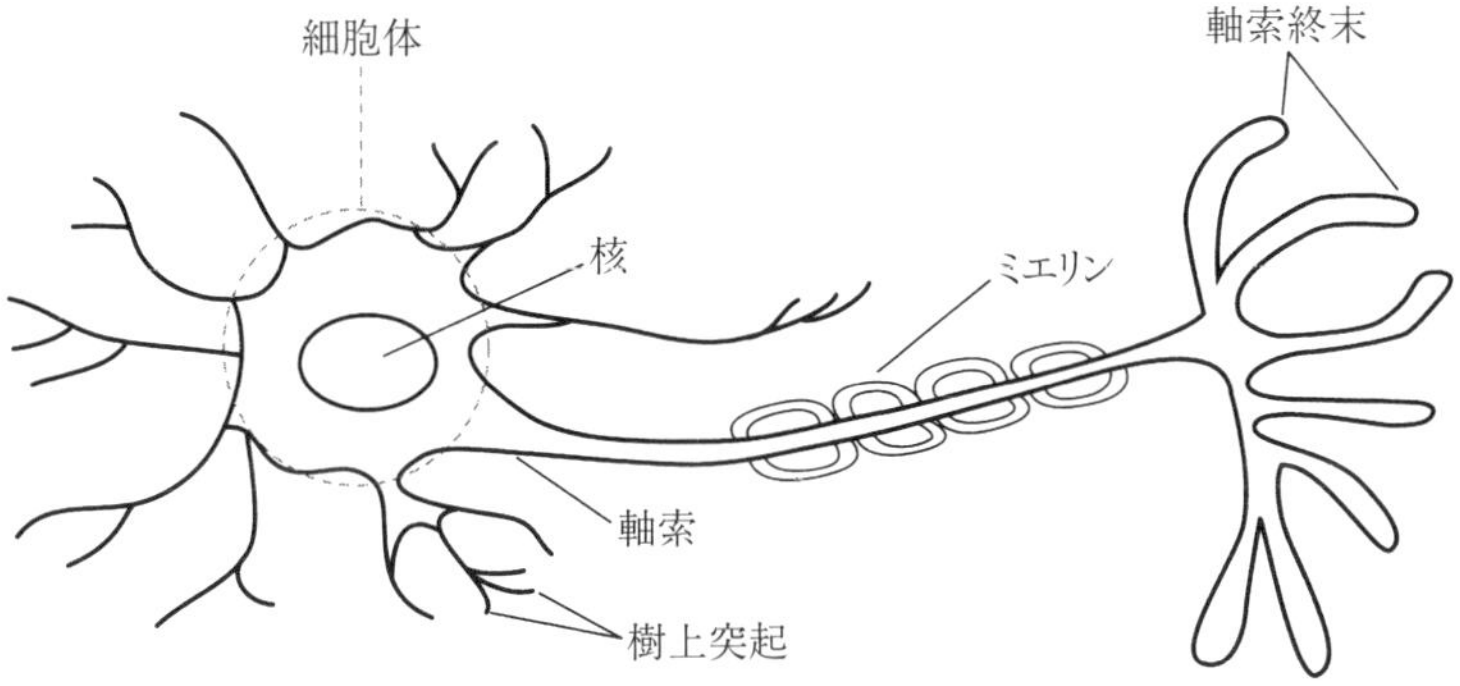

図 7-2 ——神経細胞

や樹状突起に相当します。脳細胞がそれほどセクシーなものだとは知らなかったことでしょう。

神経細胞にある軸索にシグナルが伝達されると、次の神経細胞にある受容体がシグナルを受け取って、転送します。このシグナルのメッセージは強度の異なる電気波であり、活動電位が測定できます。神経細胞は、ある一定の閾値まで刺激されないかぎりは発火しません。閾値は、遺伝や身体状況および環境的因子によって決定されるようです。活動電位が高いほど、メッセージは伝達されやすくなります。

隙間の横断

しかしながら、電気の突出部やソケットとは異なり、かつて科学者が考えたとおり、神経細胞は物理的には接続していません。軸索終末は樹状突起の受容体に直接差し込みません。神経的な伝達は、近接していますが、厳密には接触していないのです。私の現セラピストは、そのことをヴィクトリア朝時代のセックスに例えています。

それでは一体、どうやってメッセージは他方へ伝わるのでしょうか。本当に電気が神経細胞間を飛び越えるのでしょうか。いいえ、生化学が受け継ぐのです［**図 7-3**］。

神経伝達物質と呼ばれる化学的メッセンジャーは、神経細胞体の内部で産出され、必要とされるまで、**小胞**と呼ばれる小さなバルブのよ

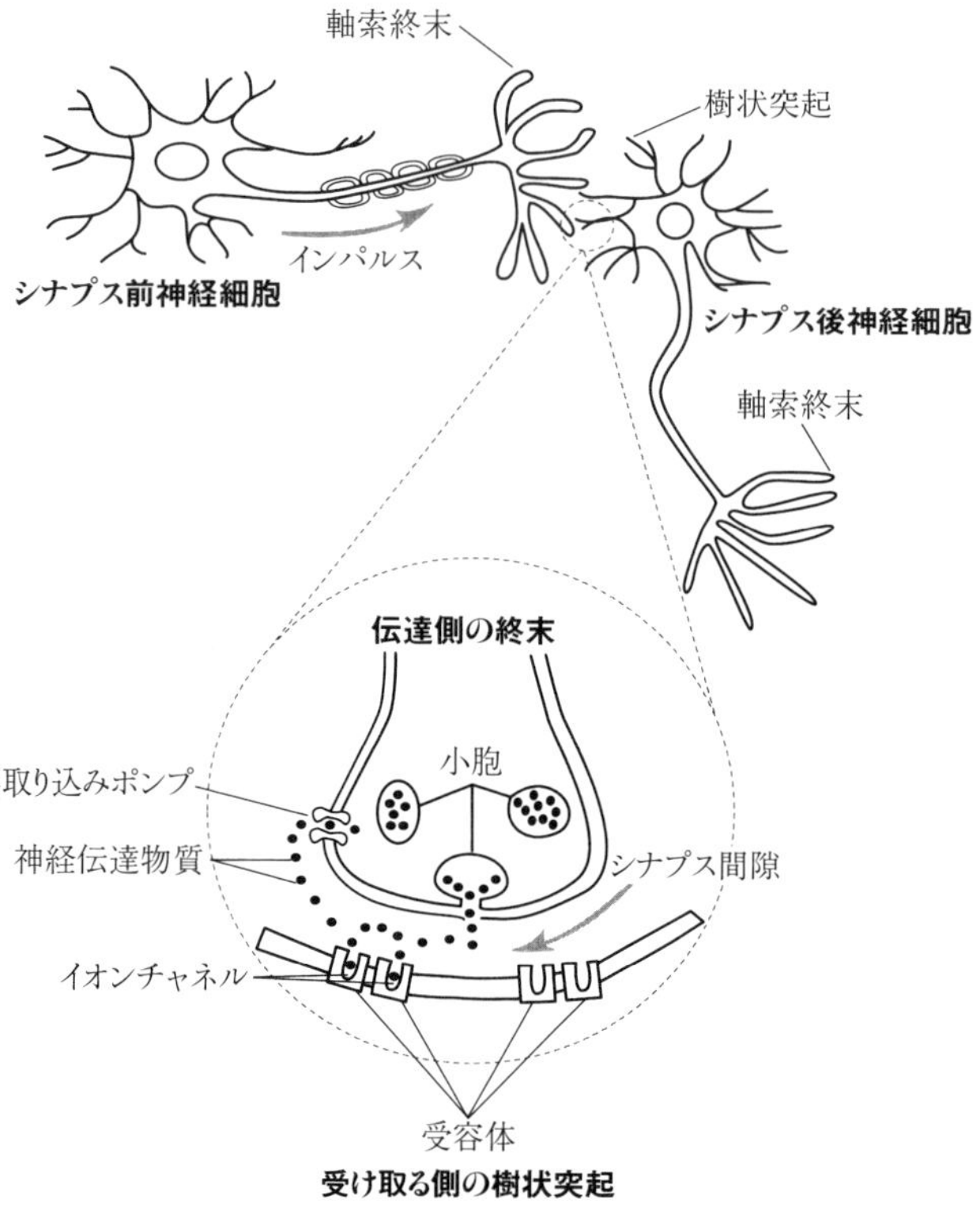

図 7-3 ——シナプス

うな袋に貯蔵されます。シグナルを出す神経細胞は、一種ないしは数種類の異なる神経伝達物質を産出しているのかもしれません。

二つの神経細胞が近接している個所は**シナプス**と呼ばれ、三つの構成要素からなります。二つの構成要素は、神経伝達を送る神経細胞と、それを受け取る神経細胞で、三つ目の構成要素が**シナプス間隙**と呼ばれる非常に小さな隙間です。最初の神経細胞は、（隙間の前にくるため）**シナプス前神経細胞**といい、二番目の神経細胞が（隙間の後にあるため）**シナプス後神経細胞**といいます。

神経伝達物質がシナプス間隙に達すると、神経伝達物質はメッセージを隣接した細胞に中継します。シナプス後受容体は特定の神経伝達物質にのみ反応するように「プログラム」されているため、メッセージはシナプス後神経細胞上にある適切な受容体にしか結合しません。鍵と鍵穴のように、もしも神経伝達物質が受容体にぴったり合わなかった場合には、受容体はその神経伝達物質の進入を阻害します。そして、再び電気的信号に取って代わり、神経細胞は次の神経細胞へメッセージを伝達したり、されなかったりします。

生化学

化学的に、神経伝達物質がシナプス後受容体にはめ込んだり「結合」すると、受容体内のチャネルが開閉して、アクセスが可否されます。**ナトリウムイオン**は、開口した受容体を通って神経細胞に達すると、十分な段階に達したときに発火します。それから神経細胞の小胞が神経伝達物質を放出し、神経伝達物質はシナプス間隙内に入り込みます。シナプス後神経細胞は、何百もの受容体からインプットされている場合もありますが、インプットがある一定の段階に達するまでは発火しません。神経伝達物質のなかには、常に他の神経細胞を興奮させる（スイッチを入れる）ものもあれば、いつも抑制させる（スイッチを切る）ものもあり、また、両方の機能をもつ神経細胞もあります。

シナプス間隙は、多くの**向精神薬**が作用する場所です。そのため、さらに効果的な医学的解決にむけて通じる、莫大な期待がかかっています。

シナプス後神経細胞がいったん通過を許可もしくは拒絶すると、次の二つのうち一つが生じます。

（1）**モノアミン酸化酵素**という**酵素**（化学な変化をひき起こしたり、触媒として作用する蛋白）がシナプス間隙に残っている神経伝達物質を酸化することで破壊します。

（2）シナプス前神経細胞にある「ポンプ」が残っている神経伝達物質を取り入れます。この過程を「**再取り込み**」といいます。

抗うつ薬の分類で、**モノアミン酸化酵素阻害薬**（MAOI：monoamine oxidase inhibitor）や**セロトニン再取り込み阻害薬**（SSRI：selective serotonin reuptake inhibitor）という言葉を聞いたことがあるかもしれません。MAOIは、モノアミン酸化酵素による、残っている神経伝達物質の破壊を阻害します。SSRIや同様の薬物は、シナプス前のポンプが神経伝達物質を速やかに移動して、再利用を阻害します。両者ともに、神経伝達物質がシナプス間隙で利用できる状態に留める作用があります。

では、つぎに神経伝達物質の役割について検討しましょう。

神経伝達物質

どうして神経伝達物質が重要なのでしょう。それは異なる薬剤が、それぞれに異なる伝達物質に作用し、異なる受容体のそれぞれに対して親和性を有しているからです。これらの相互作用について理解し、自分自身の反応を観察すれば、あなたやあなたの主治医が最良の薬剤を見つけるのに役立つでしょう。あなたがあなた自身の生化学的性質にとっての最良の組み合わせを見つけるまで、薬剤と用量を微調整することが重要であることは強調してもしすぎることはありません。

多くの神経伝達物質が不安や記憶、気分、ストレス、行動、月経周期にも関与しています[3]。厳密にいうと、これらは興奮性でも抑制性でもありませんが、受容細胞で複雑な生化学的変化をきたします。神経伝達物質には次のものがあります。

- **アミノ酸**（蛋白質の成分）
- **神経ペプチド**（神経組織でみられるアミノ酸複合体）
- **一次メッセンジャー**（神経間で作用する神経伝達物質）
- **二次メッセンジャー**（神経内で作用する分子や複合体）

では、次に気分障害で重要な役割を担う一次メッセンジャーと二次メッセジャーに絞って検討しましょう。

一次メッセンジャー

アセチルコリン——中枢神経系のいたるところにあり、特に脳内に集中して存在しています。アセチルコリンは、気分よりも運動や思考に重要ですが、学習や記憶、神経細胞膜の維持、REM睡眠の活性化にも不可欠な役割を担っています。

ドーパミン——ドーパミンは、気分障害としばしば共存するアルコールや薬物乱用、および無茶食いのような嗜癖行動に関係している神経伝達物質と考えられています。慢性的にドーパミンレベルが低いと、情動かつ身体的満足感を経験するのが困難になります。

アセチルコリンと同様に、ドーパミンは運動や学習、思考、記憶に関与しますが、注意や動機、性欲にも影響を及ぼします。

ノルエピネフリン——ノルエピネフリンは「気力」および覚醒をもたらす神経伝達物質です。ノルエピネフリンはノルアドレナリンとも言われますが、ノルエピネフリンは私たちがストレス下にいるときには、ちょうどアドレナリンを服用したように逃走・闘争反応を喚起します（ノルアドレナリンという名前の由来です）。アドレナリンは神経伝達物質ですが、脳の外側にある神経でのみ行き来し、ノルエピネフリンは脳内で伝達します。

逃走・闘争反応の症状

- 血管の拡張、皮膚蒼白
- 空気量増大のために胸部膨張
- 瞳孔拡大
- 毛の逆立ち
- 脈拍および心拍の増大
- 闘争もしくは逃走に備えて筋肉収縮
- 高速燃料を供給するための肝臓内糖の放出
- 極度の恐怖下で排尿

ノルエピネフリンは、長期記憶形成および新たな経路貯蔵に一役買っています。ストレスにさらされたり傷つけられるとき、ノルエピネフリンが急騰するために、ストレス度の高い状況をありありと思い出すのかもしれません[4]。

ドーパミンやノルエピネフリンが多すぎると、躁状態や精神病症状にいたる可能性があります。また、少なすぎるとうつ症状になったり、思考が否定的になったり曖昧になったりする場合があります。

セロトニン――一九八〇年代後半に報道機関がプロザック〔SSRIであるフルオキセチンの商品名〕発売を取り上

げたことで知られる神経伝達物質で、**セロトニン**は気分と衝動性の両方の調整に影響します。ある意味では、脳内でブレーキをかけて、コントロールの維持に一役買っています。

セロトニンは、睡眠–覚醒サイクルに重要な役割を担っています。適度なレベルでは休息、睡眠、くつろぎに関与します。しかし、セロトニンのレベルが低いと、あらゆる問題が生じます。つまり、焦燥、注意困難、イライラ、睡眠障害、無気力、心配、絶望、自殺行動などの問題が生じる危険性があります。セロトニンのレベルが高いと、REM睡眠の低下や攻撃性に関与します。極度にセロトニンのレベルが亢進すると、網様体賦活系を妨害し、興奮と抑制の間で柔軟に切り替える能力が制限されます。

焦燥もしくは精神運動興奮

精神科医が使用する**焦燥**という言葉は、極度に繰り返し、非生産的で、そわそわするなど、緊張に基づく運動、抜毛、嘆き、徘徊などを指す。

二次メッセンジャー [5]

気分障害に、シナプス間隙における神経伝達物質の不均衡および作用が関与していることは明らかですが、それですべてが説明できるわけではありません。もしも抗うつ薬が単に神経伝達物質を調整するだけであれば、抑うつ症状は抗うつ薬を開始した後、数週間ではなく、数時間内に改善するはずです。現在、神経科学者の多くは、抗うつ薬は実際には受容体の分子を変化させるのではないかと考えています。そう考えると、症状改善に時間を要する説明がつきます。

さらに、リチウムのような気分安定薬は、神経細胞の内部に作用するようです。科学者は現在、一**次メッセン**

ジャー（脳神経伝達物質）という言葉と、**二次メッセンジャー**（神経細胞内の、他の分子や複合体）という言葉を用いて、細胞の内側と外側とで伝達する分子を対比させています。一次メッセンジャーは神経細胞の外側を行き来して伝達し、二次メッセンジャーは神経細胞の内側で伝達します。

重要なエビデンスから、リチウムは、細胞内の微調整や再プログラムにいたる情報の伝達に関与する**G蛋白**に作用することが示されています。G蛋白に加えて、**コリン**や**環状アデノシン一燐酸**、**ミオイノシトール**、**ホスホモノエステラーゼ**、**プロテインキナーゼC**も二次メッセンジャーです。これらの用語を用語解説に示しました。もし化学用語が苦手でしたら、二次メッセンジャーは細胞の改造屋さんと考えてみてください。

現在、気分には多くの化学物質と脳内の経路の相互作用が関与していると科学者は考えています。私たち気分障害の人では、この相互作用が崩壊しているようです。私たちの化学的性質が非常に複雑なのは明らかです。

神経伝達物質とホルモンの相互作用

神経伝達物質は、ホルモンとも相互作用を有し、なかにはホルモンと神経伝達物質両者の特徴を有する化学物質もあります。例として、ノルエピネフリンがあります。**ホルモン**としては、成長や発達、性活動、生殖、血圧、心拍、体温、食欲、エネルギー単位、ストレス反応を調節します。

甲状腺機能低下症（甲状腺ホルモンが非常に少ない状態）と急速交代型双極性障害との間には強固な連関があります。同様に、出産後のエストロゲンおよびプロゲステロンの急激な低下からドーパミンの不均衡をきたし、躁状態になる場合があります。

ホルモン活性は神経伝達物質の活性に影響していますし、逆もまたしかりです。正常に機能している場合には、特にストレスを受けた場合に神経伝達物質とホルモン両者ともに適切に均衡がとれている必要があります。均衡が適切でない場合には、気分が不安定となってしまうでしょう。

内分泌系

内分泌系とは、ホルモン作用の調整をする系で、甲状腺や副腎、性腺、脳内の下垂体および松果体があります。内分泌腺の障害があると、次のような機能不全が生じます。

- ホルモンの分泌が過多、もしくは過少
- ホルモン分泌の停止
- 他のホルモン指令に対する反応の停止

内分泌腺

脳と内分泌系の関係が近接しているために、ホルモンの小さな変化からでも、脳の繊細な化学的均衡が乱されることがあります[6]。そのため、内分泌疾患患者の多くでうつ状態や躁状態を呈するのは当然かもしれません。内分泌疾患の精神症状は、身体症状よりも早期に出現します。

甲状腺は蝶のような形をした首のところにある腺で、気管の上にまたがるようにあります。甲状腺は主に二種類のホルモンを分泌しますが、後で簡単に述べます。

副腎は、二つの腎臓それぞれの頂上にあり、免疫系機能において重要な役割を担っています。内分泌系としては、副腎は二種類のストレスホルモン、つまりアドレナリンとコルチゾールを分泌します。成長調節や細胞修復、糖消費に役立つストロイドホルモンも産出します。

下垂体と松果体については、辺縁系の章で述べましたが、どちらも内分泌腺です。

ホルモン

気分障害に最も影響するホルモンには、ストレスホルモン、甲状腺ホルモン、性ホルモンがあります。

気分に影響するホルモン〔7〕

- ストレスホルモン……アドレナリン、コルチゾール
- 甲状腺ホルモン……サイロキシン、トリヨードサイロニン
- 性ホルモン……エストロゲン、プロゲステロン、テストステロン

ストレスホルモン

アドレナリン——脳の外側にある神経細胞間のみを行き来する神経伝達物質です。身体が闘争・逃走する

準備をするのに役立ちます。

コルチゾール——コルチゾールの最も重要な役割は、身体がストレスに対応するよう準備することです。また、次の作用も有します。

- 血圧および心血管系機能の維持
- 免疫系の炎症反応を減速
- インスリンの糖をエネルギーに分解する効果の調整
- 蛋白質、炭水化物、脂質の代謝調整

コルチゾールは、全般的な幸福感にも影響しています。

甲状腺ホルモン

甲状腺ホルモンには、サイロキシン（T4）とトリヨードサイロニン（T3）があり、身体の**代謝調節**（栄養をエネルギーに変換する割合）に役立っています。また、視床下部や下垂体、ストレスホルモンと協調して、コルチゾールの放出の調整もおこないます。

まず、視床下部は**甲状腺放出ホルモン**（TRH：thyroid releasing hormone）を甲状腺へ、**コルチコトロピン放出ホルモン**（CRH：corticotoropin releasing hormone）を視床下部へ送り出します。このために、甲状腺は自身の甲状腺ホルモンを放出し、下垂体は**副腎皮質刺激ホルモン**（ACTH：adrenocorticotropic horomone）を放出します。次に、ACTHは副腎を刺激し、コルチゾールが血中に放出されます。最終的に、コルチゾールは下垂体へACTH分泌を減らすように信号を送ります。

しかし、脳の神経伝達物質が不均衡であると、この循環は収拾がつかなくなり、慢性的なストレス状態へ陥ってしまいます。

性ホルモン

性ホルモンが大きく変化することで、双極性障害がしばしば青年期に表面化することを説明できるかもしれません。気分障害では、男女ともにホルモンレベルが変化するときに動揺することが研究から見出されていますが、双極性障害においてはこの動揺を扱った研究はほとんどありません。

なかでもエストロゲンは、アセチルコリンやドーパミン、ノルエピネフリン、セロトニンのような神経伝達物質の発火の割合に影響するため、特に重要です[8]。エストロゲンは**グルタミン酸**活性にも影響し、神経伝達を促進し、アセチルコリンを含有する神経細胞の成長を促進します。

もし、この生化学に関する情報から、すっかり化学物質に振り回されているように感じたとしても、気を取り直してください。自分の神経伝達物質とホルモンをよりよい均衡に保てるすべは数多くあります。

柔軟な脳

人は、一日に約十万の神経細胞を失い、アルコールや薬物を摂取したり、長期的なストレスや慢性疾患に患う場合には、さらに多くの神経細胞を失っています。かつては、私たちはすべての神経細胞とともに生まれると科学者が断言していたために、心配した人もなかにはいましたが、近年になって、成人脳でも継続的に変化していることがわかってきました。

多くの身体部分を形成している蛋白分子は、いつも取り替えられているため、脳内の蛋白の約90％はだいたい二週ごとに入れ替わっており、神経経路は経験と学習とともに変化します[9]。また、近年の研究から、気分安定薬であるリチウムは実際に神経産生を促進していることが示唆されています[10]。学習や新たな経験、環境の刺激に対する反応として、私たちは新たな神経経路をも形成しています。

さらに、最も重要なのは、神経細胞の数ではなく、適切に作動するシナプスの数です。脳には合わせて百〜千兆ものシナプスがあるかもしれません。平均して、各神経細胞は、他の神経細胞と一千のシナプス接合を共有しています。さらに数多くのシナプスを共有している神経細胞もあります。この複雑性を考えると、私たちの脳が作動するのはまったく驚くべきことです。

遺伝学

一九九九年の米国の精神衛生状態に対する公衆衛生局長官の報告によると、複数の遺伝子が多くの精神疾患に関与し、最終的に、特定の遺伝子は特定されませんでした[11]。しかし、双極性障害は最も遺伝学的関与のある脳疾患の一つであることは明らかです。家族歴や双生児研究、特定人口の研究によって、遺伝学と双極性および単極性障害両者とに有意な関連があることが見出されています。

家族関係

家族は双極性障害とつきあう困難を抱えます。もしも症状があまり重症でなければ、特に生活を患者とともにしていない場合には、症状がわからないこともありえます。なかには、精神疾患の親族を否認して生活している家族もいます。恥だと考えていたり、極めて個人的なことであるという意見から、この問題について論議しようとしない家族もいます。

私の家族は、恥だと考え、否認する方法をとっていました。完全な内輪である両親宅以外では、心理的な問題についてはほとんど話しませんでした。うつ病症状のために、私が初めて精神科医にかかりだしたとき、私の姉のバーバラや姪、甥に精神的問題があると診断されていたことを知りました。しかし、私には他のどの親類が病気なのかわかりませんでした。

幼少時に、私の又従兄弟が「神経衰弱」で入院していました。私の家族が又従兄弟の両親と兄弟を訪問したとき、私の母親と伯母は、又従兄弟のことを小声でしか話しませんでした。

幼少時でしたが、母親がうつ症状になったのを私は鮮明に覚えています。母親は更年期に、神経衰弱のため短期間入院しましたが、そのときだけでした。母親はいつも涙もろく、情動が不安定だったのは明らかでしたが、いつも「正常」のように思えました。

もしも親戚の行動から精神疾患が示唆されるとしたら、私の父親だと思います。父は安定した職をもち、家族を愛するよき資本家でした。しかし、父はしばしばとても不機嫌となり、イライラしやすかったようです。父は怒りっぽく、私はビクビクしていましたが、そのころの私はただ、たいていの父親はそのようなものだと思い込んでいました。

父は精神科を軽蔑していたので、正式な診断を受けたことはありません。しかし、私が知るかぎり、父も何ら

表7-5 ——おおよその双極性障害発症リスク

双極性障害の親族	双極性障害発症リスク
母親もしくは父親	約15−30／100
母親と父親の両方	約50−75／100
兄弟（双子以外）1名	約15−30／100
第2度近親	約3−7／100

かの双極性障害の要素を有していた可能性があります。

リスクとは

もしも親戚に双極性障害の人がいたら、自分も双極性障害になるだろうとか、自分が双極性障害だったら自分の子どもに引き継ぐだろうと考えるかもしれません。そのような考えは確かに妥当なものですが、自分に気分障害の遺伝の要素があるからといって、必ずしも気分障害になるとはかぎりません。糖尿病やてんかん、心疾患など他の遺伝疾患と同様に、遺伝子を受け継いでいる人すべてが発症するわけではないのです。

おおよそ、気分障害の人の四名のうち一名には気分障害の家族歴がありません[12]。しかし双極性障害の人の89～90％には気分障害の家族が複数います[13]。

双極性障害は、世代を飛び越える場合もあります[14]。リスクの程度は、気分障害の家族と共有する遺伝子の数によって増加します。研究では、評価者が用いる診断基準や方法は一様ではなく、それぞれ大きく異なるために、リスクについては目安と考えるとよいでしょう。

表7-5は、他の親類が双極性障害であったときに、発病するおよその遺伝学的リスクです。研究手法がさまざまであるために、統計結果も

さまざまです。この表は、双極性障害の発症リスクを実質的に増大させるアルコール症の影響を示していません。また、単極性障害の発症リスクも示していません[15]。単極性障害の発症リスクは、片親もしくは両親が双極性障害であると二倍以上になります。

第一度近親に気分障害の人がいる場合には、不安や物質乱用になりやすくなります。

相対的に

第一度近親……遺伝子の半分を共有する人（親、同胞、子ども）

第二度近親……遺伝子の三分の一を共有する人（祖父母、伯母、叔父、甥、姪）

しかし、家族が一緒に住んでいる場合、養育よりも遺伝のほうが重要であると、どのようにして知るのでしょう。究極のところ、家族は同じような価値観やしきたり、同じような経験をし、同じようなフラストレーションに数多くさらされてきていると思います。家族全体が「病気」になり得るのでしょうか。

素質と養育の影響について比較検討した研究の一つに、双生児研究があります。

双生児

論理的には、特性が遺伝的なものだけで決定されるのであれば、一卵性双生児のうち一人が特性を有していたら、もう一人も同様となるはずです。言い換えれば、特性は同時に１００％出現しなければなりません。もし同性の二卵性双生児の一人が特性を有していたら、もう一人の特性は同時に50％ということになります。

異なる家庭で育った一卵性双生児の研究では、双生児の一人が気分障害を発症したときに、もう一人も気分障害を発症する程度が増えていました。実際に、双生児における一致率は、他の多くの遺伝的寄与のある疾患よりも高かったのです（31～80％）。

一致率……ある遺伝子もしくは疾患が、二つの異なる個人または集団において存在する割合[16]

しかし、一致率が１００％未満であるため、特に養子縁組で別々になった双生児において、単に遺伝だけではないものがあると考えられています[17]。

特定の集団

気分障害の研究者が抱えている問題の一つに、物質乱用や社会的疾患の共存があります。他の疾患が双極性障害に併存していたりマスクしたりしている場合に、双極性障害の原因となる核心を、科学者たちはどのように引き出すのでしょう。その方法の一つに、併存などの問題がほとんど認められない集団に対する研究があります。

アーミッシュ研究

一九七〇年代から、マイアミ医科大学精神疫学の教授であるジャニス・エグランド医師によるアーミッシュ感情障害プロジェクトでは、ペンシルベニアの極めて保守的なアーミッシュ派の一員について研究がなされました[18]。アーミッシュの文化では、薬物やアルコール、暴行が極めて稀なため、双極性障害について独特な見識が得られます。

アーミッシュの馬車時代さながらの旧式の世界では、躁状態もしくは軽躁状態での行動は、まさに目立つために注目され、記録に残ります。アーミッシュの人びとは広範にわたる系図と医療記録を保持するため、科学者は三十世代以上前のデータも入手可能です。アーミッシュの人びとにおける気分障害の割合は合衆国の平均よりもいくぶん低いのですが[19]、その相違は、アーミッシュの男性においてアルコール症および反社会的な人が欠落しているためである可能性があります。

アーミッシュ研究によって、物質乱用や環境要因は、気分障害の重要な予測因子として遺伝学ほど重要ではないという結論がさらに強固となりました。つまり、あなたが遺伝学的に病気する素因がなければ、双極性障害を発症しないのです。

単一遺伝子によって、あなたが双極性障害を発症するかどうかという運命はわかりませんし、それどころか、複数の遺伝子でもわからないでしょう。科学者たちは、数多くの可能性のある遺伝子を同定してきていますが、まだ結論は出ていません。

気分障害に生化学的、遺伝学的な関与があることは明らかですが、何か他のことが作用しているという証拠もたくさんあるのです。

8 内奥の探求——パーソナリティ

パーソナリティや養育、ストレスやトラウマは、精神疾患を直接ひき起こすことはないとしても、精神疾患に影響する可能性があります。例えば、あるパーソナリティの特質が、気分障害に似た症状を呈したり、気分障害と同時に併存したりすることがあります。養育やストレス、トラウマは、気分障害エピソードの引き金になったり、悪化させることもあります。本章では、パーソナリティと双極性障害との関係について焦点を当てます。

心理学の領域では、個人として識別される個人的特徴を表現するのに、さまざまな言葉が使われます。そのなかには、性格、パーソナリティ、気質、特性があります。しかし、多くの心理学者間で一致しない些細な相違点を説明するより、ここでは二つの「包括的な」言葉、つまり気質とパーソナリティについて述べ、他の言葉は互換性をもって用いることにします。

気質

気質という古来からの言葉には、感じ方の癖という意味がありますが、個人の特徴的な情感反応に関連しています。研究では、気質という言葉を反応性、自己規制という言葉や、特に成人の場合には接近や回避という言葉で表現する場合もあります。気質は遺伝学的に決定されているようで、ほとんどは両親によって決まり、幼少時早期から明らかとなります。

両親が気分障害の徴候や症状に気づき、子どもの行動を経時的に観察できるなら、素因である気質が明白になってくるでしょう。子どもを早くから治療させることで、気分障害の悪化を防ぐことができます。

パーソナリティ

精神疾患の診断の手引きによれば、パーソナリティは、環境や自分自身について知覚したり、関係したり、考えたりする特徴的な状態を指しています[1]。パーソナリティは児童期からはっきりしてきて、生涯を通じてほとんど変わりません。

パーソナリティ理論

研究者や精神科医、心理学者はパーソナリティや気質を表現するために種々の分類体系を用います。いくつかの例を次に示します。

ギリシア時代の医師ヒポクラテス[2]は次の四つのパーソナリティを特定しました。

(1) 粘液質（静か、受動的）
(2) 多血質（活動的、陽気）
(3) 黄胆汁液質（怒り、暴力）
(4) メランコリー気質（悲嘆、無気力）

一九六三年にウォーレン・ノーマンは、空軍の人事研究員であったアーネスト・タペスとレイモンド・クリスタルによって一九六一年に出版されたパーソナリティ理論を一般に普及しました[3]。この理論は、「五大因子」とも呼ばれていて、パーソナリティを五つの主要な特性から考えています。

(1) 神経症傾向（情動的不安定性）
(2) 外向性
(3) 調和性
(4) 誠実性

（5）経験への開放性

一九六五年、ドイツ生まれの行動心理学者ハンス・アイゼンクはパーソナリティの型を二つに凝縮させました[4]。

（1）情動的な安定性 対 不安定性

（2）外向性 対 内向性

一九九〇年ごろ、アイゼンク医師は三番目の特性として、精神病質を加えました[5]。精神病質には、多くの要素が包括され、自分の位置把握や覚醒、攻撃性、怒り、主張性、自己中心性、強い意志、創造性、才能を含んでいます。

双極性障害の症状はこれらのパーソナリティの言葉にどことなく似ています。

パーソナリティおよび気質への遺伝的寄与

出世後に異なる環境下で育った双生児の研究など、多くのエビデンスによって、パーソナリティのうち大よそ40％が遺伝的な結果であることが示されています[6]。気質という言葉は遺伝的素因に関連し、パーソナリティは幼少時に形成されたものに関連しているという研究者もいます。

動物でさえ、種に特異的な気質があります[7]。私たち夫婦は、茶色のぶち猫シルビアを引き取るとき、このことについて多くを学びました。私たちは二人とも何年も猫とともに暮らし、猫の行動には予想がついていました。しかし、シルビアの行動に私たちは驚きました。シルビアは、私たちが可愛がると、他の猫と同じようにのどをゴロゴロ鳴らしますが、突然にくるりと背を向けて私たちに攻撃してくるのです。

私たちは何回も噛みつかれたり、爪で引っかかれたりして、シルビアにはお手上げだと考えることもありました。獣医は、シルビアの行動は茶色ぶち猫にしてはめずらしいと言いました。シルビアは年とともに、そしてサイモンと名づけた虎猫を引き合わせてから、少しずつ穏やかになりました。サイモンを引き合わせたことで、シルビアの攻撃の矛先が変わりましたが、サイモンはシルビアの攻撃のほとんどを軽くあしらう程度でのんびりしていました。サイモンはシルビアのおよそ二倍ほどの大きさでしたが、それでもシルビアは誰がボスであるか絶えずサイモンにくぎを刺すのです。

気質が直接パーソナリティを決めるわけではありませんが、気質は感情や環境、経験、考えと相互に作用して、パーソナリティを形成します。

パーソナリティおよび気質と双極性障害との関係

パーソナリティには矛盾したり一致しないところがありますが、「正常」の人には、一人の単一な個人という感覚があります。憂うつなときがあったり、有頂天なときがあったりするかもしれませんが、気分はじきに自分自身の特性範囲に戻ります。対照的に、もしも気分障害である場合には、エピソードの期間中とその間では、まったく別の人のように感じるかもしれません。重症の躁状態では、自分自身が外側にいて、誰か別の人になって自分の行動を観察しているような感じになる場合もあります。

『シャドー・シンドローム――心と脳と薬物治療』という著書のなかで、ジョン・レイティ医師とキャサリン・ジョンソン医師は、軽い双極性障害の人では、二人、あるいは三人として生きる、と述べています[8]。

（1）うつ状態の自分
（2）多幸状態の自分
（3）平衡の取れた自分

何年もの間、私は自分が複数のパーソナリティをもっているような気分でした。しかし、それが問題でないことはわかっていました。解離性同一性障害（以前は、多重人格障害と呼ばれていました）の人は、それぞれ大いに異なり、十分に発達した人格をもち、本質的に別の人になります。解離性同一性障害の人は、パーソナリティが入れ替わっているときには、別の名前を用い、別の声で話し、性別さえ別だと思っているかもしれません。別のパーソナリティが支配権を握っているときには、他の個人情報をほとんど忘れています。

パーソナリティ障害

パーソナリティ障害は、双極性障害と似た症状を呈したり、同時に併存したりすることがあります。特に、気分障害が何年もの間未治療でいると、パーソナリティ障害になるかもしれません。DSM-Ⅳには四つのパーソナリティ障害が記載されていますが、特徴づけられている症状は気分障害の症状と重複しています。

反社会性パーソナリティ障害

反社会性パーソナリティ障害（以前は精神病質、社会病質パーソナリティ障害として知られていました）の人は、不道徳な行為や人を騙すような行為に罪悪や自責の念を感じない傾向にあります。この疾患の人は、以下のような可能性があります。

- 通学や仕事を続けることが難しい。
- 自分自身の利益のために、他の人を欺いたりごまかす。
- イライラしたり攻撃的になる。
- 喧嘩したり、人や動物を拷問にかけたりする。
- 自分自身や他の人の安全を無視する。
- 法外行為をおこなう。
- 人間関係を維持するのが困難になる。
- 恋愛できない。

この疾患の診断基準には、十五歳以前に三つ以上の非行歴が入っています。

境界性パーソナリティ障害

境界性パーソナリティ障害の人びとは全般的に、情緒が不安定です。彼らにはしばしば、次のような特徴が見られます。

- 数時間から数日間の短期間にわたって続く、気分の変化がある。
- 自分の目標や価値観、自己像、性的嗜好が不確かである。
- 慢性的にうんざりしたり、空虚な感じになる。
- 不適切な、または極めて強い、制御されない怒りを表出する。
- しばしば情熱的な恋愛と強烈な憎悪との間で揺れ動く、不安定な恋愛関係がある。
- 見捨てられることへの恐怖と、見捨てられないための極端な行動を取る。
- 危険な行為に身を任せる。
- 自傷行為をしたり、自殺未遂を繰り返したりする。

急速交代型双極Ⅱ型障害の人は、ときに境界性パーソナリティ障害に誤診されることがあります。青年期や十代、女性で誤診されやすいようです。

かつて、境界性パーソナリティ障害は気分障害に分類されるべきだと考えた研究者もいました。

演技性パーソナリティ障害

演技性パーソナリティ障害の人は、過度に情緒的で、劇的事件や注目されることを熱望します。彼らはカリスマ性に富み、社交的かもしれませんが、依存的で操作的でもあるでしょう。

- 常に承認や称賛、再保証を求める。
- どのような状況においても注目の的である必要がある。
- 自分自身の肉体的魅力について自信過剰である。
- 不適切にセクシーであったり誘惑的な着衣振る舞いをする。
- 表面上の印象をよくするが、一つひとつの特徴については説明できない。
- 瞬間的な満足感を求めるものの、後の喜びまで忍耐できない。
- 過度に劇的に、誇張して感情を表現する。
- 有意義な関係性を築くために奮闘する。

自己愛性パーソナリティ障害

自己愛性パーソナリティ障害の人は、相対的に自己陶酔する傾向があります。

- 自分の重要性を誇張して自覚する。

- 常に注目と称賛を必要とする。
- 自分の功績や能力について過大評価する。
- 特別な待遇を期待する。
- 他の人びとを利用する。
- 自分以外の人への共感が欠落する。
- 自分の問題は類い稀であると信じる。
- 他の人が自分を批判したり、行動を評価すると、激怒したり、屈辱を感じたりする。

私の最初のセラピストの一人は、私の父親のことを「自己愛的な怒りっぽい人」と名づけ、父に私の問題をひき起こした責任があると主張しました。しかし、私は父を頑として擁護しました。私たちが背負った困難にもかかわらず、私には自分の問題すべてを父親のせいにできなかったのです。私は、自分が責任のいくばくかを負う必要性を感じていました。というのも、私は自分自身の考えや行動から生じた部分もあることがわかっていたからです。私は何か他のものが関係しているといつも感じていました。

おそらく、私の父がいくぶん自己愛的だったために、私は自己陶酔に対して特に敏感になりました。軽躁エピソードの後で、私は会話の中心になったり、人の注目を浴びることや、他者の気持ちを踏みにじることについて特に関心を持っていました。うつ状態のときは、他の人をおとしめたり、失望させたりすることに罪悪感を感じていました。

五つの重要なパーソナリティの概念

双極性障害において、少なくとも五つの重要なパーソナリティの概念があります。私が非常に意味深いと感じるものに、解釈の仕方、学習性無力感、完璧主義、非現実的期待、柔軟性のない信念があります。

解釈の仕方

楽観主義と悲観主義に密接な関係があるのは、解釈の仕方と呼ばれる心理学的な概念です。解釈の仕方（以前は帰属様式と呼ばれていました）は概して、私たちが自分の経験について説明する方法に関連します。解釈の仕方は、統制の位置と呼ばれる他の概念に多少似ています。統制の位置は、私たちが自分の人生を支配していると感じるか、人生によって支配されていると感じるか、ということに関連します[9]。

外在的解釈の仕方

楽観主義者は、たいてい自分の問題は自分の外側にある要素の結果であると考え、トラブルは一時的なものとみなして、失望を払いのけます。よいことが起こると、楽観主義者は自分の手柄にする傾向が強いようです。そして典型的には、もっとよいことが起こるものと期待します。躁状態や軽躁状態の期間は、外在的解釈の仕方が増大したり、内在的解釈の仕方が突如外在的に変わったりすることもあります。

内在的解釈の仕方

悲観主義者は、たいてい自分の問題について自分自身を責め、トラブルは絶え間ないと考え、くよくよ考えて失望します。よいことが起こると、たいてい偶然だと考えます。そして典型的には、もっと悪いことが起こると予想します。悲観主義者は、たいていどのような場合でも、自分が不適切だと感じ、自分をできそこないだと考えています。このような考え方から、しばしばうつ病に関連する否定的な自己認識にいたります。

学習性無力感

幼いころ、私はうつ病に関連し、よく見られるある症状に気づきました。それは、無力感、「打ちのめされた感じ」で、制御不能の感覚でした。数年後、私はそれが心理学用語でいうところの「学習性無力感」であると知りました。

一九六五年、マーティン・セリグマンという名前の心理学者が学習性無力感という概念を紹介しました[10]。それがうつ病の原因となると彼は確固として信じていました。当時ペンシルベニア大学の実験心理学の大学院生であったセリグマンは、仲間の学生であるスティーヴン・マイヤーと組んで、犬を三群に分けた研究を実施しました。

実験の第一相では、犬の第一群に対して、犬が鼻でパネルを押したときだけ停止する微小な電気ショックを与えました。その結果、第一群の犬はある程度自分でコントロールができました。セリグマンとマイヤーは、次に第一組の犬と、第二群の犬を合わせました。ショック装置を第二群の犬に対して同様の方法で設置し、第二群の犬にショックを与えましたが第一群の犬にはショックを与えませんでした。第二群の犬は、第一群の犬が鼻でパネルを押してショックを止めたときだけ逃れることができました。そのため、第二群の犬では、自分たちの行動にかかわらず、コントロールができません。第三群の犬には、ショックをまったく与えませんでした。

実験の第二相で、セリグマンとマイヤーは犬を同時に二つの仕切りに入れました。電気刺激を避けるために、犬は片方の仕切りから他方の仕切りへ低い柵を飛び越える学習をする必要がありました。第一群と第三群の犬では素早くそのように動きはじめました。しかし、第二群の犬を箱に入れると、犬は無抵抗に横になって、クンクン鳴きました。第二群の犬は、自分たちの努力が報われないことを学習していたために、ショックを逃れるため他方の仕切りのほうへ飛び越えさえしなかったのでした。

セリグマンの学習性無力感という理論は、合衆国で六十年間優位に立っていた行動心理学に対する挑戦でした。行動心理学は、ある環境における刺激への反応に対してしか焦点を当てていません。当初、多くの行動主義者がセリグマンの理論の正当性を問題にしましたが、一九七五年以降、学習性無力感は心理学の主要な見解となっています。

完璧主義

完璧主義の種は、私が幼少時のときにまかれました。私の両親はともに厳しい職業を選んだ完璧主義者でした。父は飛行機に使われる外注金型をデザインするエンジニアで、母は小学校の先生でした。夕食後、母と私は食堂のテーブルに座り、私が宿題をしている間、母はレポートの採点をしていたものでした。

母は、よく採点づけをしている鉛筆で力強く突っついては、沈黙を破りました。「どうしてこの問題をミスしたの、スージー！　〈コン、コン〉あなたはもっとよくできるはずよ！」とか「よくやったわ、ジェレミー！

全問〈コン〉正解〈コン〉よ！〈コン〉」そして母は真っ赤に「100」とレポートの上に走り書きして、さまざまな色の星印をつけ加えました。

私は両親を手本にして、同じように完璧主義になりました。私は学校でたいてい好成績でしたが、いつもではありませんでした。ほとんどの科目で、A以下だととても失望しました。といっても、ときどきBやCも取っていたのですが。自分が完璧でないと最初に認めたのは私でしたが、完璧であることを目指していましたし、今でも目指しています。ただ、少しずつ自分の期待を下げるようにしてきています。

やがて、私は「誰も完璧ではないわ」「そんなに自分に厳しくならないで」「そんなに真剣に考えないで」という決まり文句を言われるようになりました。「今のあなたのままで完璧よ」という冗談を言う人もいました。私にとっては、そう言われることは、まったくばかげていたのです。誰もがそうであるように、私には弱点や不完全な部分がありました。もしも私がいつも秀でていなければ、いったいどうやって私が完璧であるでしょうか。私は、少なくともある程度、人は誰しもが完璧になれないのだと思いました。そう考えてはみたものの、自分を打ちのめさずにはいられませんでした。

スイス生まれの医師エリザベス・キューブラー・ロスが書いた本『トンネルと光』を購入してから、私に転機が訪れました。その本なかで書かれているものは、著者の仕事ぶりとその名声がもたらした晩年についてのものだ、と予想していました。しかしながら、実際に書かれていたのは、人生における洞察だったのです。

キューブラー・ロス医師は、人生における何事も、人も、循環とみなしていました。著者は、すべての人には四つの「四分円」、つまり身体的、知的、感情的、霊的な領域があると述べています[11]。

- 身体的四分円には、人づきあいの必要性が含まれます。
- 知的四分円には、知性と思考が含まれます。

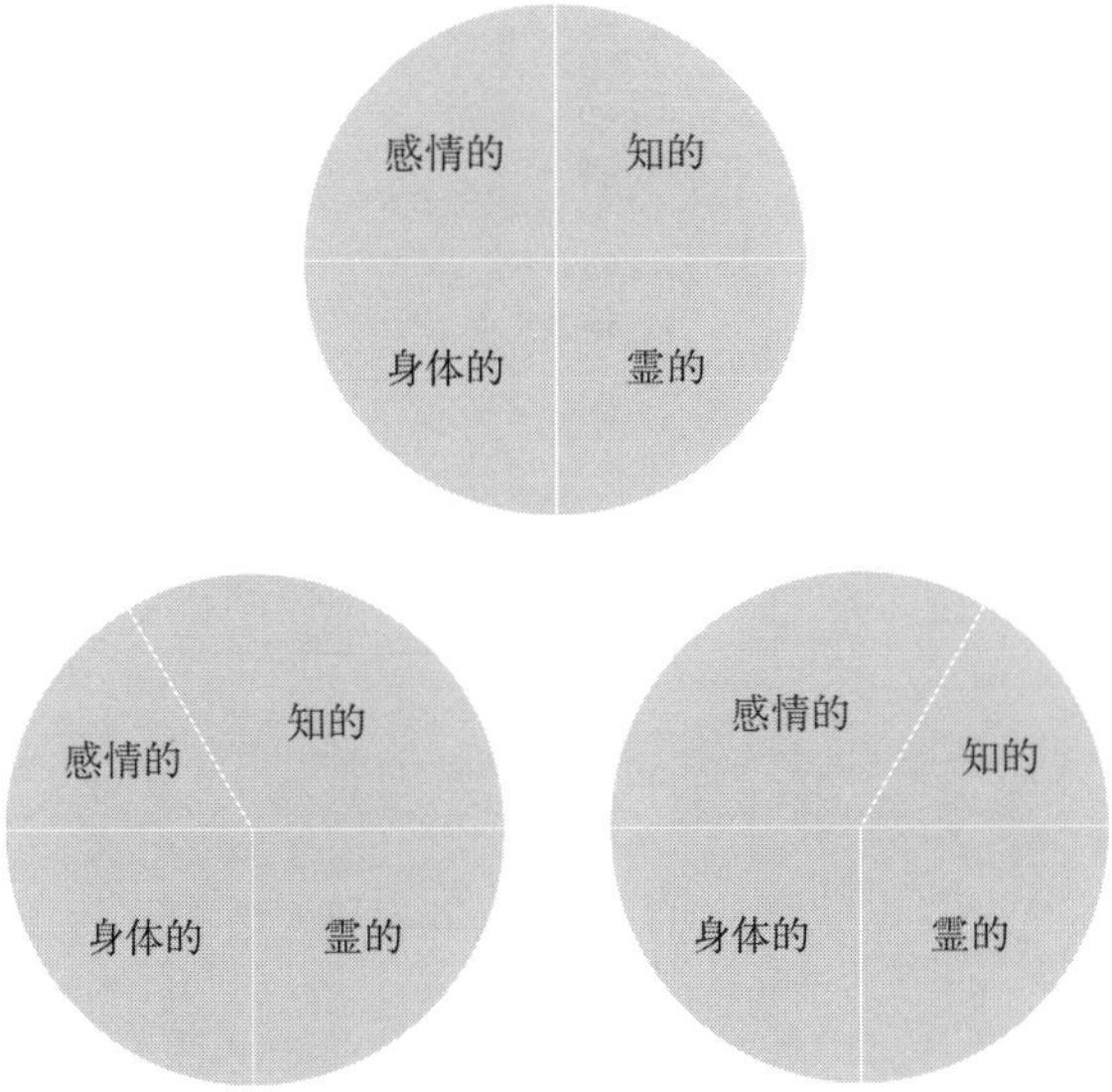

図8-1 ——四つの四分円

- 感情的四分円には、性格や態度が含まれます。
- 霊的四分円には、直感が含まれます。

キューブラー・ロスは、私たちはそれぞれが完璧であり、各四分円が大きくても小さくても構わない、とも述べています。このことは本当に私の心にピンときました。私が元来抱いていた完璧という概念は、**図8-1**にある上の円のみと似ていましたが、キューブラー・ロスが述べていたのは、三つの円ともすべてが完璧な人を表わしていることを意味していたようでした。

この四分円のかたちは、人によって経験や興味、人生段階が異なるためにさまざまです。エンジニアでは、大きな知的四分円を持ち、情的四分円は小さいかもしれません（左下の円のように）。一方、芸術家や、気分障害の私たちの多くは、感情的四分円の部分が大きいのかもしれません（右下の円のように）。

キューブラー・ロスの四分円は、視力障害があるけれども視力を補う鋭敏な聴覚のある人や、（認知能力が低下している）ダウン症候群の人がとりわけ可愛らしいことにも当てはまるかもしれません。しかし、私たちの社会では、そのような人びとを完璧だとみなさない傾向があります。私たちはあまりに慣れていて、「弱点」や「不完全」だとみなせないのです。同様のことが精神疾患を患う私たちにも言えます。

私にとっては、キューブラー・ロスの完璧という視点は、驚くべき新事実でした。確かに、完璧であることは、堂々たる目標かもしれません。ある職業の人（エンジニアや教職、私自身の領域でもあるコミュニケーションなど）ではとても重大でさえあります。しかし、私たちの生活のあらゆる領域において、同時に完璧な仕事をすることは、達成できないし、好ましくもないでしょう。もしお互いの最も強い四分円を認識してそのよさがわかり、それを基礎に前進できると感じたときに実行できれば、人生はもっと楽になるのではないでしょうか。

非現実的な期待

誰かが必ずそうなるだろう、こうおこなうだろうと期待すると、失望してしまうことはよくあることです。いつも、実際以上の物事を望みがちなのです。このようなことを繰り返していると、批判的で、手厳しく、否定的になります。同じようなことが、非現実的な期待にもいえます。

何回も軽躁や躁のエピソードを繰り返していると、ハイなときには非現実的な期待をするかもしれません。そのため、気分がハイな状態でなくなると、現実を目の当たりにして、深い意気消沈へと急降下してしまうのです。そうなると、安定した気分のときでさえ、今まで体験したどのような建設的な経験も、軽視してしまいがちになります。このことから、悲嘆したり、落胆して嘆いたり、喪失感の状態が続くこともありえます。喜ばないようになるために、他の人に拒絶され、孤立して自己憐憫にひたる状態になるかもしれません。

躁や軽躁のエピソードに続いて生じるうつ病エピソードでは、「詐欺師症候群」になるかもしれません。私は何年もの間、次にはハイになって、うつ病エピソードの埋め合わせになるよう、やたらと期待して待っていました。しかし、そのようなパターンが続き、常に病気の管理が継続できないでいれば、気分サイクルは悪化しやすく、病気は悪くなってしまうことでしょう。

注意すべき落とし穴として、自分と他人との比較が挙げられます。誰々は自分よりもずっとよいというような考えがあるときには、注意しましょう。気分障害を患う私たちにはたくさんの共通点がありますが、誰一人として同じ生化学や生育環境、経験を有していません。ある地方での精神科病院でおこなわれたセミナーで、心理学者のジャン・フォード・マスティン先生は、自分と他人を比較すると、自分を見失ってしまうと話していました[12]。他の誰かがいつも自分よりも恵まれていたり、悪かったりするのです。

柔軟性のない信念

自分自身の信念に忠実すぎると、敵対し、良識の邪魔になります。自分の信念に固執し、変化は骨抜きであるとか、どうしてだか自分の生存の脅威を示すように考えます。柔軟性のない信念は、創造的な思考や、他の人びととの協力を阻止します。柔軟性のない信念のために、融通が利かず、冷淡で、偏見をもち、孤立して、悩みの種は尽きなくなります。

解釈の仕方、学習性無力感、完璧主義、非現実的期待、柔軟性のない信念を解決するのに役立つ方法には、認知療法や、認知行動療法、集団療法、自助グループなどがあります。認知療法は、自分が事実だと錯覚している可能性のある感じ方について扱います。認知行動療法でも同じことをおこないますが、それに加えて、自滅的な癖を変える手助けになります。

パーソナリティと気質が、個人と同一視されることが多いのだということを、忘れないでください。しかし、どちらも人のすべてを表わしているわけではありません。同じように、精神疾患の症状が、精神疾患の人と同一視される場合があります。しかし、気分エピソードは、脳疾患の症状にすぎません。あなたは、あなたが患っている疾患と同等ではないのです。あなたは、内在する価値のある人であって、他の病状をもつ人と同様に、治療する価値のある人間なのです。

9 子ども時代の反映——養育

私たちは、生理的に必要なもの（食べ物、睡眠、住まいなど）に加えて、安全で、不安や恐怖のない状態だと感じられる必要があります。自尊心を確立したり維持するために、私たちは、愛され、尊敬され、好かれていると感じられることが必要なのです。自分がみなの一員であると思うことがとても大切です。

健全な家庭環境で生活している人は、お互いの感覚を肯定し、お互いの信頼を強め、お互いの成功を称賛します。子どもが健全な家族のなかで育てられると、学習に必要な支援を受けて、独立し、能力のある成人へと成長します。

「悪い子育て」神話

多くの人は、精神疾患はもっぱら親の子育てが悪いせいだと責めます。そういう人は、もしも気分障害を発症したら、それは親のせいだと考えます。現在、他の多くの疾患が遺伝素因を有するように、人は精神疾患の遺伝素因をもって生まれる可能性があることがわかっています。その疾患が発症するかしないかは、数多くの要素によって決まります。

悪い子育てによって精神障害になることはありませんが、家族力動が要因になることはあります。精神疾患の遺伝素因を有する子どもが、機能不全家庭で育つと、精神疾患を発症するリスクはより高くなります。

国立精神衛生研究所の研究者により、精神疾患に関与する可能性のある家族の行動パターンが特定されてきました[1]。それらのなかには以下のものがあります。

- 怒りや不安の扱いを拒否する。
- 非現実的な期待や、非現実的な価値基準を有す。
- 家族以外と親密な関係を形成するのが困難。
- 親から子どもへと受け継がれる自尊心が低い。

家族を「機能的」にするものは何か

機能的で健全な家族は、円滑に機能し、家族の一人ひとりを支えます[2]。支えるという言葉を明確にしておくと、ここでは心の支えを意図しています。そこでは、経済的援助があってもなくても構いません。家族の全員が、個人的に必要なものも、集団で必要なものも得ることができ、効果的に伝達し、協力するのです。家族は、各個人が成熟し、素質を伸ばす手助けをしますが、また同時に、家族どうしの関係は開かれていて正直で、依存するものではなく、思いやりがあります。
機能的な家族とは、以下の通りです。

- 社会的、性的な教育を担う。
- 家族全員が生き残り、成長するのに役立つ環境を提供する。
- 各個人が平等の価値を持つ。
- 家族の各々の自尊心と、帰属意識を強化する。
- 家族が、自分の考えや感情を健全な方法で表現できる。
- 自立と依存のバランスが取れる。
- 明確だが、交渉の余地のある規則があり、説明責任が求められる。
- 間違いは、成長のための機会だという見識がある。
- 不安を軽減し、笑えて楽しめる自然な雰囲気が生まれやすい。
- 成長を促進し、自我境界を明確にする。
- 変化する必要性やストレスのある状況に対して柔軟に対応する。
- 家族が従来からの経験に従うより、自分の役割を果たすことを認める。

機能的な家族で生まれ育った人は、自分自身の機能を仕事や学業や他の環境にもたらします。機能不全家庭で生まれ育った人は、自分自身の機能不全を同様に他の環境へもたらすのです。

家族を「機能不全」にするものは何か

機能不全家族では、機能的な家族と同様の役目を一部満たしているかもしれませんが、すべてではありません。例えば、以下のようなことがあります。

- 性的教育をおこなうが、異なる性的嗜好をもつ家族を拒否する。
- 各個人を尊重するが、一人だけ特別扱いをする。
- 家族が考えや感情を表現することを許すが、その後で言ったことについてけなしたり、批判したりする。
- 間違いを、故意の攻撃や、注意不足のためと考える。
- 変化やストレスのある状況を、広く平等に家族で分担するよりも、一人か二人の家族だけに押しつける。

機能不全家族のタイプ

機能不全家族よりも、遺伝子のほうが気分障害の誘因である可能性が高いのは明らかですが、不健全な家族力動も気分障害に寄与しえます。機能不全家族の五つのタイプ（一つ以上同時にあることもよくあります）には、以下のものがあります。

（1）「完全な」家族
（2）過保護の家族
（3）よそよそしい家族
（4）無秩序状態の家族
（5）虐待的な家族

多くの症例では、家族は複数の機能不全を有しています。

「完全な」家族

「完全な」家族は、表面上はよく見えますが、家族は何かある理由のために、自分自身の本当の感覚を水面下に沈めなければなりません。このような家庭では、家族はみかけをあまりにも気にして、近所の人に負けまいと見栄を張るのです。

過保護の家族

過保護の家族は、家族が自然に成長するのを支援するよりも、むしろ息を詰まらせます。成長するには、自分の選択によって他の家族を怒らせたり罪悪感を抱くことのない、個人における選択の感情的な自由が必要です[3]。

よそよそしい家族

よそよそしい家庭では、家族に温かみやコミュニケーションがほとんどありません。子どもがよく育つために心底必要である愛情を、両親は与えないでいるかもしれません。子どもの発達に非常に重要な期間中、親が情緒的に距離を置いたり、情緒的な欠落があると、精神疾患のリスクがさらに高まります。

無秩序状態の家族

無秩序な家庭では、両親は役に立たず、規則が矛盾していたり、規則自体がなかったりします。両親が二人とも長期間、定時で勤務していたり、別居や離婚している場合に、無秩序な結果に陥る傾向があります。

虐待的な家族

虐待的な家庭では、暴力と怒りが規律です。子どもは、身体的、性的、言語による虐待のうち、一つまたは複数組み合わせて経験します。たいてい、家族のなかで一人（親のうち一人）だけが怒りの表現を許され、もう一人の親は現実を否定して生活しています。

私自身の家族の分析

かなり長い間、私は自分の情緒的な問題の原因は自分の生い立ちにあるのかもしれないと検討していました。私の家族は衝突することがあったり、コミュニケーションにいくらか問題がありましたが、自分の家族が本当に機能不全だとはまったく考えていませんでした。私は機能不全という言葉を、アルコール依存症や、薬物、身体的もしくは性的虐待とだけ関連づけて考えていました。自分のことよりも、私の姉バーバラや姪の生い立ちに関しては、精神疾患発症の要因であったかもしれないと認識できました。

バーバラの生い立ち

私の母と、母の最初の夫が離婚したとき、バーバラは五歳で、母の前夫がバーバラの保護監督を得ました。しかし、母の前夫の仕事は移動することが多く、前夫はバーバラをときどき孤児院に預けました。バーバラは、十代になるまで父親と規則的に生活しませんでした。母の前夫は再婚しましたが、バーバラの新しい継母は、彼女にあまり関心をもちませんでした。

まだ五歳のときにバーバラは母親を失い、そのような不安定な養育環境にあって、彼女は多くのトラブルを起こしました。バーバラは慰めを求めてアルコールに走りました。バーバラの娘と、前夫の一人は、彼女がまったくの自暴自棄であったことを認めています。私は、バーバラの子ども時代の体験が、後になって発覚した双極性障害の引き金になったのだと思います。

バーバラはとても小さいときから、子ども時代の大半を母親なしに育ったために、私の家族の価値感や期待、しきたりがどれほど彼女に影響したのかはわかりません。

私の姪の生い立ち

二人の姉妹と私は同じ家庭で育ったので、私たちは同じ価値感、期待、しきたりにさらされました。一方、姪の母親は家の外で働かなかったため、私の姪は小さかったとき、バーバラよりも多くの愛情を受けました。しかし、姪は私の姉妹と私が知らないさらなる課題に直面しました。私の父がほとんど飲酒しないよき扶養者であったのに対して、姪の父親はアルコール依存症で、仕事に行けないことがよくありました。

私の姉が姪の父親と離婚したとき、姉と、十代だった姉の子どもたちはホームレスになりました。一年間、姉が秘書養成学校に通っている間、彼女たちは教会の地下室に住んでいました。何年間かは、次から次へとアパートを転居していました。姪は十六歳のときに精神病を発症しました。彼女もまた、生い立ちのなかで著明なトラウマを負っていたのです。

私の生い立ち

私の両親はお酒をほとんど飲まず、違法薬物も使用しませんでした。両親は私を殴ったり、性的虐待を犯したりはしませんでした。私の生い立ちは、一九五〇～一九六〇年代の中流階級にしてはまったく標準的で、健全でした。

私たちは食事をともに取り、テレビを前にして食べることはほとんどありませんでした。家族全員で教会に行き、祝日を祝いました。私たちはトランプやボードゲーム、ジグゾーパズルをして遊び、近所の人や家族の友人とつきあっていました。

両親は他の子どもたちが決して得られない、贅沢な機会を多く与えてくれました。私はダンスとピアノのレッスンを受け、演劇にかかわりました。両親ともに私の独奏会や発表会にやって来てくれました。母親は、私を車でこれらのレッスンや、たくさんの医者、歯科矯正医に予約して連れていきました。私は九歳のときからキャンプファイアガールで、毎年サマーキャンプに行っていました。

子どもにはそういう傾向がありますが、私はこうしたことは自分が認められているからだと思っていました。しかし、両親が私に一切を与えてくれたという感じではありませんでした。お小遣いやこれらの特別な恩恵を獲得するために、私は家事や庭仕事を手伝い、父親が車に取り組むときには懐中電灯を持ち、裏庭に中庭をつくる手伝いをしたのです。

両親は私の自立感覚をも促しました。私は自転車を獲得するために、挨拶状を売り、サマーキャンプのお金の足しになるようキャンディーを売りました。私の家族は、経費管理や料理、他人を思いやること、責任をもって行動することを教えてくれました。大部分で、私の家族は機能的であるようでした。

父との関係はあまりよくはありませんでしたが、私の病気が養育のせいだという証拠は、私にはほとんど見つけられません。しかし、私の家庭には機能不全パターンが二点あり、そのために自尊心が低くなり、病気が悪化したのだと思います。私の家庭の機能不全パターンは、不健全なコミュニケーションの問題と、私の両親がおこなっていた体罰でした。

家族のコミュニケーション

機能不全家族によくみられる問題として、コミュニケーション技術がよくないことが挙げられます。人が考えたり意味していることを、憶測で決めつけるために問題が生じることが多いのです。直接コミュニケーションするよりも、憶測で物事を決めつけてばかりでいると、大惨事になりえます。

推論のはしご

一九九〇年に、ハーバード大学大学院経営学研究科の教授であるクリス・アージリス博士は、「推論のはしご」とよばれる概念を紹介しました[4]。それは、直接的に対して間接的なコミュニケーションを説明する概念です。アージリスによると、はしごには次の四つのレベルもしくは段階があります。

- 最初のはしごの段は、観察可能な行動や状況に相当します。例えば、子どもにおやすみなさいのキスをしたり、「あなたを愛している」と言うことです。
- 二番目のはしごの段は、文化的に理解されている意味です。西洋文化では、キスをしたり「あなたを愛している」と言うことは、誰かがあなたに関心があることを意味しています。
- 三番目のはしごの段は、私たちがその行動や状況が何のためかという意味づけに相当します。例えば、もしもあなたが子どもにキスしなかったり、「あなたを愛している」と言わなければ、その子どもは、あなたが自分に関心がないと結論づけるかもしれません。

- 四番目のはしごの段は、三番目のはしごの段の結論を形成するのに私たちが用いる理論です。この例では、関心をもつ両親はいつも自分の子どもにキスして「あなたを愛している」と言う、という理論を子どもは立てるかもしれません。

自分の理論や仮説が事実だと判明するのではなく、推論のはしごが作用すると、自分の要求に応えるのが困難になるかもしれません。

具体的な意思疎通

継母になったとき、私には継子に対して少しばかりの問題がありました。私には継母になるにあたっていくらか問題があったのですが、そのことは私が育てるべく授かった素晴らしい子どもたちよりも、私自身および私の自己概念に対する貧しさと関係がありました。そこではやはり、いくつかの葛藤が生じました。私がトムやジョイを決めつけずに、判断しないでおこうと努力していたとき、「清潔な」家庭という私たちの価値基準の相違から、いくつかの軋轢が生じたのでした。

アデル・フェイバとエレイン・マズリッシュによる『子どもが聴いてくれる話し方と子どもが話してくれる聴き方』を見つけた後、私はジョイに対して少し進歩しました。私はいつも子どもたちに、皿洗い機に入れる前には、そのままだとベトベトした汚れがきれいにならないので、先にお皿をゆすぐよう頼んでいました。スパゲティを食べた後のある夜のこと、私はジョイが皿洗い機に皿を入れる前にゆすがなかったので、ジョイを叱りました。

「でも私やったわ！」とジョイは言いました。「どのみち、無意味だけどね」。私が再度、皿をゆすぐようにジョイに頼んだとき、ジョイはいくらかの水を皿にかけましたが、残りかすはまだくっついていました。そのさい彼女は怠惰であったり、非協力的であるようには見えませんでした。私のほうがはっきり具体的に説明していなかっただけなのです。ジョイの頭のなかで、「ゆすぐ」ということは、皿の上を水が流れることを意味していました。でも私の頭のなかでゆすぐということは、残りかすを洗い流すことを意味したのです。

話し方療法の大部分では、より具体的で直接的な意思疎通について学び、実践するのに役立つでしょう。

正々堂々とした闘い〔5〕

どのような家族でも、こうした問題を抱えています。個人の間でときどき意見が食い違うのは、人である以上当然のことです。機能的な家族では、自分たちの問題を解決するために最大の努力を払い、意見が一致しないときには、ややもすれば正々堂々と闘います。正々堂々とした闘いには、以下のものが含まれます。

- 他人を攻撃したり、仕返ししようとするのではなく、自己主張する。
- 過去の軋轢を蒸し返さず、現在の視点に留まる。
- 問題についての明確な内容にあくまでも忠実であること。
- 判断を避けること。
- 正直かつ正確であること。
- 些事については論じない。

- 他者を非難しない。
- 積極的に相手の話を傾聴し、聞いたことを相手に確認する。
- 一度に一つの事柄を重点的に取り扱う。
- 誰が「正しいか」を立証するのではなく、問題を解決することを目的とする。

物事が情緒的すぎる場合には、役立つ方法の一つに、「ささやき声ルール」[6]というものがあります。これは、以下のようなものです。

- ささやき声に同意する。
- 注意深く傾聴し、他者のメッセージをはっきりさせる。
- 何が問題で何が問題でないかを認識する。
- 具体的な行動の変化を要請する。

他方、ずるい闘いが、機能不全家族における基準になる傾向があります。

家族のしつけ

しつけと罰を同一視している親が多いですが、専門家によると、両者には明確な違いがあります。罰には、折檻、ペナルティーを科したり、報復、手荒な扱いや、傷つけたり痛みを与えることが含まれます。子どもに罰を与える人は、しばしば子どもをコントロールしたり、従属させるために、そのようなおこないをします。

しつけはもっと愛情にこもった、軌道修正するためのもので、教育や訓練、こどもが自己制御できるようになる手助けを指しています。しつけは性格形成や道徳心の強化に役立ちます。しつけは規律や容認できる行為を強めます。

子どもに屈辱を与えたり、ひどく罰した大人は、子どもからの真の権限を失うと、精神分析学者で研究者のアリス・ミレル博士は述べています[7]。そのような体験をした子どもは、信頼できる大人になるどころか、報復的で暴力的な大人になることが多いのです。しつけには、子どもを尊重したり、保護することも含まれます。また、心から子どもの声に耳を傾け、話し合うことも含まれるのです。

体罰と自尊心

親が、力や恐怖、罰をもって子どもを「行儀よく」させると、それは、大人が子どもよりも優れていて、子どもを無力化することを暗示します。多くの子どもたちにとって、ピシャリと叩かれることは、自尊心を傷つけられ、屈辱的なことなのです。そうすることによって、子どもたちは不安、怒りを感じ、自分たちが最も愛し、最も信頼する必要のある人びとによって拒絶されているという感覚に陥ります。体罰は、開かれた会話や平穏な交渉によってではなく、身体的暴力によって軋轢を解消しても大丈夫であるという考えを伝えることになってしまうのです。そこから欲求不満という感覚が生み出され、多くの子どもたちは、何年もの間そうした不満を押し殺し、反撃できるほど大きなものになってから発散するのです。

ありまず。

「問題行動」は次のように、子どもたちがまだ対処できておらず、必要なことをただ伝えようと試みることがあります。

- 空腹、喉の渇き、睡眠、新鮮な空気、運動
- 安全、保障、恐怖からの開放
- 愛情、好意、他者とのかかわり（両親が子どもに専念する期間も含む）

乳児や幼児は、たいていの場合、自分の必要なものを両親に効果的に伝達する技術に欠けています。子どもの発達を理解しない親は、しばしば子どもが気ままな行動をしているものと勘違いして、その結果子どものお尻をピシャリと打ったり、叩いたりするのです。

たいしたことない

私が生まれ育った近辺では、お尻を打たれることは日常茶飯事でした。子どもの多くは、体罰を「たいしたことない」と主張しましたが、私はそういう子どもたちの目に傷つき、恥ずかしい思いをしました。私の両親は、手でお尻を叩きました。他の家では、ハンドブラシや木製のへら、鞭を使う親もいました。通り向かいの家の子どもは毎日打たれていて、私は彼女が泣くのを聞きたくなくて、彼女の家のそばを大急ぎで通ったものでした。

公衆の面前で、「家に帰ったら罰を受けるわよ」「またやったら、お尻を鞭で打ちますよ」というように脅し、子どもを叱っている親を目の当たりにすると、私はとても残念に思います。誰かが実際に子どもを打つのを見る

と、その親をつかんで、「あなたは何をしているの？　自分の子どもの自尊心をメチャクチャにしているのがわからないの？」と叫びたくなります。

それでも私が再婚する前に自分の夫が、彼も彼の前妻も子どもを叩かなかったと言ったとき、私は信じられませんでした。私はこう考えました、私はどうしてしまったのだろう。この子たちは、周りに誰かがいなければ、ひどいいたずらっ子なのかもしれないわ！　体罰が当たり前で、子どもたちが日常的に学校でお尻を叩かれていた時代に育ったために、子どもには「上手なお尻叩きが必要なだけ」という考えが、わたしの日常経験の一部になっていました。他の選択肢があることに、私はまったく気がついていなかったのです。私は叩くことはもちろん、その感覚もいつでも大嫌いでしたが、いやいやながらも育児には必要なものであると思い込んでいました。ラルフと結婚した後に、私は彼がトムとジョイに対して、本当にお尻を叩いたり、打ったり、怒鳴りつけることさえせずに取り組んでいるのを目のあたりにしたのです。

トムが三十歳になってから、彼のしつけについての見解を私たちは教えてもらいました。トムが六年生になったとき、友人と外泊すると、他の家の親は子どもを打ち、絶え間なく叫んでいたということをそのとき初めて知ったのです。トムの友人は父親を怖がり、毎晩泣き寝入りしていたそうです。

多くの社会的問題は、このような家族の相互関係が自尊心を粉々に打ち砕くことに由来する。私はそう確信しています。

懲罰の役割

勉強すればするほど、体罰というものは子どもたちの自尊心に悪影響を及ぼすものであることがわかってきました。いつでも大人が身体的虐待を子どもに犯すと、その子どもは情緒的な傷を一生背負うものだと考えている研究者もいます[8]。父親の体罰は私に屈辱感を与え、父親に対する恐怖心を助長させる結果を生みました。

体罰を正当化するために聖書を引き合いにだす親はたくさんいますが、イエスは子どもを愛するよう主張しているのであって、子どもを叩くよりも愛を示す効果的な方法は他にたくさんあります。EVAN-G（End Violence Against the Next Generation：次世代への暴力撲滅機関）[9]によると、罰に対して「懲罰《ロッド》」［rodには鞭、ものさしという意味もある］という言葉を用いるのは、厳しく懲罰的な方法を利用したソロモンによって書かれた「箴言」に由来するそうです。しかし聖書学者らは、ソロモン王の息子が残忍非道、暴君であったことを知っています。私たちは、本当にそのような助言に従いたいのでしょうか。

今日、ますます多くの人が、体罰が不要だと考え、体罰は身体的虐待の一種だとみなすようになっていますが、なかには、体罰が必要だという信念を押し通す人もまだいます。

言語的虐待

専門家によると、言語的虐待は、身体的虐待や性的虐待と同様、あるいはそれ以上に有害なものです。姉妹や私が家族から受けた体罰は、そう激しくはありませんでしたが、父親の言語的虐待には、とても傷つきました。言語的虐待は母にさえ影響を与え、母は父親に対して毅然と立ち向かうことができませんでした。

私の父は、ともに生活することが難しい人でした（父が癌で死去した後の追悼時の所感でも、同様に一緒に働きにくいという意見がありました）。彼は非常に頑固で、よくイライラしたり怒ったりして、時折落ち込んでいました。私たちの家族の雰囲気も、父が帰宅した瞬間、穏やかでリラックスしたものから、用心深く、不安なものに変わりました。とても幼いころに、もしも父の気を悪くしたら一大事だという気構えが身につきました。

父親の見方からすると、完全に正しい状態でいるときがほとんどだというのです。あえてあなたが父に異議を唱えたなら、あなたのほうが、まったくおかしいということになってしまうでしょう。あなたのほうにこそ、問題があるのだということになってしまいます。めったにないことですが、私たちが父に対して異なる意見を述べる場面や、父の行動について対峙するさいには、父は私たちが対抗して団結しているという理由から、母や姉妹や私を非難しました。

ケイとジョーは、最初から私より楽観的なパーソナリティで、父の問題行動の扱いが私より上手でした。姉たちは二歳離れていただけだったので、情緒的な協力関係が強かったようです。しかし、私は一番小さくて、恥ずかしがりやで、自信がなく、姉や母が父に対抗したときの結果にただ立ち会っていました。そして、私は怖がりながらその対決を目の当たりにして押し黙り、縁が切られないようにすることを学びました。

私にとって、父は「負の魔法使い」になりました。つまり、私からの尊敬や、愛情さえ受けられるように調整できるにもかかわらず、私に歯向かわれることを恐れる存在なのです。そして、数多くの権威者は、私の最も気難しかった上司も含めて、後になって同様の影響を私に与えたのでしょう。

決めつけずに伝達する

私が最初にオースティンに転居したとき、私はテキサス大学学生医療センターの整形外科理学療法科に勤務していました。ある日、看護師の一人が私を脇へ連れ出して、私の机が散らかっている状況を直視するよう促したのです。彼女は、仕事に来て私の散らかった机を見るとゲンナリすること、私が毎日帰宅前に片づけてくれればありがたいと思う、と言いました。彼女は私のことをだらしがない人だ言ったり、私が散らかしていることを駄目だとか怠惰だと決めてかかったりはしませんでした。彼女は単に、どのように自分が感じているかを言ってくれただけなのです。

このことは、私が覚えているなかで、けなされたり、怒られたり、体罰されることなしに、私の行動について直面化した最初の経験でした。私にとっては、それほど異質のものだったのです。何年も後になって、彼女は感覚の次元から私に伝達しようとしていたのだということがようやくわかりました。会話療法や自助グループは、感覚の次元からの伝達の学習や実践に役立つことと思います。

見せかけの仮面をつける

私のすぐ上の姉であるジョーより八歳年下の末子として、私は姉妹と子ども時代の半分を過ごし、残りの半分は一人っ子のようにして過ごしてきました。ケイは私より十歳年上で、婦人会に参加し、大学生になって家を出て行きました。その後、大学の一年目の終わりごろにケイは中退し、結婚をしました。二年後にジョーが大学のために出ていったとき、私はたったの九歳でした。そのために、父と私の間には母を除き、緩衝役が誰もいなくなってしまったのです。

母が父に荷担するのを恐れたので、自分自身を守り、母の愛情を失わないために、私は自分の感覚や意見を押し殺し、自分の問題の多くを家族から隠していました。私は時折気分が沈みましたが、私が弱くて未熟で、さらに悪い子だと両親は考えるだろうと確信していたので、自分の症状を隠していたのです。

私は、父親に認めてもらうためには、自分の本当の姿を覆い隠さなければならないと感じる自分の習慣が嫌でした。あるとき、私がラルフと結婚した後の短期間、休日に私は一人で両親の家に行きました。ラルフが私の到着を確かめる電話をして私が電話をとったとき、彼はこう言いました。「いつもと話し方がちがうね、いったいどうしたの?」私はどういう意味なのかと尋ねたのですが、彼が気づいたことを私は完全にわかっていたのです。「どうして漫画みたいな話し方をしているの?」私は後で話しあいましょうと返事をして受話器を置きました。

五十一歳の現在でも、私はまだ、自分がどういう人間なのか確認している真っ只中なのです。

私が養育のために発症したのだと結論づけるのは簡単でしょう。家族が同じ価値感、期待、しきたりを共有しているという理由のみから、気分障害は家族内で発症すると言うことも可能かもしれませんが、少なくともバーバラの場合には、その論理は通用しないようです。

バーバラが自殺した後、バーバラと姪、私は全員が双極性障害だと診断されていましたが、異なる家庭で育ったという事実から、私は、遺伝と生化学がより大きな役割を担っているとさらに確信するようになったのです。

10

怒りに直面する——ストレスとトラウマ

人びとのなかには、ストレスの多い出来事や、衝撃的な出来事が精神疾患の唯一の原因だと考える人もいます。また、精神疾患を患う人は、何に対しても神経過敏で、過剰な反応をすると考える人もいます。現在の精神保健専門家の意見では、ストレスやトラウマが気分障害をひき起こすというわけではなく、エピソードの誘因となったり、増悪させる可能性があることが示唆されています。

おそらく、気分障害を患う人びとは、そうでない人に比べて実際に敏感なわけですが、敏感であることは根本的に「悪い」ことなのでしょうか。私は、敏感であるという性質に何らかの意義があるのだと思います。おそらく、もし他の人びとももっと敏感であれば、世界はもっと素敵になっていたでしょう。

本章では、ストレスとトラウマについての意味を明らかにし、身体にどのように影響し、ストレスがどのように気分障害と関係するかを説明します。

ストレス

ストレスの定義は、不安と緊張を中心に扱います。ストレスは、過剰な困難や情緒の乱れ、圧迫、緊張、元気でいられないことと同様のものと見なされます。ストレスは、精神的なだけでなく、身体的なものでもあります。ストレスは多くの身体機構に打撃を与えます。ストレスの身体影響については、本章でも後述します。私たちは、以下のような状況において「ストレスを感じる」といいます。

- 無理やりギリギリの締切に間に合わせる。
- 重要人物と交渉する。
- 子どもやペットのしつけをする。
- 風邪やウィルス性疾患から立ち直る。
- 新しい状況に身を置く。
- 既存関係の本質を変える。

どう考えても、このリストは何ページでも続けられそうです。特に二一世紀では、生活そのものが――誰にとっても――ストレスの多いものなのです。速度がどんどん速くなり、遅れないでついていくのがますます難しくなっています。

疾患のために、気分障害を患う私たちは他のストレッサー（ストレスの要因となる状況）に直面することがよくあり、そのために病状が悪化する可能性さえあります。

- 住居や生き延びるのに十分な食料の獲得などといった、基本的な生理的要求を満たすのが困難。
- 失業、仕事が不安定。
- 軽躁状態や躁状態による浪費のための経済的問題。
- 家庭や職場での人間関係の問題。
- 慢性の、または再発性の身体疾患。
- 治療や支援に関する医療スタッフや家族、友人への大きな依存。

ストレスについて読んでいるだけで、あなたはイライラするかもしれません（申し訳ないですが、私にはこの話題を取りあげる義務があり、あなたはそれを知らなくてはなりません）。

「悪玉」ストレスと「善玉」ストレス

ストレスを「否定的」な体験と関連づける人がほとんどですが、「建設的」な体験から生じるストレスもあります。新しい仕事を始めることや、新しい関係を築くこと、結婚すること、家を買うこと、休暇を取ることはすべて、建設的なストレッサーの例です。

ある人にとっては否定的なストレスに感じることが、別の人にとってはよい刺激に感じるだけというときもあるでしょう。例としては演説が挙げられます。米国で最も多くの人が演説を恐怖だと感じています。統計データによると、聴衆の前で演説する恐怖は、多数の人を死にそうなくらいに震え上がらせるのです。

しかし、実際に演説を楽しみ、それを生き甲斐にする人もいます。私もその例で、司会者を引き受けて演説の訓練と練習ができることに感謝しています。熟練した演説家は、一抹のあがり感や、ちょっとドキドキする感じはあるかもしれませんが、そのような感覚も話をするさいには効果的になるように、実際には演説をいっそう充実できるものとなるです。

司会者養成講座

「司会者養成講座（TOASTMASTERS）」は演説技術を学び練習する助けになるだけでなく、情緒的、社会的な支援の源になる可能性がある。

私は、初めは自分の仕事と精神疾患についていっそう効果的に話す練習をするという目的と、自分の社交不安を和らげるために司会者養成講座に参加した。

司会者養成講座のグループで、私はまず自分の病気について「告白」した。そして、そのことから私は多くの支援を受け、たくさんの友人ができた。

私の知る、重度の単極性気分障害のある女性は、長期間、司会者養成講座に通っていた。彼女は、何年間も会話療法で得たこと以上のものを司会者養成講座で得たと語っている。

否定的であろうと建設的であろうと、ストレスはどうかするといつも生活をバラバラにします。そして、気分障害の人は、特にこのストレスに対して敏感です。したがって、潜在的なストレッサーに気づき、可能であればいつでもストレッサーに対して対処する準備をすることが大切です。

よくあるストレス度の高い経験

ほとんど誰にでも、ある人生経験からストレスが生じることを専門家は認めています。これらのストレッサーは痛みや葛藤、軋轢、新しいこと、不確定なことといった要素が交じり合うことと密接な関係があります[1]。

一九六七年に、ワシントン医科大学の精神科医であるトーマス・ホームズ博士とリチャード・レイエ博士は、どのようなストレスがきっかけで精神疾患になるのかを予測するために、社会再適応評価尺度と呼ばれるものを作成しました[2]。おそらく、あなたはこの評価尺度や、似たような評価尺度を雑誌や新聞記事で拝見したことがあるでしょう。

ホームズとレイエの参加者は、ストレスがどの程度自分たちの生活を変えたか、または変える可能性があるか、という程度に基づいて、最もストレスを感じる（「100」）から、最もストレスを感じない（「1」）にわたり評点しました。例えば、配偶者の死は100、離婚は73、結婚は50、生活状況の変化が25、休暇が13、小さな法違反が11、という具合に評点されます。

各参加者がそれまで十二ヵ月間にわかって経験したストレッサーの総数に基づいて、ホームズとレイへは参加者が発病する可能性について予測しました。そして、対照者の健康状態について追跡した結果、次のようになりました。

- 評点150～199点の場合、一年以内に発病する可能性37％
- 評点200～299点の場合、可能性が51％に増加
- 評点300点以上の場合、可能性が79％に増加

インディアナ大学ノースウェスト経営学大学校助教授のチャールズ・ホブソン博士は、他の複数の研究者ら[3]とともに、同様の調査を一九九〇年代後半に実施しました。米国勤務者におけるストレッサーの上位二〇位は、ホームズとラへの評価尺度よりも現在の考えを反映し、重複した趣旨もありました。

- **死あるいは死にそうな状態**……配偶者や連れ合いの死が（100点に対し）87点でしかなかったが、親友の死は（37点に対し）61点だった。
- **犯罪や刑事司法制度にかかわること**……刑務所関係では（63点に対し）76点で、犯罪の被害者になること（70点）が加わった。
- **財政的、経済的な関心**……ローンや抵当による差し押さえが（30点に対し）71点で、解雇が（47点に対し）64点だった。
- **家族関連事項**……不貞（69点）と片親になること（59点）が加わった。
- **健康管理**……医療保険の大軽減もしくは喪失と、病気である愛する人の責任を負うことが加わった（ともに56点）。

私は、精神疾患を患う人に対して、主治医やセラピストの変更や、別の薬物療法に挑戦すること、保険に制限があったり、財政的もしくは情緒的な支援がほとんどない場合に治療を受けようとするといったストレスについて、同じような研究をしたいと思います。変化に対処する能力もまた、他から受ける支援の量と同様、病気になる可能性を左右します。

ストレスは完全な悪者ではありません

しかしながら、あらゆるストレスが悪いというわけではありません。実際に、ある程度のストレスは実際に身体機能に適切に役立ちます。ストレスホルモンである**アドレナリン**と**コルチゾール**は、身体がストレスに反応するのに役立ちます。コルチゾールは以下に作用します。

- 血圧と循環機能の維持
- 免疫系の炎症反応の遅延化
- インスリン効果であるエネルギー化の平衡を保つ
- 蛋白や炭水化物、脂質代謝の調節

下垂体腺からのコルチゾール分泌が慢性的に不十分な場合には［訳注：下垂体からはACTHが分泌され、ACTHが副腎を刺激して副腎からコルチゾールが分泌される］、アジソン病という病気になる可能性があります。

コルチゾールの健常レベルは、二十四時間のなかで異なります[4]。正常の人では、コルチゾールのレベルは標準的な起床時間前にたいてい短時間上昇し、真昼に最高点を示し、それからゆっくりと減少して就寝時間ごろには最も低くなります。しかし、コルチゾールのレベルが慢性的に高いと、脳に負荷がかかる可能性があります。

ストレスの身体的性質

私たちは認知的、情緒的にストレスを経験しますが、ストレスが最も影響を与えているのは内分泌系で、内分泌系ではストレスフィードバックの回路が作用しています[5]。ストレッサーに直面したり、予期する場合でさえ、辺縁系と脳皮質ではストレスの回路が作動します。ストレスによって、次の一連のことが作動します。

- **視床下部**は**甲状腺刺激ホルモン**（TRH）を**甲状腺**に送り、甲状腺が栄養物をエネルギーに素早く変換するように合図します。
- 視床下部は**コルチコトロピン放出ホルモン**（CRH）も**下垂体腺**に送り、下垂体腺が（ACTH）を分泌するように合図します。
- ACTHは**副腎腺**を刺激して、**コルチゾール**を血液中に放出し、ストレスや、逃走したり闘うことによる危機に対処する準備をします。
- 血流は循環して、コルチゾールは視床下部のところへ戻り、必要があればさらにCRHを送るように、もしくはストレスが軽減していればCRHの放出を止めるようにできます。

もしも視床下部がCRH放出をやめなければ、ことによると何日間も脳はストレス反応で閉じ込められた状態のままとなります[6]。最終的には、たいてい**内分泌系**の他のメカニズムがコルチゾールを正常レベルにリセットする手助けをします。

短期間のストレス

短期間のストレスはあまり問題になりませんが、実際には、免疫に対して影響を及ぼすことがあります。短期間のストレッサーの例として、危機一髪のもの、例えば真正面でもう少しで車に追突されそうだとか、すぐそばに落雷したといったものがあります。しかし慢性ストレスは、免疫系を抑制し、血中**コレステロール**（循環の障害になるドロドロした脂質）を増加させ、骨からカルシウムが喪失する場合さえあります。

慢性のストレス

うつ状態のときには、一日中コルチゾールのレベルが高いかもしれません。そのために、脳皮質は危機やストレスの多い事柄を処理するのがより困難になる場合もあります。仕事の異動や、転居、トラウマの記念日などといった予期されているストレッサーでさえ、ストレス度は増えます。

ストレッサーについて心配しているとき、その考えが当然であろうとなかろうと、コルチゾールは高い状態のままで、ゆくゆくは脳の生化学が変化します。周囲で何が起こっているかどうかにかかわらず、コルチゾールが慢性的に高値のままかもしれません。ストレッサーの有無にかかわらず、静かに座っているときや眠っているときでさえ、身体には大量のコルチゾールが循環しているかもしれないのです。慢性的なストレスがうつ病の誘因となったり、増悪させることがありますし、その逆もあります。

キンドリング

ストレッサーは最初の気分エピソードの誘因になり、それが長期にわたると、続くストレッサーがさらなるエピソードを誘発する可能性が増えるかもしれません。病気が未治療のままであったり、治療が不十分であると、後にストレッサーだと判別できない状態でも、エピソードが生じる可能性があります。**キンドリング**（感作）と呼ばれる理論上の過程でその理由が説明できます。ちょうどキンドリングとよばれる発火する道具が、枝や幹を燃やす準備するように、身体におけるキンドリングによって、さらに病気になりやすくなるのです。例えば、足首にひどい捻挫をすることで、さらに足首が怪我しやすくなります。同様の過程が脳においても生じているようなのです。慢性的なストレスがあると「脳の緊張」の状態となり、さらなるストレスに対して影響を受けやすくなります。

気分安定薬や抗てんかん薬による薬物療法は、キンドリングを軽減することによって部分的に作用していると考える研究者もいます。リチウムはキンドリングの初期段階を遮断するようですし、気分安定化作用のある抗てんかん薬（カルバマゼピンやバルプロ酸など）は、いくらか後の段階でキンドリングに影響しているようです。

コルチゾールのレベルが常に高いままだと、長期にわたる損傷をきたすのは明らかです。MRI研究によって、ロックフェラー大学の教授であり神経内分泌学研究所長であるブルース・マッキュアン博士は、長期にわたる慢性ストレスが実際に脳の海馬を縮小させることを見出しました[7]。

このようにストレスの影響について話すと、ストレスだけで気分障害が生じると考えるかもしれません。しかし専門家によると、それは間違いです。もしもそうであれば、全人口がおそらく気分障害になっているということになるでしょう。

> 現在の科学的見地から、遺伝的な素因がなければ、双極性障害を発症しないことが示唆されている。

これまでのところ、ほとんどの科学者は、遺伝的な素因が十分なストレスと組み合わさり、病的な状態（疾患）

にいたり、次に徴候や症状となって表われると考えています。癌や糖尿病、心疾患、高血圧、甲状腺疾患など他のストレス関連疾患でも同様のことが言えます。

ストレスの徴候と症状

ストレスは思考や感情、行動に変化をもたらし、同様に身体的変化ももたらしえます。その徴候と症状には以下のものがあります。

- 不安、神経質
- 食欲や体重の変化
- 回避、ぐずぐず引き延ばす
- 冷たく、汗ばんだ手
- 集中力や記憶の問題
- 号泣、喉の詰まった感じ
- めまい、失神、脱力
- 圧倒された感覚、パニック状態
- そわそわして、落ち着かない
- 頭痛
- アルコールや薬物、ニコチン摂取量の増大

- 消化不良、吐き気、嘔吐
- イライラ
- 喰いしばったり、歯ぎしりする
- 胃が締めつけられる感じ、胃痛
- 性欲低下
- 筋肉痛や緊張
- 動悸や血圧上昇
- さらなる社会的接触を求める、もしくは引きこもり
- 震え
- 発汗
- 疲労感、たいてい不眠を伴う
- 排尿回数や尿意の変化
- くよくよして、リラックスできない

ストレスの徴候と症状と、気分障害の徴候と症状の多くが似ていることに注意してください。確かにストレスは診断をあいまいにする傾向にあります。人びとが私たちのストレスの問題についてよく非難するのも無理もありません。他の潜在的な問題としては、外傷的経験に起因しています。

トラウマ

ストレスと心の傷には類似点がありますが、まったく同じというわけではありません。トラウマは以下の症状であったり、また、そのように感じられるものです。

- 身体的暴行や、生命にかかわるもの
- 突発的で衝撃的であるもの
- 極度に恐ろしいもの
- 短期間に起こるもの（長期間にわたる影響の可能性あり）

外傷的体験には、事故や一時解雇、強奪、強盗、火事、強姦、誘拐、拷問、戦争、自然災害があります。

外傷後ストレス障害（PTSD：Post-Traumatic Stress Disorder）[8]

もしも著しく強烈なトラウマを経験したら、外傷後ストレス障害（PTSD）と診断されるかもしれません。時折、気分障害はPTSDに間違えられたり、併存したりします。

PTSDは、退役軍人や戦争の捕虜、強姦の被害者、虐待の被害者に特によく認められます。重大な事故や、外科手術からPTSDにいたることもあります。多くは、意識もうろうとしているときや、麻酔下にて、その人がきいたことや、どのように扱われたかということによって決まります。人身災害や暴力行為などの衝撃的な出来事を目撃した人でさえ、PTSDになる場合があります。愛する人が重病であったり急死した場合もPTSDになることがあります。

外傷後ストレス障害はDSM-Ⅳでは不安障害に分類されていますが、記憶障害だと考える精神科医もいます。PTSDに苦しむ人は、本質的に、外傷的な出来事を何回も「追体験」します。

PTSDの人は、次のような特徴があります。

- 反復する悪夢や不眠に悩まされる。
- PTSD出来事に関連するどんな刺激に対してもさらされると、極めて強い不安を感じる。
- 出来事に関連する人や場所、活動を避ける。
- 大きな物音や、特定の匂い、突然別の人が現れるなどといった、予期しない刺激に対して極端に驚く。
- 幻聴やフラッシュバック（過去の出来事を思い出す）を経験し、極端な例では、あたかもその真っ只中にいるよう身体的に外傷が再現する。
- イライラや怒りなどの感情がどっと溢れる。
- 他者から孤立したり、疎遠であったり、愛せないと感じる。
- 学校や職場、他の社会的状況において、集中力や機能に問題がある。
- 無力感にいたり、将来を疑う。

PTSDの人のなかには、トラウマについての詳細を記憶から消そうとする人もいます。当初は、否認が危機を脱出するのに役立つかもしれませんが、無意識はトラウマの記憶を深く刻み込み、その人は最終的には回復するために直面しなければなりません。

私のストレスとトラウマの経験

私はあまりにも多くの、ストレスに満ちた、外傷的な出来事を経験してきたので、自分が被害者のプロであるような気がするときがあります。多様な慢性疾患との共生に加え、私は一回の離婚、突如の予期せぬ一時解雇、何回かの泥棒、八回の窃盗、二回の強姦を経験しました。

私は二十代と三十代前半のころの、これらの出来事のうちいくつかは――特に強姦と窃盗は――うつ病エピソードをひき起こしたと思います。

初めて強姦されたのは、私が大学二年生のときでした。演劇学生のグループが誰かの車にどやどやと入って、カンザス州の暴風雨のさなか、ある大学院生のパーティーに参加するため向かいました。彼は大きな二階建ての家をもっていて、何人かの同居人がいました。

私たちがパーティーについたとき、私の知らない人がわりと多くいました。知らない人が大勢いたので少しぎこちない感じがしましたが、私はギターを弾いている若者の横に座りました。私は十代後半のころ、ギターを独学で始めていたのです。後になって、サマーキャンプの相談役として、私は標準的なあらゆるキャンプの歌や、いくつかの人気のある曲は弾けるようになりました。そのため、私は知らない人でしたが、ギターを弾いている人のそばに座るほうが比較的くつろげるように感じたのです。

私は座って、彼が弾くのをきいていましたが、歌える曲は一緒に歌いました。彼が休憩したとき、彼は私にギターを手渡して、私に飲み物のおかわりを持ってきてくれました。それが間違いの始まりだったのです。私はパーティーでワイン一杯しか飲んだことがありませんでしたし、もっと飲んでも問題をおこしたことはほとんどありませんでした。しかし、二杯目を飲んだ後で、私の意識は朦朧となりました。私がパーディーで最後に覚えているのは、誰かの肩にかつがれて、台所を出て部屋に運ばれていたことでした。

翌日気がつくと、私は知らない人と裸でベッドに寝ていました。それが、さっきのギターを弾いていた人なのかさえわかりませんでしたが、隣の人はうつ伏せになってぐっすり寝ていました。私は大急ぎでできるだけすぐに去りました。吐瀉物でいっぱいのなかから自分の服を取り出し、できるだけ素早く服を着て、風呂場へ行って身体を洗いました。

髪の毛にも吐瀉物がつき、時間が経過しているようで、そして精液が下着にポタポタ落ちました。私が風呂場を出るとき、家は閑散とした状態でした。他の誰もがまだ寝ているか、もっと早くに出ていったに違いありません。私はコートを着て、雪のなかを3キロメートルもある自分の学生寮までとぼとぼと歩きました。男性が悪用して女性の飲み物に薬物をこっそり忍ばせる危険性について、父が私に注意していたので、強姦はすべて自分のせいだと結論づけました。

大学生三年生のときに生じた強姦は、さらに衝撃的なものでした。私はキャンパス外にある三階建てのいくつかのアパートに改装された家に住んでいました。私は同居人と最上階に住み、向かい側にベトナム帰還兵と同居人が住んでいました。その帰還兵はやせていますが筋骨たくましい男性で、168センチくらいの身長でしたが、とても強そうでした。彼の同居人は198センチくらいと長身で、136キロ以上あるに違いありませんでした。

私は通路の向こう側の彼らとあまり交流しませんでしたが、彼らはよく私の同居人を訪れに来ました。たまには、彼らの会話に参加しましたが、私にとっては友人というよりは知り合いにすぎませんでした。私の同居人は大きいほうの人と深い仲になりましたが、あるとき、帰還兵の行動に彼がときどきビクビクしていることがわかりました。

彼らが家にやってきたある日のこと、私は自分に恋人がいないし、愛されている感じがしないと不平を漏らしていました。帰還兵は話をつけようと申し出ましたが、私は断りました。しかし、彼はしつこくせがんで、私をつかまえて、ドアのほうに向かいました。私は蹴り、叫び声をあげましたが、私の同居人は私が気のないふりをしてじらしているのだと考えて、彼を手助けして私はドアの外へ出ました。私は人身御供のような気分でした。

私たちは彼の家に台所から入りました。カーテンのある彼の寝室にくる途中で、大きな肉切り包丁に向かってうなずき、「騒がないほうが身のためだ」と言いました。私は恐怖を覚えました。彼の身体は小さかったのですが、彼はただでさえ私よりも力がありましたし、彼が彼の同居人を驚かしていたという事実が頭に浮かびました。

中学校や高校生のころ、地方の警察官が強姦予防セミナーを開いていました。警察官は、私たち女の子に、自分で取り押さえることはほとんどできないので、強姦者に抵抗しないように、指導しました。警察官は、叫んだりすると、物事が一層悪くなるだけだと言いました。「目覚まし時計がなっているときに、ときどき時計を粉々に砕きたくなるときがあるでしょう？　もしも叫べば、強姦者が怒って、殺されてしまうかもしれません」

私は警察官の忠告に従って、もがくのをやめました。この経験は、私が強姦されただけではなく、裏切られたと感じました。そして、数年間は他の人を信じることが困難になりました。

学習は、ストレスやトラウマへの対処法や情緒的支援につながります。協力的な家族や友人、地域社会は、優れた治療者や支援グループと同様に、あなたの回復をとてもうまく手伝うことができます。愛するペットも、あなたの支えになるのです。

第三部

バランスの維持

11 基礎の構築——はじめにやるべきこと

気分と感情のバランスを保ち、できるかぎり健康であり続けるために、まずいくつかの基本的な要件を満たさなくてはなりません。このことは誰にでも当てはまりますが、気分障害である場合には特に重要です。本章では、人びとが良好な精神と健康な身体を維持するうえで満たすべき基本的要件について取りあげます。

マズローの欲求階層

人間学的心理学者であるアブラハム・マズロー博士は、人の欲求階層に基づく理論[1]を形成しました［**図11-1**］。下のほうの階層は、基本的もしくは欠乏欲求です。つまり、それらが欠落すると、満たすように駆り立てられるのです。上のほうの階層は、成長欲求です。つまり、人間として満たされる感覚を与えてくれます。異なる階層での欲求は相互関係を有し、ときに同時に満たされるよう強く要求することもありますが、一般的には、より上の階層の欲求を満たす前には、下の階層の欲求を満たしていなければなりません。一つの欲求が満たされると、

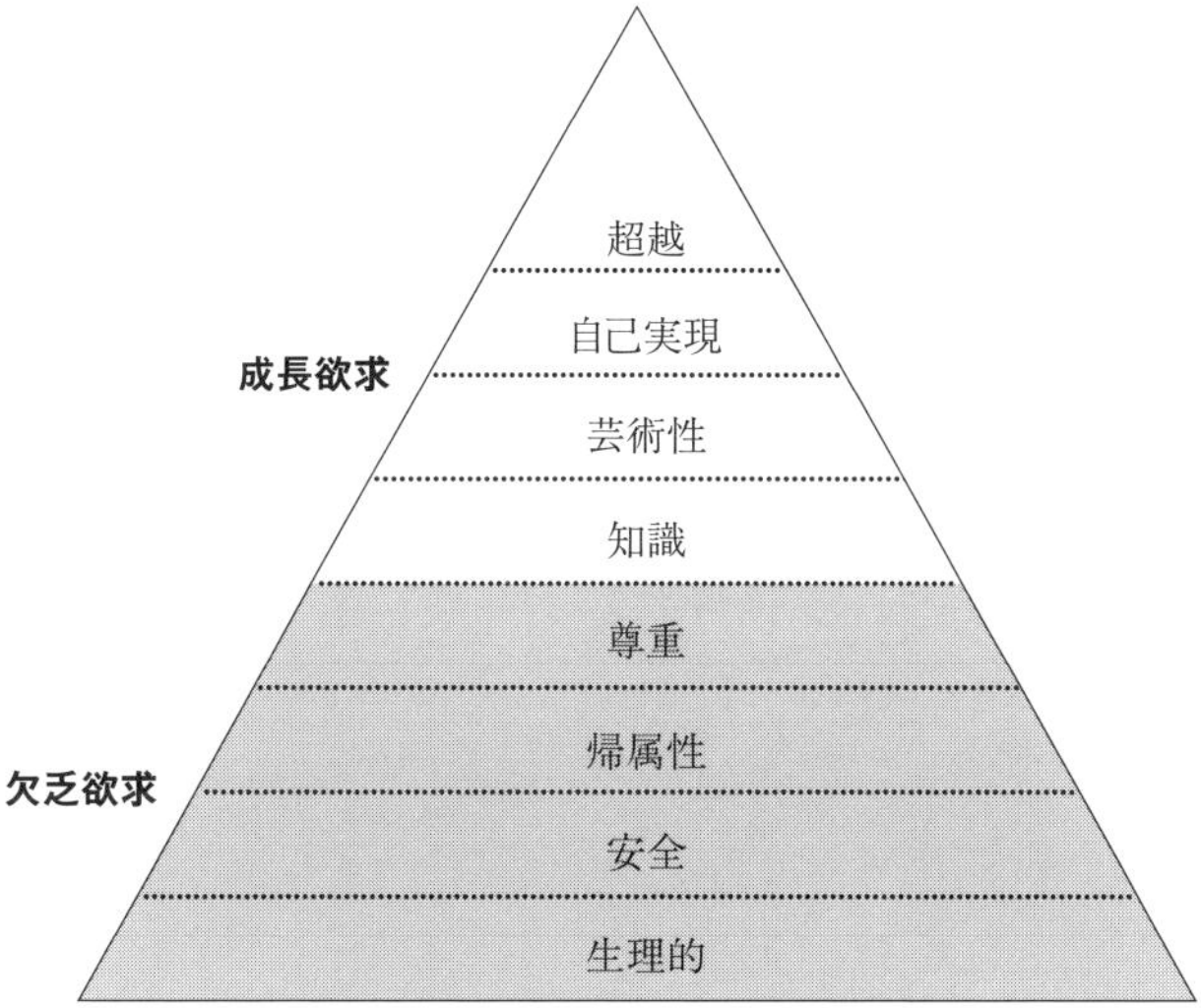

図11-1 ——マズローの欲求階層

その背後にあった別の要求が常に浮上します。言い換えると、階層における欲求が上にあればあるほど、十分に満たされることは少なくなるということです。

欠乏欲求

階層のなかで最も基本的な階層（ピラミッドの基礎土台）は、生理的欲求です。もしもなければ、死んでしまうもので、酸素や水、食べ物、睡眠、居住、性行動などがあります。性行動がなくても死なないのではないかと論じる人がいるかもしれませんが、もしも誰もが性行動をしなければ、種が死に絶えてしまうことでしょう。安全や安全確保、恐怖からの開放に対する欲求が、次に生じて、身体よりも環境に関連しています。

その次に、愛や親愛、他者とのつながりに対する欲求が生じます。マズローはこの欲求を帰属性と呼んでいます。欠乏欲求の最後の階層は、尊重（自尊心と他者からの承認の両者とも）に対する欲求に関連します。この階層には、信頼、達成、独立に対する欲求や、支持、承認、尊敬などが含まれます。

成長欲求

成長欲求には、知識や理解に対する欲求、芸術性などに対する欲求、自己実現や使命に従うことに対する欲求や、他者を助けることの欲求が含まれます。この、自分ではコントロールできない貢献することへの欲求をマズローは「超越」と呼びました。成長欲求すべてをまとめて自己実現欲求と分類する学者もいます。

これらの欲求が双極性障害にどのように当てはまるのでしょう。大体において、マズローの階層では、成長欲求において大きく前進するためには、まず欠乏欲求を満たさなくてはならないということを意味します。そのことは、栄養失調だったりホームレスだったり、虐待を受けていると、会話療法では大きな前進を果たせないということを示しています。

同様のことは、生化学がバランスを崩しているときにも言えます。他の問題に首尾よく取り組むためには、まず自分の生化学を調節しなければなりません。なかには、適切な食事や、十分な睡眠のために、自分の生化学を調節しなければならない人もいます。マサチューセッツのウェルズリーにあるヘスティア研究所の設立者であるデボラ・シシェル博士とジャンヌ・ワトソン・ドリスコル理学修士は、このことを「邪魔にならないように生物学を理解する」と呼んでいます[2]。このことが、私が薬物療法の擁護者である理由の一つです。薬物療法は概して生化学のバランスを最も速く保つ方法です。そして、脳内化学物質は厳密に言えばマズローのモデルに組み込まれているわけではありませんが（おそらく、マズローの時代にはあまり知られていなかったためでしょう）、彼はビタミンやミネラル、ホルモンなどが、**恒常性**《ホメオスタシス》（身体の状態の安定性とバランスが保たれること）に影響することを認識していました。そのため、バランスのとれた脳内化学物質が欠乏欲求に匹敵することに、マズローは同意してくれると思います。

欠乏欲求は双極性障害に関連するため、欠乏欲求をもう少し詳しく見ていきましょう。

睡眠とバイオリズム

双極性障害をうまく取り扱うためにできる最も重要なことの一つは、適切な睡眠を取ることです。うつ状態になると、眠りすぎる人もいれば、発作的に眠ったり、朝早く目覚めて再入眠できない人もいます。躁病相では、寝入ったり、眠り続けるのに苦労するかもしれません。連続して何日間もまったく寝なかったり、一晩に三、四時間くらいの睡眠しかとらないかもしれません。そして、ついには体を壊してしまいます。実際に、睡眠剥奪は、近代治療が使用できる以前では躁状態の患者の約15％が身体的極度の疲労のために命を落としていたほどの問題なのです[3]。

睡眠パターンの障害から体内に化学的変化が生じ、気分障害の誘因となる可能性があるようです。双極性障害の人では、「体内時計」が壊れやすいようで、一晩寝なかっただけでもバイオリズム（自然の、または習慣性の生物学的なリズムで、例えば睡眠-覚醒パターンなどを指します）が崩壊し、軽躁状態や躁状態にいたることがあります[4]。

双極性障害と医師が診断する方法のなかに、睡眠剥奪を故意におこなって、その効果をみるというものがあります。医師は、一晩中眠らないように頼み、その結果、躁状態になるかを調べるかもしれません。技術者が**脳波**

図（EEG）を取る間、実験室で眠るように言われるかもしれません。EEGは、心電図が心臓の検査をするのと同様に、頭皮から機械のところまで電極が取りつけられます。脳の電気シグナルからEEG機械上に脳波形が描かれます。

夜間良眠するためのヒント [5]

- **就寝時間を規則的にするよう、できるかぎり守ること。昼寝は避ける。**しかし、もしも昼寝が必要であれば、二〇分程度にとどめること。継続睡眠のほうがはるかに休息を与えてくれる。
- **カフェインを摂取するならば、日中早目の時間に取ること。**喫煙、飲酒は就寝の数時間前はやめておく。
- **就寝の一時間前にはリラックスすること。**本、雑誌の読書、音楽、瞑想、ペット、泡風呂の入浴など。暴力的なテレビ番組は見ることを避け、騒がしい報道は聞き流すこと。
- **寝室は睡眠とセックスの場所として確保すること。**軽い読みものはよいが、仕事を寝室に持ち込まないように。議論は別の場所、別の時間に。性に関する議論も同様。
- **無理に寝ようとせず、ただ自分の筋肉の休息と感覚を楽しむこと。**もしくはリラクゼーション療法を試みるように。テープなど、穏やかな音楽を聴くのが役に立つ場合がある。
- **時差のある場所へ旅行する場合には、あらかじめ睡眠の調節をすること。**非常に短期間の旅程の場合には必要ないが、長期の旅程の場合、睡眠や食事、服薬時間を数日前から目的地の時間帯に合わせて調節すること。
- **迷惑な邪魔物を防ぐこと。**光や音のために眠れず、何らかの方法で阻止できないということであれば、安価の黒い安眠マスクで目を覆い、耳栓をすること。

一般的に、安定した睡眠パターンを維持するのが最善です。毎晩同じくらいの時間に床に就き、同じくらいの時間に起床するようにしてください。睡眠のタイミングも大切です。たいていの人には、継続的な夜間の睡眠が休息に有用です。もし不眠の傾向があるのなら、昼寝を避けるか、昼寝は二十分だけに制限してください。働くためには、発病する以前よりも多くの時間が睡眠に必要かもしれません。なかには、気分障害の人では十時間くらいの睡眠を推奨する医師もいます。もし睡眠に支障があったり、眠りすぎてしまう場合には、必ず主治医に知らせてください。

時差のある旅行をするときには、行く前に主治医に助言を求めてください。双極性障害の人では、時差ぼけが深刻な影響を及ぼす場合があります。異なる環境の影響も考慮しましょう。宿泊施設では、眠りやすい状態にするためにできることは何でもしてください。騒々しいホテルで一晩過ごした後に軽躁状態となってしまってから、私は耳栓を携帯して旅行するようになりました。

自分自身のバイオリズムと睡眠-起床パターンについて特に注意を払ってください。睡眠の最後の三十分くらいが私にとっては雲泥の差になることを見出しました。その時間が中断されると、その日は一日中機能しません。あなたはいつが一番はっきりしていますか。一日のなかで、ある特定の時間に活力が下がる傾向はありませんか。私は朝が得意ではありません。私の活力は午前九時か十時ごろから上昇し、そのあと午後三時半か四時くらいに再び下がります。少し歩いたり、果物をひと切れ食べたり、カフェイン含有の紅茶を飲むと、たいてい元気になりますが、ときどき昼寝が必要なときもあります。

バイオリズムは血糖値や消化管機能にも影響するため、双極性障害の人はしばしば低血糖や便秘、下痢の症状になります[6]。

他のサイクルが影響していることもあります。例えば、重症なうつ状態が冬季に、躁状態が晩夏に出現する人もいます。これは、日光の必要性に関連しているかもしれません。日光は特に夜明けと夕暮れどきに必要とされ、二十四時間睡眠-覚醒サイクルの維持します。**季節性感情障害**（SAD：seasonal affective disorder）の人では、さらに必要かもしれません。人工光を夜遅くに使用すると、睡眠-覚醒サイクルが健全な制限を越えて延長してしまう可能性があるという専門家もいます。

双極性障害の女性の多くが月経前症候群（PMS：premenstrual syndrome）も経験し、月経直前の気分は最低になります。更年期（女性の月経が永久に停止する閉経の直前の時期）になる以前は、まさに私がそうでした。

栄養

これは公然のことですが、平均的な米国の食生活は、健康とは程遠いものです。「適切な」栄養は個人個人によって異なりますが、誰にでも適用できる栄養ガイドラインもあります。私たちの多くは、糖分やカフェイン、加工食品を消費しすぎていて、穀物や果物、野菜にはけちけちしています。さらに、双極性障害の人では、餓死するほど食べないか、あるいは食べずにはいられないか、そのどちらかの傾向があります。うつもしくは躁エピソードの最中では、食欲を喪失するか、単に食べるのを忘れてしまうかもしれません。

規則的な食事時間

規則正しく計画して健康的な食事をすることは、血糖値を適切なレベルに保つのに役立ちます。糖のいくらかは肝臓に非常用として貯まりますが、必要なもののほとんどは、炭水化物を食べて得ます。炭水化物は**ブドウ糖**（血流にある糖の単純な形）に変わります。その後、ブドウ糖を血流から細胞内への移動を**インスリン**が手助けします。

ブドウ糖はわたしたちの脳と身体に燃料を供給するので、適切に機能するためにブドウ糖を安定したレベルにする必要があります。血糖値が突然低下したり上昇したりすると、気分が劇的に変化する誘因になります。炭水化物代謝は、エピソード中に明らかに変わります[7]。うつ状態のときにはインスリン抵抗性が上昇し、躁状態のときにはおそらくインスリンに敏感に反応しやすくなります。

私は、一日に六回食事することで血糖値を維持しています。ときどきうっかりしますが、米国糖尿病教会が推奨する「交換食事療法」に厳密に従い、飽和脂肪の消費を制限しています。

規則的な食事時間は、服薬を忘れないですむのにも役立ちます。薬は胃によくないことが多いため、多くの薬は、食事といっしょに服薬すべきです。私は起床するとすぐに甲状腺の薬を飲みます。甲状腺の薬は空腹時に最もよく吸収されるからです。それから短時間の一連の体操をして、シャワーをあびて、服を着て、そしてその後でしっかりと朝食を取ります。朝遅くには、自家製のマフィンを次の薬と一緒に食べます。遅い昼食を取り、それからひと切れの果物と、カフェイン含有紅茶か、非常に稀ではありますがカフェイン含有ダイエット炭酸飲料を、午後三時半か四時ごろの活力が落ちているときに取ります。五時半ごろにミネラル栄養補助食品かアレルギー薬を水だけで飲みます。夕食時に服薬し、最後の薬は就寝時の軽食と一緒に取ります。双極性障害の誰しもがそんなたくさんの薬を飲むわけではありません。私の場合は、甲状腺機能低下や、全身関節炎、閉経、過敏性腸症候群、アレルギーといった複数の他の健康問題があるため、その結果そうなるのです。あなたにとって最善となる方法に従ってください。

自然食品

私は、たくさんの加工食品、かなりのファーストフード、大量の砂糖という典型的なアメリカ食品を食べて育ちました。大学院のとき、私は健康を重視する生協が連なる一帯の地域に住み、より健康的なものを食べるようになりました。

私の現セラピストは、クライアントに対して「滋養のある食べ物」と呼ぶような、自然で、生の果物や野菜、木の実や種、全穀物や鳥、魚など加工されていない食品を食べるよう、また添加物や着色物は避けるようにすすめています。彼女の提案に従って、私も人工甘味料や、白い小麦粉による製品（初めは最小限でした）を制限したところ、これらの変更が役に立つことがわかりました。

食事の調節

砂糖と他の自然甘味料

双極性障害と血糖値の問題は、ともに連動したり、お互いに間違えられたりします。例えば、うつ状態や躁状態、または低血糖状態のときには、不安で、混乱していて、空腹で、イライラして、神経質だったり、集中力が低下しているかもしれません。糖に過敏な人では、糖の消費によって、気分が劇的に上昇したり下降したりする傾向にあります[8]。

糖――砂糖の摂取によって短期間エネルギーが上がりますが、じきに血糖は急落します。このためにまた別の甘いものが循環的に欲しくなります。セロトニンやβ-エンドルフィンが低いレベルにある気分障害の人では、薬物乱用やアルコール乱用と同様に、食べずにはいられない傾向にあります。

砂糖の摂取から遠ざかっていると、食事に関する問題の管理はより容易になることがしばしばあります。私は例外なく砂糖を避けているときには、砂糖に関したもののほとんどを避けるのは特に難しいことではありません。しかし、もしも私が我慢できなくなって、「誕生日のケーキ一切れだけ」となると、それが必ず引き金になって、制御が利かないメチャクチャな状態になります。このことを知る以前、私は棒状のチョコレート菓子とクッキーをこっそり持ち出しては無茶食いを続けていました。

果糖——完全な糖不耐性でなければ、砂糖に関連したあらゆるものを諦める必要はありません。例えば、果物は果糖を含むからといって、果物を諦める必要はありません。果糖は単糖ですが、血糖とインスリンに与える影響が他の多くの糖よりも少ないのです[9]。りんごやアップルソース、バナナ、乾燥あんず、ナツメヤシ、イチジク、ぶどう、パイナップル、干しぶどうなどの甘い果物を小さくして食べるだけです。果物と野菜によって、有益なビタミンやミネラル、繊維も補充できます。

避けるべき、もしくは制限するにあたって最も重要な糖の種類は、精製された砂糖です。精製された砂糖は、飴やキャラメル、チョコレート、ガム、焼き菓子、アイスクリーム、加糖飲料、ジャム、ゼリー、多くの朝食シリアル、加工食品、スナック食品に含まれます。蜂蜜や糖蜜、蜜のような自然にある糖の使用について専門家は異議を唱えています。私はときどき使いますが、たくさんは使いません。

じゃがいもやパン、麺類など、全粒粉や野菜でつくられていない、すばやく糖に変換する単炭水化物も制限しましょう。「小麦」とか「多様な穀類」と表示された製品には気をつけてください。そういう製品には、白い小麦粉や、加工された小麦粉を含んでいることがよくあります。表示を読んで、全粒粉100％の製品か、他の無精白粉でつくられている製品を選んでください。スペルト小麦はカラスムギや小麦と同じ穀物群の仲間ですが、まったく別の種で、スペルト小麦が特に望ましいでしょう。もしも小麦グルテンに対してのアレルギーを持っているならば、臨床的うつ状態の多くの人と同様に、スペルト小麦を基盤にした製品を使うか、パンや麺類をまったく取らないようにしてください。

食品表示を読んで、アセスルファムカリウム（カロリーゼロの甘味料。アセスルファムK）やサトウキビジュース、デキストロース（ブドウ糖の異性体）、ブドウ糖、乳糖、麦芽糖、麦芽、糖類、サトウモロコシ、蔗糖、人工甘味料のような、隠れている糖質を探してください。糖質は単炭水化物であり、急速に血糖値を上昇し（そのため、一時的に気分がよくなります）、それに続いて休息に下降します（そのため、気分が悪くなります）。私は最初に食品表示を読みだしたとき、あまりに多くの糖類が缶詰のスープや果物、野菜、「無糖」シリアルに入っているのかを発見して、ゾッとしました。

自然甘味料[10]

多くの食料品店や健康食品店では、「卓上用」や白砂糖の加工自然代用品を扱っている。

果糖――単糖だが、果糖は他の多くの糖類よりも血糖値やインスリンに対する影響が少ないの。しかし、トウモロコシの高果糖シロップは避けること。

ステビア――この甘味料は南米の潅木（*Stavia rebaudiana*）から取れ、砂糖よりかなり甘い。しかし、ステビアでは血糖は突然上昇したり下降したりしない。

ステビア――まだ立証はされていませんが、砂糖の代わりに使える可能性があるのが、自然甘味料であるステビアです。

他の国の人びとは、ステビア抽出物の少量を、飲料や食物を甘くするために、悪影響なしに何世紀も使用してきました。ステビアは、現在多くの米国健康食品店で栄養補助食品として売られています。

人工甘味料

人工甘味料は砂糖に勝るところはあまりありませんが、容認する人もいます。しかし、人工甘味料は健康上のリスクをはらんでいるかもしれません。研究者や科学者、公共利益の科学センターのような消費者団体、米国保健社会福祉省、米国食品医薬品局、食品製造者は、人工甘味料の安全性に意義を唱える傾向にあります。

人工甘味料に関した商品名

サッカリン……Sweet'n Low
アスパルテーム……Equal / NutraSweet / NutraTaste / Spoonful
スクラロース……SPLENDA No Calorie Sweetener

サッカリン——サッカリンは発癌物質（癌を発生させる物質）である可能性が考慮されるため、以前は米国の法律によって、サッカリンを含有するすべての製品に警告を表示していました。その後、二〇〇〇年に米国保健社会福祉省は発癌物質のリストからサッカリンを外し、連邦議会は警告を撤回した製品を許可する法律を可決しました。国立がん研究所によって施行された研究によると、サッカリン使用により膀胱癌の発生率が高くなることが見出されています。

アスパルテーム——米国食品医薬品局が一九八一年にアスパルテームを認可した後、アスパルテームはサッカリンに取って代わりました。米国食品医薬品局宛てに、アスパルテームの使用者でめまいや幻聴、頭痛などの症状が生じたという苦情が出ていました。アスパルテームは発癌物質である可能性があると考えている人もいますが、その信憑性についてはさらに研究する必要があります。気分障害の人は、アスパルテームのアミノ酸と脳内の神経伝達物質間での相互作用の可能性を知っておくべきです。アスパルテームはセロトニン形成を阻害し、うつ状態や不眠の誘因となりうることを示唆する研究者がいますが、このことはまだ決定的ではありません。

スクラロース――米国食品医薬品局に一九九八年に食品添加物として承認され、サッカリンやアスパルテームよりかなり安全性が高いようです。一九九九年に、米国食品医薬品局は、スクラロース使用を多用途の甘味料として承認し、多くの専門家が同意する数少ない人工甘味料の一つです。SPLENDAは甘蔗糖で作られていますが、その共同製造である「マクニール」ピーピーシー・インコーポレイテッドと「テート＆ライル」パブリックリミテッドカンパニーによると、SPLENDAは血糖値レベルや炭水化物代謝、インスリン分泌に影響を与えることなく体外に出るとのことです。

しかし、米国食品医薬品局は、米国消費者が理論的に中毒量を摂取する可能性があるとう心配が一部あることから、ステビアを食品添加物として承認していません。毒物に詳しい学者のなかには、過剰摂取によって癌や生殖の問題、炭水化物代謝における変化にいたる可能性があると危惧する人もいます。

甘い物好きをコントロール

甘いものは、その源にかかわらず、β-エンドルフィンの反応を起こすために、さらに甘いものへの渇望が強くなる（β-エンドルフィンは脳内化学物質を刺激する）。このために、次々に甘いものが欲しくなり、食べずにはいられなくなる。

もっと欲しくなってしまうような甘いものを食べないように気をつけること。

甘党の人に関して前文に書いたことは、使っている甘味料の種類にかかわらず、度を越さないように使う、ということです。

チョコレート

制限もしくは回避するべき食べ物のリストには、誰もが好きなチョコレートも入っています[11]。というのは、チョコレートには砂糖とカフェインという、ダブルパンチが詰まっているからです。大のチョコレート好きは、月経前症候群の女性に特によくみられます。チョコレートを食べると、セロトニン生成が増加されるため、チョコレートを欲しがるのは、「自己治療」のためかもしれません。

そのため、チョコレートを食べると最初は気分がよくなりますが、血糖値はすぐに下がって、低血糖の症状が生じるかもしれません。低血糖のためさらに不快にもなります。チョコレートを食べるよりも、少量の蛋白質を一日中食べるほうがよいでしょう。蛋白質はエネルギーと意識の向上に役立ちます。

カフェイン

私のうつ状態がほとんど最悪の状態のとき、私は一日にコーヒーをポットに三杯に、カフェイン含有ダイエット炭酸飲料を数本飲んでいました。そのとき、どうして震えるのかしらと私は不思議に思っていました。カフェインは睡眠を妨げるため、もしもできるならばカフェイン摂取を一切やめてください。前述したように、気分障害に患っている場合に、睡眠は特に重要です。双極性障害の人のなかには、少量のカフェインを許容できる人もいますが、まったく飲めないという人もいます。もしもカフェインを摂取するのでしたら、遅い時間には取らないようにしてください。さもなければ、就寝時に寝付きが悪くなるかもしれません。私自身は、朝にコーヒー一杯と、午後にカフェイン含有ハーブティー一杯もしくは炭酸飲料を取っています。完全にカフェインをやめようと一、二回試しましたが、実行できませんでした。それでも以前よりカフェイン摂取量が減った現在、かなり気分はよくなりました。

繊維

繊維摂取にも注意を払う必要があるかもしれません。正式には繊維質食品と呼ばれますが、繊維は消化系が分解できない炭水化物の複合体で形成されています。繊維には二種類あり、水溶性繊維と不溶性繊維があります。

水溶性繊維と不溶性繊維[12]

水溶性繊維は血中**コレステロール**を緩徐に低下させ、心疾患予防に役立つ。水と混合すると、ゲルのような物質になる。

不溶性繊維はほとんどそのままで消化系を通過するため、消化管機能を助け、大腸癌の予防に役立つ。

両タイプの繊維ともに栄養素として、健全な消化系の維持に重要です。多くの食品に両タイプの繊維が含まれています。

栄養専門家は、一日に最低20~40ミリグラムの繊維摂取を推奨しています[13]。米国食品栄養学会によると、心疾患の危険性を低くするためには、この四分の一以上の量の水溶性繊維を摂取すべきだということです。もしも便秘であれば、さらに必要かもしれません。うつ状態のときには、排泄機能も含めて身体機能の多くが低下していますし、便秘は多くの薬の副作用です。逆に、薬のために下痢になる場合もあります。適宜、自分にあうよう繊維を調節してください。

繊維が豊富に含まれているのは、全粒粉やシリアル（ふすま、全小麦、オートミール、玄米）、豆（黒豆、インゲン豆、レンズ豆）、種や木の実です。そのほかには、果物や野菜（りんご、西洋梨、いちご、ブロッコリー、人参、トウモロコシ）があります。これらの食品の皮に含まれている繊維は、糖へ変換する速度を緩やかにするのに役立つため、必ず皮を食べてください。乳製品や脂肪、肉類に繊維は含まれません。

脂質

飽和脂肪はコレステロール[14]を増加し、コレステロールは循環（特に脳への循環）を悪くして、心臓発作や脳卒中の誘因になります。飽和脂肪のために思考速度も遅くなり、のろのろした感じや疲れた感じになります。

しかし、脳が良好に機能するためには、コレステロールも含めた脂質が必要です。気分障害を患っている場合、脂質が少なすぎると、深刻な問題になる可能性があります。コレステロールはセロトニンを増強するために、まるで自然の抗うつ薬のような作用をします。そのため、血中コレステロール値が160以下の場合にはうつ病や事故、自殺にさえいたる可能性があります[15]。

このために、もしも気分障害で、同時に心疾患の危険性が高い場合には、ちょっとした板挟みになります。もしもコレステロールを下げる食事療法中であれば、その情報を主治医にきちんと伝えてください。

健全な食事には、一日に5グラム以上の必須脂肪酸（身体にビタミンが必要なのと同様に身体に必要な特別な脂質）が含まれている必要があります。オメガ-3脂肪酸は必須脂肪酸の一つで、オメガ-6脂肪酸はそうではありません。オメガ-3脂肪酸の値とうつ病、躁病の両者に相関関係があることが研究で示されています。オメガ-3脂肪酸は、ある意味で気分安定薬と同様、神経シグナル伝達を抑制しているようです。

オメガ-3脂肪酸は、魚（特にサケ、ビンナガマグロ、カニ、オヒョウ、ニシン、サバ、アンチョビ、イワシ）を食べることで得られます。しかし、トウモロコシで育った養殖魚はあまり良くありません。オメガ-3脂肪酸の一日推奨量は1～5グラムです。その量を得るためには相当数の魚を食べる必要があります。例えば、85グラムのマグロには約675ミリグラム（0.675グラム）が含まれています。

魚が好きでなかったり、十分な量を食べれないのであれば、魚油栄養補助食品を使っても構いません。タラ肝油はかつて医学目的に使用されていましたが、摂取過多によってビタミンA毒性にいたる場合があります。栄養補助食品を酸化から保護するために、魚油栄養補助食品にはビタミンEを含有するべきです。魚油栄養補助食品をオレンジジュースと一緒に摂取すれば、魚臭い後味が軽減できます。

亜麻の種やかぼちゃの種、ウォールナッツ、小麦胚芽、濃緑色葉菜などの植物性のオメガ-3脂肪酸もいくぶんか摂取できますが、これまでのところ躁の予防に効果的だと判明しているのは魚油だけです。

食事に関するすすめ

全般的な食事を調節するためのよい出発地点は、米国農務省の食品指導ピラミッド[16]です。次のことが推奨されています。

- 毎日6～11枚のパン、シリアル、ごはん、麺類
- 毎日720～1200ミリリットルの野菜
- 毎日480～960ミリリットルカップの果物

- 毎日480～720ミリリットルの牛乳、ヨーグルト、チーズ
- 毎日120～180グラムの肉、鶏肉、魚、乾燥豆
- 脂肪、油脂、甘いものは制限

摂取量は、性別と年齢によって異なります。この勧告は誰にでも合うわけではなく、特に別の状況にある場合には、自分の食事を調節する前に主治医に問い合わせてください。栄養摂取は、個人差がとても大きいのです。複合炭水化物と蛋白質は、両者とも特に重要です[17]。炭水化物はブドウ糖に変わって体の燃料となるだけではなく、セロトニンのレベルを増加させるのです。生の果物や野菜、木の実や種、全粒粉、豆、大豆食品に含まれる複合炭水化物は、繊維や栄養のために重要であるばかりか、セロトニンのレベルの影響するために重要です。不機嫌や頑固さ、気苦労を軽減するのに役立ちます。

同様に、蛋白質を適切に摂取しましょう。蛋白の量が多すぎたり少なすぎたりすると、脳内セロトニンの量に影響します。蛋白質が不適切な場合も、ドーパミンとノルエピネフリンのレベルを低下させて、その結果うつ状態の一因となりえます。

もしもベジタリアンであれば、豆類や木の実、全粒粉、大豆食品を食べることで蛋白質を摂取できます。カルシウムは、木の実や種、野菜、カルシウム強化オレンジジュース、大豆食品で摂取できます。しかし、MAOIを服薬中であれば、以下の指示に従ってください。

MAOI食事制限［18］

抗うつ薬のうちの一種類であるMAOI（monoamine oxidase inhibitor：モノアミン酸化酵素阻害薬）では、さらに食事制限が必要です。チラミンは特定の食品や薬剤に含まれているアミノ酸の一種ですが、MAOIはチラミンの増強をもたらします。MAOIと混合すると、チラミンを含む物質のために頭痛や極端な高血圧や脳卒中をひき起こし、死にいたる場合もあります。

MAOI服薬中の人への注意

もし医師にMAOIを処方されたら、常に食事制限と薬物制限に従うこと。MAOIの場合、コンプライアンス〔医師の指示に従って服薬すること。またその服薬率を指す〕が悪いと命取りになる可能性がある。

MAOI服薬中では、次の食物を摂取することを避けなければなりません。

- 寝かせたチーズ、サワークリーム、ヨーグルト
- 熟れすぎた果物（特にバナナとプラム）
- アボガド、トマト、茄子
- 缶詰の肉、乾燥した肉
- ソーセージ、肝臓、塩漬け発酵キャベツ
- 豆、さや

- 大豆製品
- カフェイン、チョコレート
- ビール、ワイン
- イースト菌が入っているもの

もしも主治医にMAOIを処方されたら、すべての食事制限について確実に理解してください。

食事を変化させること

食料品の表示を読んだり、栄養について学ぶには、確かに多くの時間がかかります。そうすると、すべての食料品店で自分が食べられるものは何もないような気分になるかもしれません。しかし、同時に少し食事を変化させることができます。もしまだ実行していないのなら、食事を規則的にとることから始めましょう。それから糖とカフェインの摂取量を減らし、そこから先へ進んでいきましょう。自分ができると感じるように少し調節することで、変化がもたらすストレスが減るだけでなく、食べ物が自分の大部分に影響を与えているということを認識するのに役立つことでしょう。

ドラッグ、アルコール、ニコチン

双極性障害の人にとって、ドラッグとアルコールを避けることは特に重要です。ここでいう「ドラッグ」は法外薬物を意味し、医師に処方されたり推奨される薬物療法ではありません。市販のアレルギー薬や風邪薬、鎮痛剤でさえ、気分や睡眠パターンに影響し、なかには他の薬物療法と相互作用を呈するものもあります。市販薬を使用する前に、主治医や薬剤師に確認してください。

ドラッグとアルコールは両者ともに脳内化学物質のバランスを崩し、気分エピソードのきっかけとなり、処方薬を妨げる可能性があります。アルコールを飲むと一時的に気分は持ち上がりますが、アルコールは実際には抑制剤であり、気分障害の人には最も必要ないものです。なかには、一日に一杯のワインを許可する医師もいますが、そうでない医師はアルコールをまったく飲まないほうを推奨しています。

タバコをドラッグと同様には考えないかもしれませんが、タバコはコカインのように中毒をひき起こします[19]。よく知られている喫煙の危険性に加えて、ニコチンは刺激剤として作用し、脳内化学物質のドーパミン、ノルエピネフリン、セロトニン、β-エンドルフィンに作用します。

もちろん、これらの物質をやめることは容易ではありません。そのうえ、双極性障害の半数以上の人が物質乱用の問題を抱えています[20]。しばしば、私たちはドラッグやアルコールを、動揺する気分を鎮めたり高揚させるために用います。専門家はこの行為を「自己治療」と呼んでいます。

おそらく、私が大学生時代に大酒を飲んで浮かれ騒いだり、ドラッグの経験をしたのは、「大勢の仲間」の一員になりたかったというよりは、自己治療や、陽気な状態を延長することに関連していました。もしあなたがドラッグやアルコールを使用しているのなら、他の何よりも物質乱用の問題に取り組む必要があるかもしれません。

運動

私たちの祖先は、身体的必要性にあわせた数多くの運動をしてきましたが、現代の科学技術はカウチポテト族の国を創造しました。無数の研究から、運動の有用性および運動が**エンドルフィン**（よい気分にする麻薬様のホルモン）を産生するということが明らかとなっています。

運動は極めて有益で、ほとんどすぐに効果が出ます（新たに運動を始める前にはいつも主治医に確認してください）。規則的な運動は不安を軽減し、集中力や活力を向上させます。一回運動するだけでも、セロトニンやノルエピネフリン、ドーパミンのレベルが増加します[21]。左前前頭皮質はうつ状態の間不活発になりますが、画像研究によって、運動が左前前頭皮質の活性化に役立つことが示されています。

どういう運動が一番よいでしょうか

抑うつ気分の改善や、躁状態で過剰なエネルギーを取り去るのには、有酸素運動を選択するのが最もよいでしょう。中程度の有酸素運動を三〇～四〇分間、週に三回できるように目指しましょう[22]。しかし、徐々に増やすようにして、無理をしないでください。運動をしすぎると、疲れて気だるくなる場合もあります。運動のせいで疲れるかもしれませんが、運動することで活性化もされます。そのため、就寝の三時間以上前に運動は終了しておくべきです。有酸素運動しない日には、非有酸素運動や別の運動をするのも有益かもしれません。

有酸素運動　対　非有酸素運動

有酸素運動（早歩き、自転車、ランニング、水泳）では、心拍数と酸素の流れが増加する。

非有酸素運動（バーベル挙げ、ゆっくりとした散歩、ストレッチ、ヨガ）では、自尊心の形成に役立ち、緊張が軽減する。

運動嫌いの人はどうしましょう？

私は、少なくとも幼少のころより、運動にまったく興味がありませんでした。運動にひきつけられることは決してありませんでしたし、身体活動に魅力を感じることもありませんでした。私が最初に定期的に運動するように駆り立てられたのは、私のしみったれた発想からでした。私は一年間前払いでお金を払ってジム会員になりました。いったんお金を払えば通うのは実に簡単でした。それからしばらくして、私は自分が運動したときには少し気分がよく、実際にジムに行かないときには物足りない気持ちになることに気がつきました。

何年も私はエアロビクスやジャズ体操、サルサのクラスに参加していますが、音楽を使って、運動というよりもダンスをしている感じなので、どのクラスも楽しんでいます。自転車こぎや、プールを何往復か泳いだりもしています。

運動への参加

- 楽しめる活動を一つか、できれば複数見つける。

- 打ち込むこと。友人と規則的な運動を計画したり、ジムに参加し、教室に通う。
- 運動用具を荷造りして、行く準備を常に心がけること。運動から戻ったら、すぐに新しい運動服を鞄に入れて次の用意をする。
- 自宅で運動するほうが好きならば、運動のビデオや機材（自転車こぎ機、トレッドミル、ボートこぎ機、重量上げ機）を購入する。ガレージセールでよく格安品として売られている。

私は関節炎になって、さらに運動をしたくなりました。私の膝と足首は、運動を休みすぎると、腫脹しはじめるようでした。私はアクアティック（水中有酸素運動）に参加しはじめました。アクアティックは水がクッションの働きをするので関節にとって楽なのです。私はウェイトマシンでも運動し、外を歩いたりトレッドミルを使ったりもしました。その過程で、たくさんの友人ができました。

有酸素運動のために気分がよくなることは何でもしてください。格闘技やスポーツには（すべてのスポーツが有酸素活動ではありませんが）、別の可能性があります。費用のかからないものにウォーキングがあり、天気がよければ外で、天気が悪ければ公共建築やショッピングモールで歩きます（気分が高いときに浪費する傾向があるなら、小切手帳とクレジットカードは自宅に置いていきましょう）。

リチウム服薬中の人への注意

運動するときに、水分をよく取ること。とても汗をかいて脱水状態になると、リチウムのレベルが中毒領域に達する危険性があるので、必ずたくさんの水を飲むこと。

他の人と一緒に運動したほうが運動を続けやすい人もいますし、一人で運動するほうが好きな人もいます。私の場合は、運動に規定の時間があるときには、セッションに遅れたりさぼったりすることが少ないので、教室に参加するのが最善のようです。それに加えて、教室の場合には人づきあいの機会があり、他者から大部分の時間孤立している場合には役立ちます。

徐々に変えていく

私が提案している変化は、半端なものではないように思えるかもしれません。結局、十中八九が完全にこれまでとは異なる習慣の確立を意味しています。しかし、もしゆっくりと取り入れて、自分の生活スタイルを徐々に変えれば、見かけほど衝撃的ではないかもしれません。私は、数年間の期間をかけて多くを修正してきました。しかし、私は修正するにあたって細心の注意を払ってきたので、多くの恩恵を受けました。気分が安定したばかりか、健康が全体的に改善しました。私がかつて渇望していたもののほとんどが、ほぼ消えてなくなったのです。

少しずつ前進するための作戦

- 定期的な就寝時間を確立して、適切な睡眠を得るため最善を尽くすこと。睡眠を最優先にする。
- 定期的にバランスのとれた食事を心がける。MAOIを服薬中でなければ、徐々に食事を変えていく。まず砂糖とカフェインを減らし、できそうであれば別の食品の修正に取りかかる。

- 規則的な運動を生活に組み込む。十分間歩くような、簡単な事から始められる。
- 今までに服薬したことがなく主治医に処方されているのなら、薬物療法を利用できる方法を打ち立ててみる。
- もしアルコールやドラッグで自己治療しているなら、物質乱用の治療を受けるか、依存症更生会であるアルコホリクス・アノニマス（AA）やコカイン・アノニマス（CA）、麻薬アノニマス（NA）などの自助プログラムに参加する。
- 生活上のストレスを減らすよう心がける。

夫と私が細心の注意を払って私の病気を監視しはじめてからは、ほとんどいつでも、かなり最初の段階で、対処されていないことからエピソードが誘発されることに気づくようになりました。食事を取らなかったり、とても夜遅くに食事をしたり、いつもとっている睡眠を数日間とらなかったり、一、二回服薬をしそびれたりしたことがありました。

私は、薬物療法は基本的に必要なことの一つだと思います。第一に、適切な薬物療法は私にとても役立ってきたからです。しかし、多くの人びとは、薬物治療の一部として考えるため、気分障害にとって一般的な薬物療法を第12章で紹介し、巻末の**薬剤一覧**で補足しています。

12 医学的な治療法を見つける——薬物とその使い方

双極性障害の人びとには、第11章で述べたような基本的な対応に加え、さらなる治療が必要です。その多くは、薬物療法や**電気けいれん療法**、**頭蓋磁気刺激療法**、**迷走神経刺激療法**といった医学的な治療であり、なかにはしばらく入院が必要な治療もあります。双極性障害は簡単には治りません。しかし、効果的な治療法を見つけることで、あなたの人生の質が高まり、救いが得られることでしょう。

薬物療法はたった一つの選択肢ではありません。ヒューストンにあるバイロン医科大学の精神・行動科学部長スチュアート・ヨドフスキーは、「われわれは人を扱っているのだ。化学反応を起こす袋を扱っているわけではない」と述べています[1]。

また、私たち双極性障害の患者の多くは、精神療法、カウンセリングやサポート・グループからも得られる「対話療法」による恩恵が受けられます。通常、医学的介入、薬物療法は結果が早く得られますが、精神療法は、症状の再発に対して薬物療法よりも効果的であると言われています。第13章では対話療法を、第14章では他の代替療法や補助療法について述べます。

本章では、あなたが医師に会ううえで必要なオプションに焦点を当てます。住む州によっては、精神科認定看護師から処方を受けることもできます。

適切な医師をさがす

緊急の事態は別として、あなたが最初に会った精神科医や、他の資格を持った開業医にかかり続ける必要はありません。もし最初に話した医者があなたにぴったりくれば、それは素晴らしいことでしょう。しかし、最高の医者に出会うには、何度か別の医者にかかってみる必要があるかもしれません。

精神科人名録

精神科医は、精神科を専門とした医師である。「一般の」医学校卒業に加え、四年間の精神科のトレーニングを積んでいる。

精神科薬剤師は、こころに作用する向精神薬の専門知識を持っている。この専門家は、通常は心理学や薬理学といった医学的な学位を有し、州によっては薬物を処方する資格を与えられている。

上級精神科認定看護師は、精神科の訓練を受け、修士号を持つ登録看護師である。州によっては、彼らにも薬物を処方する資格が与えられている。

専門医をさがす

ここでは、よい医師を探すための出発点をいくつか挙げます。一つないしいくつかのすすめに従って照会してみましょう。

- 尋ねやすければ、家族、友人、同僚や隣人
- かかっていれば、セラピストやカウンセラー
- かかりつけの医師
- 精神保健のサポート・グループ
- 病院や診療所
- 医科大学
- 非営利のメンタルヘルス組織
- 医学会や資格を与える委員会
- （もし、あなたが利用可能、かつ使い勝手がよければ）従業員援助計画（EAP）
- 健康保険に加入していれば、保険会社

電話帳やWEBネットには頼らず、より信頼の置ける直接照会の方向で選びましょう。もし可能であれば、できるだけ気分障害を専門にしている（少なくとも強い関心がある）医師を選びましょう。

医師が「合う」かどうかを確認する

いくつか照会が得られたら、直接聞くか、電話でも構わないので、短い面接を希望しましょう。そして以下の

ような質問をしてみましょう。

- どんな支払い方法がありますか、どんな保険が適用可能ですか。
- 気分障害と、併発する症状についての知識を含め、どのような訓練を受け、経験を積まれてきましたか。
- 通常の予約の診察時間はどのくらいの長さで、面接はどのくらいの頻度ですか。
- スケジュールはどのくらい融通が利き、予約と予約の合間にも面接することが可能ですか。
- ある時点で入院の必要が生じた場合、どの病院に入ることになりますか。
- 緊急事態が生じた場合、自分はどうすればよいですか。会えない場合にはそれを補う医師会などはありますか。
- 先生の治療に対する方針はどのようなものですか。それは保守的なものなのか、新しい治療に開かれたものか、それとも経験的な治療に基づいたものですか。
- 代替治療やサプリメントについてはどんな考えをお持ちですか。
- 精神療法に対する先生のお考えはいかがですか。また、どんな種類の治療をすすめますか。
- 必要とあらば、先生は私のセラピストや私の家族、友人と連絡を取ろうと思いますか。

最初の予約を取った段階で、あなたの受け取るべき書類をこうして全て用意しておけば、あなたに関する適切なカルテを準備する時間を、面接相手に与え、取り揃えてくれることでしょう。

医師を替える

まず必要なのは、革新的なものであれ保守的なものであれ、主治医の治療方針があなたの求めているものかどうかをはっきりさせておくことです。人生には、死にたいと感じていたり、躁の頂点であり続けていたりするだけではなく、他の時間だってあるのです。私は、十年以上もの間、死にたいと思わなかったり、軽躁状態で他人をうろたえさせたりしない日だけを「よい日」だと決めつけていました。ところがこれ以上我慢できなくなり、さほど保守的でない精神科医に替えた後、これまで想像したこともないほど自分の人生がよくなっていることに気づきました。私と同じ轍を踏まないでください。可能なかぎり、生活の質を追い求めましょう。

あなた自身がお客であるということを忘れないでください。医師はあなたを治す責任を負っているわけではないのです。一般的に、双極性障害は長い経過をたどるもので、完全に治癒することなどありません。糖尿病やてんかん、高血圧のようにコントロールができるだけです。病気とうまくつきあっていくには、医師やセラピスト、他のサポートシステムと力を合わせる必要があります。医師は治療チームの一員と考えましょう。最も責任があるのはあなた自身なのです。最初の医師でうまくいかなければ、できるだけ早く他の医師を探しましょう。

薬物

多くの人びとは、短期であれ長期であれ、薬を飲むことに抵抗感があります。双極性障害の人びともまた、服薬は納得しがたいでしょうし、気分が高ぶる時期を薬で抑えることに不満を抱くでしょう。躁や軽躁のときには、自分自身は完治していて、診断は間違いで、薬を飲む必要はないと思い込むのはたやすいことです。しかし、全力で治療計画に従い、そんな考えに屈してはなりません。そのように考えていると、結局はトラブルに巻き込まれてしまうのです。

薬の神話と疑問

精神に作用する薬の服用に際し、以下のような理由で恐れを抱く人もいるでしょう。

- 薬を飲むことは、その人間が弱いということを意味すると思ってしまう。
- 人格が変わってしまうのではないか。
- 依存してしまうのではないか。
- 我慢できない副作用や、他の病気が出現するかもしれない。
- 以前一度か二度試してみたがうまくいかなかったので、効果がない。

「弱い人間」という神話

最初、私は他人から弱い人間だと思われたくないので（すでにいくつか飲んではいたものの）、向精神薬を飲むことに躊躇していました。そして、最初はリチウム（気分安定薬として使われる天然に存在する塩類）を試してみることさえ恐ろしかったのです。重大な処置のように思えたからです。

私は残された人生で、薬を飲むことなどしたくなかったのです。こころの病気で薬を飲みたい人などほとんどいません。しかし、糖尿病のコントロールのためにインスリンを使う人や、てんかんのために抗てんかん薬を使う人、甲状腺の疾患で合成甲状腺ホルモンを服用する人はたくさんいます。精神障害に対する向精神薬も同じなのです。双極性障害や単極性うつ病は、脳の障害なのです。

向精神薬を飲むことは、あなたが弱い人間であるということではありません。自分の病気に立ち向かうために、責任ある行動を取るということなのです。日々の暮らしのなかで、薬なしでは仕事ができないかもしれない、大事な人間関係を失ってしまうかもしれないと考えるとき（あるいはその危険性が高いとき）、薬はより魅力的なものとなるのです。

「人格が変わる」という神話

向精神薬は基本的な性格を変えたりしません。ただ気分を正常の範囲内に変化させるだけです。これらの小さな変化は、通常よい方向に作用します。抑うつ状態に陥ったときには、少しだけ気持ちが前向きになるでしょう。躁や軽躁になったときには、危険な行動を少なくし、周囲の人びとを安心させるでしょう。そして私は、適切な薬は自分の破壊的な考えを和らげることに気づいたのです。

「依存」に対する疑問

多くの向精神薬は依存の危険性はありません。なぜなら依存性のある薬物は、非常に早く作用し、それに関連して速やかに気分を改善させるからです。多くの気分安定薬や抗うつ薬は、明らかな効果が表われるまで、数日から数週間かかるのです。しかし、依存性のある向精神薬もあります。特にベンゾジアゼピン類、すなわち、**抗不安薬**（精神安定薬）や**睡眠薬**（鎮静剤）、あるいはその両方に分類される薬物です。

私は、ほぼ十五年にわたる使用で、ザナックス（ベンゾジアゼピン系抗不安薬。日本ではソラナックス・コンスタンのこと）に依存していました。それがなければただ眠れないというだけだったのです。眠る時間が近づいてくると、私は「ザナックスの結び目」と呼んでいるのですが、胃袋が張ってきます。しかし、ザナックスは速やかに、効果的に働き、わずかな期間で本当に結果が表われます。私の主治医は何度かやめるように提案しましたが、私が飲むのは比較的低用量であったので、強くは主張しませんでした。

そこで、私の主治医は、私の受けるストレスが減ると考えられる休暇の間に、数週間かけてザナックスを非ベンゾジアゼピンに置き換えるよう指示しました。私はほとんど一日ごとに、少しずつ用量を減らしていきましたが、ザナックスを切った最初の夜には禁断症状が出現しました。激しい発汗と吐き気、胃袋が締めつけられるような食中毒に似た症状でした。数日かそれ以上の間、不快感が続いたあと、良くなりました。

「副作用」の疑問

実際、すべての薬には副作用があり、同じことが向精神薬にも当てはまります。ほとんどは不快なものですが、多くはすぐ、確実に制御できます。心配なのは、やや古い薬剤の副作用によるものでしょう。それは、しばしば筋肉のこわばりや**遅発性ジスキネジア**（筋肉のけいれんやよじれ、ねじれ、奇妙な表情などの、不随意な反復運動を生じさせる障害）をもたらします。しかし、新しい薬剤にほとんど問題ありません。

私が向精神薬を飲みはじめて最初に経験した副作用は、非常に口が渇き、排尿の頻度が増えるというものでした。おそらくそれらは関連したものだったのでしょう。口を潤すためずっと何かを飲み続けていたため、自然とトイレの回数が増えたのです。

体重の増加と性的機能不全の二つは、人びとが最も不満に思う副作用です。私は、これらを両方とも経験しました。非常に限られた程度でしたが、医師と一緒に、薬か投与量を、あるいはその両方を変えることで対処しました。

向精神薬によって生じる、他の副作用として、以下のものが一般的です。

- 不安といらつき
- 食欲や体重の変化（あるいはその両方）
- 目のかすみや視野の変化
- 混乱や記憶の障害（あるいはその両方）
- 便秘や下痢、ときには膨満感
- めまいやふらつき
- 眠気や疲労感、鎮静
- 消化器症状
- 頭痛
- 発汗の増加または減少
- 光や太陽への感受性の増大
- 不眠
- 皮膚のかゆみや発疹
- 筋力低下
- 嘔気や嘔吐
- 落ち着きがなくなる
- ふるえ

・不明瞭な発音

これらの副作用を見て、あなたはおそらく「薬なんて飲めない」と思うことでしょう。でも、一つの薬でこれらすべての副作用をもたらすわけではないということを思い出してみてください。すなわちこのリストの副作用を、あなたひとりがすべて経験するわけではないということです。とはいえ、多くの人は、一つないしはいくつかの副作用に直面するでしょう。

個人差——あなたが経験する薬の作用と副作用は、個人の生化学的特徴や他の要素に依存しています。双極性障害である友人の一人は、私が続けられなかった薬の組み合わせに変更していました。ある組み合わせは私には作用しませんでしたが彼女に作用し、ほかの組み合わせは彼女に作用しませんでしたが私には作用したのです。

薬に非常に高い感受を示す人びともいます。例えば、ほとんどアスピリン一錠しか飲まない大人には、小児用の薬程度でも十分ということもあるでしょう。その一方で、病状のコントロールのため非常に強い薬が必要な人びともいるのです。

ときに、副作用は薬の用量とも関係します。同じ抗うつ薬でも、私は低用量では鎮静がかかり、高用量では躁状態の引き金になります。その中間量でこそ適切に作用するのです。

薬の変更——通常は、ほとんどの副作用に適応できます。もしできなくても、違う薬を試してみることができます。より多くの、よりよい薬が、絶えず開発され続けているのです。

薬を変更する場合、休日の前後や、主治医の休暇前は避けましょう。薬の変更時には、いつでも連絡が取れるようにしておく必要がおそらくあるでしょう。

「効果がない」という神話

これまで薬を試用し、よい効果がなければ、どうか私の話を信じて、より十分に試してみることをおすすめします。本書付録の**薬剤一覧**を少しでも見てもらえれば、私の述べている意味がおわかりになるでしょう。より多くの、より良い薬が、絶えず登場し続けているのです。

私たちのなかには、救いを求めて次から次へと薬を試す人がいます。ただ副作用が耐えられない人もいます。第11章や第14章で述べるような自然の治療薬を使う人もいます。しかし、私たちの多くにとって、薬は病気を取り扱ううえで、欠かすことのできない道具なのです。

同意しない人もいるかと思いますが、私の生活と研究から、十分な証拠が得られたのです。双極性障害を持つほとんどの人は、明らかな回復を期待するために、脳内の化学物質のバランスを正さなければなりません。自分の回復のためには、薬を使うことが必要不可欠であり、私がその薬に依存しているということは認めます。容易に人生を失ってしまうことを発見することなく、また、姉を失うという経験をしなかったとしたら、何とかして私は薬以外の他の方法を見つけようとしたでしょう。しかし薬の効果によって、私は劇的に回復したのです。

薬の種類

躁うつ病の治療に用いられる向精神薬（こころに作用する薬）は大きく分けて、気分安定薬、気分安定抗けいれん薬、抗精神病薬、抗うつ薬、抗不安薬（精神安定剤）、睡眠薬（鎮静薬）があります。双極性障害に対し、これらの薬がすべての人に同じような効果が表われるとはかぎりませんが、これらの薬で確実に症状が改善する人がいます。

本章ではこれらの薬の種類について、一般的な解説を示します。巻末の**薬剤一覧**に、米国で、抗うつ病の治療に一般的に用いられる薬の一般名と商標名を挙げました。また一般的な成人の一日服用量と、半減期（体の中で、薬が半分の量まで代謝あるいは除去される時間）と、作用機序を簡単に示します。

医師は、薬の系統やどの薬物が最も適切かを決めるにあたり、治療アルゴリズム——あるいはフローチャート——を用います。医師が適切な薬を決定する手助けとして、医師の指示を守り、新しい投薬でどんな気持ちになるのか、医師と密に意思疎通を保つことが重要です。「症状の改善は部分的ですか、それとも完全ですか」「何か問題になる副作用はありませんか」。こうした情報をもとに、医師は投与量を調節したり、違う投与法を試すことができ、ひいてはあなた自身を救うことになります。

気分を安定させる薬

これらの薬は、安心を与えるとともに、気分をより正常な範囲に留めておくことにより、躁状態や抑うつ状態を防ぐ作用があります。適正な用量では、気分安定薬は、極端に、一方から他方へと気分を変化させませんし、その変化を極度に早めるということもありません。

躁うつ病の人のなかには、気分安定薬だけで十分な人もいれば、同時に追加の薬も用いなければならない人もいます。私たち双極性障害の人たちは、すべての症状を制御するために、平均すると三つか四つの異なる薬を飲んでいます。

気分安定薬。一般的に、食塩に含まれるナトリウムとよく似た元素である**リチウム**が唯一まじり気ない、現在入手可能な気分安定薬です。神経細胞の表面上の、神経伝達物質の受容体とシナプス前の再取り込みポンプの相互作用に加え、多くの向精神薬がそうであるように、リチウムは（あるいは他の気分安定薬も）ニューロンそれ自体に作用し、本質的にそれらを再構成します[2]。なかにはリチウムが、**神経の発火**（極端な気分の発現をひき起こす過程）における初期の段階を妨げると考える科学者もいます[3]。発火とは、脳の中で刺激が同じ神経回路を回り続ける型にはまりこむようなものです（神経単位の構造や生化学的な反応については、第7章を参照のこと）。

気分安定抗けいれん薬。一般的に、医師が処方するこれらの薬――てんかんやけいれん発作をコントロールする――を、抗てんかん薬、抗けいれん薬と呼びます。しかし、抗けいれん薬のなかには気分を安定させる性質を持つものもあり、他の気分安定薬の代わりに――あるいはときに併用して――使われます。抗けいれん薬はまた、発火の感度を下げるだけでなく、リチウムよりも長く気分を安定させます。

カルシウム拮抗薬。稀に、他の気分安定薬の効果がない場合や、高血圧や心臓に問題がある場合に用いる薬が処方されます。**薬剤一覧**にはカルシウム拮抗薬が気分安定薬に含まれています。

抗精神病薬

神経弛緩薬とも呼ばれることもありますが、古典的（あるいは定型）**抗精神病薬**は、ときどき急激な躁と同時に出現する妄想と幻覚を抑える働きがあります。古くからある定型抗精神病薬は、短時間で躁症状を抑えるには最も適していますが、より重い副作用の原因ともなるので、一般的には新しい「非定型」抗精神病薬が好まれます。抗精神病薬には、不安や動揺、不眠の治療など、精神病でない症状を呈する人に使われるものもあります。

抗うつ薬

その名の意味する通り、**抗うつ薬**は抑うつ症状を改善させます。躁うつ病の気分の揺れを防ぐため、医師はしばしば気分安定薬と抗うつ薬の両方を処方します。どちらを最初に処方するかは、あなたの徴候や症状次第です。向精神薬の投与に慎重な監視が必要なのは、うつから躁へと気分を急激に転換させることがあるためであり、その逆もまたあるのです。

注意

もしあなたが**単極性うつ病**（抑うつ症状のみ）と診断されていても、潜在的に**双極性障害**に転じる可能性もある。抗うつ薬は、躁や軽躁症状を作り出す危険性をはらんでいる。

もし、躁や軽躁と診断された経験があれば、必ずそのことを医師に告げること。あなたにまだ抗うつ薬が必要であっても、主治医によっては、処方を変更したり、用量を減らしたりする可能性がある。

抗うつ薬の種類。抗うつ薬にはいくつかの種類があり、それぞれの化学構造を持ち、脳内のそれぞれの神経伝達物質に作用します。しかし同種類で、同じ化学構造を持つ薬でさえ、いくぶん異なるかたちで、異なる受容体に作用するのです。

三環系抗うつ薬（TCA）は、三つの環状の化学構造を持つことから名づけられた薬で、一九五〇年代以降広まりました。これらは、神経細胞の中への神経伝達物質の再取り込みを妨げることで作用します。

四環系抗うつ薬は、いくぶん新しい種類の薬です。三環系抗うつ薬と似た作用を示し、いくつかの文献ではそのように分類されていますが、四つの環を持った化学構造をしています。この大きさの違いにより、三環系と四環系の混合物は、若干異なる方法で輸送蛋白質に作用するという結果をもたらします。

多くの文献では、次に示す抗うつ薬の中の大部分を、単にSSRIか、その他の分類できない抗うつ薬として分類していますが、どの種類の神経伝達物質が作用しているかわかれば、作用機序がよく理解できるし、あなたも主治医も最も効果的な薬を早く見つけられます。

以下に簡単に記します。

- **ノルアドレナリンセロトニン特異性抗うつ薬**（NaSSA）

- **ノルエピネフリンドーパミン再取り込み阻害薬**（ＮＤＲＩ）
- **セロトニン拮抗再取り込み阻害薬**（ＳＡＲＩ）
- **セロトニンノルエピネフリン再取り込み阻害剤**（ＳＮＲＩ）
- **選択的セロトニンノルエピネフリン再取り込み阻害薬**（ＳＳＮＲＩ）
- **選択的セロトニン再取り込み阻害薬**（ＳＳＲＩ）

巻末の**薬剤一覧**に、どの神経伝達物質にどのように作用するかを短く説明しています。より詳しい情報を得るには、『グッドマン・ギルマン薬理書』あるいは『ＰＤＲ』〔Physician's Desk Reference：医科向け米国医薬品集の略〕か、処方せんについてくる薬の添付文書で確認してください。

モノアミン酸化酵素阻害剤（ＭＡＯＩ）は、一九六〇年代に最初に登場した薬です。神経終末において、モノアミン酸化酵素が過剰なモノアミンを分解して破壊するのを阻害することで、神経伝達物質の濃度を高めます。ＭＡＯＩは非常に効果的ですが、厳重な食事制限が必要で、処方せんなしでは安全な使用が認められないことから、ほかの抗うつ薬ほど処方されません。第11章に、これら必要条件の多くが述べられています。

注意

あなたの主治医がＭＡＯＩを処方したら、どの食べ物や飲み物、薬を摂取してはいけないか、しっかり教えてもらうこと。

抗不安薬と睡眠薬

不安と睡眠障害は、しばしば双極性障害と併発するため、多くの医師は**抗不安薬**（精神安定薬）と**睡眠薬**（鎮静薬）も併せて処方してくれるでしょう。これらの薬は、神経の緊張を和らげ、中枢神経系の活動性を低下させ、神経伝達信号を減少させることで鎮静をもたらします。そのため、飲んだときは、車の運転や危険な機器の操作をしないよう指示されます。

薬の多くは依存の可能性が高く、限られた基準の範囲内でのみ使用されるべきです。繰り返し投与された場合と一度だけ投与された場合では、異なる作用をもたらす薬もあります。

いくつかの注意

- MAOIは多くの食事制限が必要だが、他にも同様の制限が必要な薬がある。どのような処方でも、食事制限の必要があるかどうか、常に医師に確認しておくこと。
- 気分安定薬を内服するときは、甲状腺や腎臓、肝臓に障害を与えていないか、注意して見守る必要がある。リチウムやバルプロ酸といった薬を飲んでいる場合、事前に定期的な血液検査をきちんと受けなくてはならない。
- 多くの向精神薬は催奇形性と母乳移行性がある。妊娠や授乳の可能性が少しでもあれば、医師に知らせること。

半減期

半減期は、薬が代謝される時間や、体内から除去される時間と関係しています。しかし、この言葉は誤解を生みます[4]。ほとんどの薬は五回も半減期を経なければ、体の中から完全に除去されないのです。半減期は、あなたが違う薬を試すさいや、それまで飲んでいた薬をきれいに除く必要があるときに重要になります。そのような調節は、常に主治医と協力しておこなうようにしましょう。

また、たとえ自分が病気だったということを疑うほど気分がよくなったとしても、決して主治医との相談なしに内服するのを止めないでください。躁や軽躁の間は、人はしばしば薬の必要性を疑うものです。向精神薬のなかには、離脱症状を防いだり減らしたりするため、ゆっくりと減量していかなければならないものもあります。あまりに急に内服を止めると、幻覚や振戦、けいれん、せん妄をひき起こすものもあります[5]。巻末の**薬剤一覧**に、どれくらいの時間でそのような変化が出現するかがわかるよう、およその半減期を示しています。

「用量設定の世界」を受け入れること

薬を扱うことに、終わりはありません。ただ一つの処方で、あなたの病気を永遠に対処することができることはほとんどありません。私は特に、月経前症候群（ＰＭＳ）と性欲の変動をコントロールするために、薬の用量を増減するなど、しばしば用量設定しなければなりませんでした。まさに、医師が用量の調節と呼ぶもののこと――**滴定**（ＴＩＥ訓練）――です。新しい薬を導入したり、古い薬を止めたりするとき、副作用に対処したり、ストレスのかかる状況によりよく対応するためには、滴定が必要となるでしょう。精神科医はしばしば、生活の中の日々の変化やストレスに基づき、薬を飲む量にある程度の幅を与えます。

更年期に移行するまで、ＰＭＳを扱うことは私にとって一つの大仕事でした。幸いなことに、はっきり予想できる時期を過ごすことができたため、始まる前の五日間、ただ薬を増やすだけで調子がよくなりました。たった一日10ミリグラムの抗うつ薬を増やすだけで、明らかな違いが表われました。薬の増量を忘れたときは、半日で気づきました。私と主治医は、体重を軽く保ち、眠気を抑え、記憶の障害を避けるために、常に自分のリチウムの量を比較的低く保っていました。軽躁の間、私には性欲のコントロールができなくなったという過去があり、自分が過大な空想をしたり、持て余すほどの性的な衝動を感じはじめたりするたび、私たちは何度もリチウムを増やしたり、抗うつ薬を減らしたりしました。

忍耐の練習

ほとんどの薬は、作用するまでに時間がかかります。すぐに変化が表われるものと期待しないでください。しばしば長い試行錯誤の過程が必要になります。あなたに適切な薬やその組み合わせが見つかれば、世界は変わるでしょう。耐えることです。

薬を飲む多くの人びとは、すぐに結果が得られないか、治療効果が表われる薬の量に達するまでに十分な期間の内服を続けられず、内服の努力を止めてしまいます。劇的に作用する薬もありますが、ほとんどは少しずつ作用していくものなのです。薬を飲めば、すぐに生まれ変わるような変化が起きるというよりは、ゆっくりとよくなっていく経験をするでしょう。

向精神薬を飲みはじめたとき、典型的な場合では数週間で結果が表われはじめます。主治医はまた、最適な用量を見つけるため、何度か用量を調節する必要があるでしょう。過剰な刺激を受けず、人生を前向きに生きるためにも、必要十分な薬の組み合わせと用量を見つけること、それは多くの忍耐を必要とするのです。

しっかりした治療を受けていた間の何年にもわたって、私はリチウムと二種類の気分安定抗けいれん薬、少なくとも七種類の抗うつ薬、四種類の抗不安薬、一種類の抗精神病薬を試しました。三十代以前に試した薬は記録していません。最も効果的な薬とその組み合わせを見つけることは楽なことではありませんが、いったん見つけられれば、新しい人生を丸ごと一つ手に入れるようなものです。

よく効く「魔法の薬」をすぐ見つけ出す運のよい人もいます。映画『ブリリアント・マッドネス』のなかで、パティ・デュークが演じるアンナ・ピアースは、「小さな薄茶色の薬」（リチウム）が彼女の人生を変え、最後には正常な感覚さえもたらしてくれたと熱く語っています[6]。

遺伝学的類似について考える

気分障害で薬を飲んでいる親類がいるかどうかは、調べるべき価値があります。親類が服用しているものと同じ薬があなたに効果的である可能性が非常に高いです。異なる抗うつ薬を何度か試した後、主治医と私は、現在最も効くのは、私の母に最もよく効く薬と同じであるということが判明したのです。

この抗うつ薬が成果を収めてからほどなくして、主治医は、私の気分を盛り上げてより創造的になれるよう、違う気分安定抗てんかん薬を試してみようと提案しました。これまでの気分安定薬は私の軽躁をかなりよくコントロールできていたので、最初は変更することに不安を覚えました。しかし、気分がより盛り上がるかもしれないという可能性は魅力的なものでした。私の姪が同じ薬で素晴らしい成果を得ていたので、主治医はそれを試すことできっと満足が得られるだろうと提案したのです。私はその機会を得ることができてとてもうれしかった。なぜならその薬を変更した結果がはっきりとよい方向に表われたからです。薬を替えて四日で、ここ何十年の内で最もよい気分が得られました。軽躁にならないような適度の用量を探さなければならなくなりましたが、その過程はまったく苦になりませんでした。

薬の組み合わせ

ときどきは、最高の薬効を得るために、向精神薬を組み合わせたり、他の薬と併用したりしなければなりません。私は抗うつ薬を二年間飲み続けていましたが、甲状腺薬を定期的に飲みはじめる以前は、最低限の改善しか得られませんでした。その併用は、私の抑うつ状態を明らかに改善させたのです。二十代の終わり、数ヵ月の短い期間に、甲状腺ホルモンを替わりに飲んでいましたが、前向きの変化が見られなかったため、飲むのを止めてしまっていたのです。

私が早い閉経を迎えたとき、気分の変動に伴って、集中力の低下と記憶障害が表われはじめました。ある日、顧客のプロジェクトを完成させた後のこと、次に何を仕上げればよいのか思い出すことができなくなっていました。

エストロゲンはアセチルコリンに影響を与えるため、エストロゲンレベルの減少はアセチルコリンのレベルも減少させ、その結果思考や記憶に影響を及ぼします[7]。同じく、エストロゲンの上昇はシナプス間隙のセロトニンを増大させ、エストロゲンは自然の抗うつ薬や気分安定薬として作用します。

躁うつ病の女性において、正常な閉経に関連したホルモンの変動は、たとえ何年症状が安定していたとしても、多くの問題の原因となります[8]。ホルモン補充療法（ＨＲＴ）もまた、抑うつ症状を悪化させたり、病相の頻回化をもたらすといったトラブルの原因となります。ＨＲＴをうまく用いるべく、エストロゲンとプロゲステロンを、時間をずらして開始することをすすめる医師もいます。そういうわけで、ＨＲＴが問題の原因となれば、どの薬が元凶であるか、それを決めるのは容易なことでしょう。

薬の取り扱い

以前から他の組み合わせで薬を飲んでいたとしても、新しい薬を飲みはじめることは、新たな挑戦のはずです。あなたは一日に何度か、薬の用量を変える習慣を身につける必要があるでしょう。

医師からの薬に関する詳しい情報

精神科医や他の医師から新しい処方せんが出されたときはいつでも、以下のことをしっかり尋ねましょう。

- 薬にはどのような副作用の可能性がありますか。
- 問題が生じるときに、どのような徴候が表われますか。
- 食事と一緒に、あるいは別に飲む必要がありますか。
- 服用時にお酒が飲めますか。
- 昼夜、服用する時間帯によって、問題は生じますか。
- 用量を間違ったときは、どうしたらよいですか。
- 薬はどんな形ですか（あなたの主治医はいくつかのサンプルをくれるか、「ＰＤＲ」で写真や処方ガイドを見せてくれるでしょう）。
- この用量を、どのくらいの期間で飲みますか。

- この後、用量の増減などはありますか。

主治医のほかに、薬についての情報源として、以下のものがあります。

- 薬剤師からのアドバイス
- 処方せん〔と一緒についてくる薬の添付文書など〕
- 巻末の**薬剤一覧**

薬剤師にもらったものを調べる

薬局から薬を処方してもらったら、すぐに、処方されたものと同じかどうか、確かめなければなりません。薬局はときどき、薬をジェネリック医薬品や他の銘柄のもので代用しますが、それらは思っていたものと違った形に見えることもあるでしょう。例えば、違った色や大きさ、形であるかもしれません。問題ないときもありますが、処方が間違っていることもあります。私がある新しい抗うつ薬を飲みはじめたとき、薬局から、主治医が処方したよく拡散するカプセルではなく、五角形の錠剤を間違って渡されたことがあります。

そして、ときには不合理な調剤を見つけることもあるでしょう。私が他の抗うつ薬を飲んでいるとき、薬局は、何年間も彼らが使ってきた機械を、新しいものに変えて使いはじめました。いくつかの理由で、新しい機械による25ミリグラムのカプセルは、10ミリグラムのものよりも小さかったのです。私は、いくつかの情報源から自分の薬は正しくラベルされていると立証しましたが、なぜ小さいサイズのカプセルのなかに、より大量の薬が入るのか、いまだによくわかりません。

薬の費用を管理する

もしあなたの収入が極端に低いか、病状が非常に重くて働けない状況であれば、何らかの公的な支援が保障されます。そのようなときのために、巻末にある援助機関の欄に、援助を得るための、窓口をいくつか挙げています。

ほとんどの向精神薬はそれほど高くはありません。保険にさえ入っていれば一部の自己負担でまかなえることでしょう。ここに薬にかかる費用を軽減できるいくつかの方法を挙げます。

- 可能であれば、主治医にジェネリック医薬品の処方をお願いしましょう。
- 特に新しい薬を試すときなどに、医師から無料の試供薬を手に入れましょう。
- 効果があるか判明するまで、新しい処方は少量だけ服用するようにしましょう。
- 薬で状態が安定し、しばらくの間服用が可能なら、長期間の処方を出してもらいましょう。

私の健康保険では、三ヵ月に一度の受け取りとして、「維持」薬物療法の注文はわずかな負担金を払うだけで済んでいます。しかしこの方法は、あなたと主治医の両者が薬の乱用や自殺のおそれがないと保障できるまでは危険です。

他の医師にあなたの医療情報を伝えておくこと

処方せんや市販薬から違法ドラッグ、アルコール、ハーブいたるまで、あなたが使っている薬をすべて、どの医師にも確実に知らせなければなりません。副作用をもたらす組み合わせもあれば、体の中で互いに競合してしまうものもあります。

カードやノートに薬リストを作って、ハンドバッグや財布のなかに入れておきましょう。また、医師に受診のたびにリストを更新してもらいましょう。処方された薬の名前と用量、一日何回、何時に飲むかといった情報も含めておきましょう。それぞれの薬にどう反応するのか、服用開始の時点であなたが他にどんな薬を飲んでいるのか、自分自身の記録を持っていれば、より簡単に最善の治療を見つけることもできます。また記録を持ち歩くことで、何の薬を飲み、いつ別の医師にかかり、どんな検査をしたのか、より正確な情報を伝えることができます。将来参照するときのために、それぞれのカードに日付を入れ、それまでの記録のコピーを残しておきましょう。

何を、いつ飲んだか覚えておくこと

新しい処方にまだ慣れていないとき、うつや躁の真っ最中にいるときなどは特に、何をいつ飲んだのか思い出すことは、とても難しいものです。自分の薬をカードに書きつけることに加え、出張薬局としてプラスチックの容器に入れて、持ち歩くと便利です。私の容器は、それぞれの曜日の朝、昼、夜、睡眠前に対応して、入口がパチンと閉まる小部屋に分かれています。バッグのなかにその日の自分の薬を放り込んでおけば、後の心配はいりません。毎週日曜日、私は薬の容器をいっぱいにしますが、それは一週間分の薬を追うことができるだけでなく、いつ追加補充の注文をする必要があるか、教えてくれます。

電気けいれん療法

ショック療法、あるいは電気けいれん療法（ECT）[9]は評判が悪く、もはや評価すらされていないでしょう。ECTについてのあらゆる解説は多くの人を怖がらせたので、私も実際に調べる前に警戒していたようです。精神科病院を扱った映画でもしばしば、ECTは残酷で異常な刑罰のように見え、治療が開始されたころには、理想的療法とはほど遠い状況でおこなわれていました。

しかし、状況は大きく変わりました。装置や麻酔、適用電流量の改善により、副作用が出現する可能性は減少しました。残された主な副作用は、ECT処置中の時間を中間とした短時間の記憶喪失です。しかし私は、ECTを受け、その後も長い記憶喪失が続いている人びとからも話を聞いたりしていました。

ECTを受けるときは、麻酔されて筋弛緩薬を投与されるので、処置には痛みがなく筋肉や骨へのストレスもわずかです。そして電極が頭皮に当てられ、少量の電流が〇・五～一・五秒の間、頭の中を流れます。これは二十五～百二十秒のけいれんをひき起こします。ECTの正確な作用機序はまだよくわかっていませんが、脳をより正常な機能へとリセットすると考えられています。治療は通常、週に三回、六～十二週間にわたっておこなわれます。

ECT支持者たちは、この治療法は即効性があり、効果的だと指摘しています。自殺しそうになっているときには、薬よりもよい解決法となるかもしれません。『幸せがこわれるとき』の筆者である精神科医のマーシャ・

マニングは、衰弱を伴ううつ病に、ＥＣＴが非常に有効な治療であるという結果を明らかにしました。ある医師は私にＥＣＴを受けさせたがりましたが、私は決してそれを試してみようとは思いませんでした。おそらく私はそれを受けるべきだったのでしょうが、その考えを実行することはありませんでした。

ＥＣＴは、薬ではとても乗り切れないうつ病の人びとの福音となるでしょう。躁の場合も同様です。また、一時的に薬物を中止しなければならない妊娠した女性や、授乳期の母親への代替医療の適応にもなるでしょう。高齢者にも安全な選択肢となります。

しかし、ＥＣＴ治療の効果は長期的に見ると、効果が低下する傾向にあります。一度はＥＣＴで完治しても、そこで得た効果を維持するには薬が必要となるでしょう。

頭蓋磁気刺激療法

ＥＣＴと似ていますが、より管理しやすい**頭蓋磁気刺激療法**（ＴＭＳ）とそれに関係した**急速**（**あるいは反復性**）**頭蓋磁気刺激療法**（ｒＴＭＳ）と呼ばれる有望な治療法があります。ＥＣＴと違って、この治療はけいれんを起こさせず、完全に覚醒した状態でおこなわれます。磁場を発生させるコイルが頭皮に向かって置かれ、コイル下に直接脳組織の中で微弱な電流を発生させます。この結果、多数のニューロンが同時に発火します。

ＥＣＴより短期間の治療であり、ＴＭＳは五日から十日間、毎日二十分間施行されます。薬剤に抵抗性のあるうつや躁に対しよい選択となるでしょう。唯一の副作用は、軽い頭痛や筋肉のうずきが起こることです[10]。

迷走神経刺激療法

この治療法は、元々は脳に電気的刺激を送ることによって、てんかんをコントロールするために開発されました。迷走神経刺激療法（VNS）では、ペースメーカーに似たVNS回路が手術により、左の鎖骨下に埋め込まれます。そして、そこから伸びる電極が首の迷走神経に取りつけられるのです。VNS回路は、五分間隔で三十秒間、迷走神経に刺激を与えるようプログラムされています。VNSの初期の研究に協力した気分障害の患者のうち、三分の一に改善が認められました[11]。VNSは、GABAとグルタミン酸のレベルを変化させ、同じようにノルエピネフリンやセロトニンのレベルも変化させます。その効果は、躁うつ病とうつ病の両方に認められており、現在は研究中ですがECTと同じくらい見込みがありそうです。ただ一つの副作用として、回路の埋め込みによるしゃがれ声があります。

入院

心の病を抱える私たちの多くにとって、永久に病院に閉じ込められるという恐怖は過去のものとなりました。現在、気分障害の重篤な症状をのぞくほとんどが、入院しなくてもうまく治療されるものとなりました。実際、気分障害の患者のほとんどが入院を望みませんし、適宜、効果的な治療が提供されています。入院が必要なときでさえ、その目標は症状を安定させ、可能なかぎり早く自宅へ帰すことなのです。

入院は私たちのような「綱渡りをする人間」に、重要な「保護ネット」を与えてくれます。以下の状態にあるときには、入院を考えるべきでしょう。

- 自殺や殺人、激しい衝動や行動が、あなた自身や周りの人の安全を脅威にさらしている。
- 危険なまでの焦燥感を感じていたり、精神病症状をきたしている。
- 糖尿病など、精神症状とは別の身体疾患において危険な状態に陥ったり、もはやその適切な制御ができなくなってしまった。
- 精神的苦痛が重くなり、通常の生活機能が果たせなくなり、家族にも不可能な二十四時間介助が必要になったとき。
- 食事が取れないまでに感情が失われてしまった。
- 薬物濫用が進行中であるとき。
- 薬の反応を見るために厳密な観察が必要だと、医師から診断が下されたとき。

あなたの病気をよく知る友人や家族からの強力なサポートと、効果的な医学的治療と、一般的な対話療法があれば、入院はほとんど必要ありません。

ときには失望することも、高額だったりすることもありますが、私は医学による治療法をはっきり支持する者です。それがなければ、今の私はここにいなかっただろう、そう確信しています。もちろん全員が同意するわけではないでしょう。対話療法や、他の非医学的な治療法にも効果はあり、医学的治療法の代わりになることも場合によってあるでしょう。

13 感情を表現する——「対話療法」

躁うつ病の原因は、遺伝子や脳内の生化学的な障害であることは明らかであり、ストレスやライフスタイルも部分的に関わりがありますが、他にも要因が含まれているかもしれません。第8章や第9章で示したとおり、性格やしつけもまた、躁うつ病に影響していることでしょう。しかしより重要なのは、気持ちと生化学の相互作用なのかもしれません。あなたの脳内の化学的な状態が適正であっても、自分の気持ちに焦点を当てることが必要なときがあるでしょう。そうしないと、自分の気持ちが生化学的背景をあっという間にひっくり返し、大混乱に陥ることもあるかもしれません。精神療法やカウンセリング、サポート・グループが、治療を開始するにはよい場面なのかもしれません。

感情を抑圧することは、抑うつ状態の間はうつ症状を悪化、増強させる傾向が、躁状態では躁症状を沸騰、爆発させる傾向があります。私は「綱渡りの綱」を渡っている間、数時間泣き続けるような、筆舌に尽くせぬ悲しみの発作におそわれます。こうした強烈な感情の抑圧期間の後、私は裏返しにされ、しぼり出され、乾いてしまったような気持ちになります。泣きたいという強い衝動にかられるのに、一粒の涙も流せないときもあります。自分自身をヒステリックに笑い続けるその裏で、するどい、噛みつくような怒りが控えていることもあります。

躁うつ病を扱ううえで重要なのは、自分の気持ちを常に適切に表わすことを学ぶことです。気持ちの変化が避けられない間は、それを健康的に、行動に移さず表出することを学ばなければなりません。このやり方を学ぶことが、精神療法の初めの目標です。

精神療法には何が含まれているのか

考えていること、何かに挑戦していることなどを定期的に話すことは、一対一であれ、グループであれ、安心と啓発をもたらしてくれます。気分障害を抱える私たちの多くは、頭の中だけで考えて過ごす時間が多すぎる傾向にあります。頭の中で何が起こっているのかを表出することがあり、さまざまな不安や役に立たない考えに思いをめぐらせることで生まれていたストレスが減少し、バランスの取れた視点が得られることがあります。

しかし、その精神療法の構造のなかで、あなたが安心して話を聞いてもらっていていると感じられ、機密性が保たれていると信用できなければなりません。また、人としても尊重されていると感じられなくてはなりません。治療は、臨床心理士やソーシャルワーカーとの会話から構成されるでしょう。あるいはほかに、専門家によって運営される治療グループに出席したり、同じ病いに悩む仲間たちによって運営されるサポート・グループに参加してみるのかもしれません。

ほかの選択肢としては、芸術や音楽、ダンスや演劇、著述を用いた創作療法もあります。創作療法は、芸術の鑑賞を含むことはもちろん、そのほとんどが自分自身の創造性と自分を表現することを含んでいます。この創作療法については第17章で触れます。

精神療法は気分を安定させ、入院の必要性を低下させることが研究では確かめられています[1]。加えて、精神療法はあなたの人間関係の質を向上させ、人生の多くの場面で、より良く振る舞えるようになることでしょう。

本章では、一般的な対話療法について解説します。

個人精神療法

多くの人がカウンセリングと呼ぶ**個人精神療法**は、双極性障害に付随することの多い、怒り、混乱、羞恥、不満、罪悪感、憤りといった感情を扱います。また、双極性障害に伴って陥る、失職、人間関係の破綻、経済的ないしは法的な困難を扱ううえでも役立ちます。個人精神療法は、あなたの人生を何年にもわたって複雑なものにさせてきた不健康な行動パターンや、ゆがんだ考え方を修正するのに役立つかもしれません。研究では、個人精神療法が薬物療法への適応を促したり、治療計画の遵守につながったりすることが明らかにされています。

一般的に信じられていることとは違い、ほとんどの精神科医は、カウンセリングをほとんどおこないません。部分的には、管理医療や保険の限度もあり、精神科医の診察時間はとても短いことが通常になっています。したがって、ここ最近あなたがどう過ごしているかを問われ、必要になる薬の変更について話しあったりする程度のことしか望めないでしょう。

セラピストやカウンセラーの種類

あなたに精神療法を提供するのは、臨床心理士や精神科認定看護師、ソーシャルワーカーといった、あなたの主治医と一緒に働いている他の臨床家が多いです。

精神療法人名録

- **精神科医**は、精神科を専門とした医師である。近年、ほとんどの精神科医は限られた対話療法しかおこなわない。
- **臨床心理士**は、上級の学位（通常、心理学や臨床心理学の修士号や博士号）を持っている。学位を修めた後、さらに二年間の臨床研修を経験する。臨床心理士は対話療法をおこなうが、通常、薬の処方はできない。しかし、臨床心理士の多くは、薬について広い知識を持ち、近い将来、薬を処方できる資格を持つ可能性もある。
- **精神科認定看護師**は、精神科の訓練を受けた認定看護師である。彼らはしばしば、精神保健施設や病院で対話療法をおこなっている。
- **上級精神科認定看護師**は、修士号を持ち、精神療法をおこなう。いくつかの州では、彼らにも薬を処方する資格が与えられている。
- **クリニカル・ソーシャルワーカー**は、修士号、ときには博士号を持つ。ほとんどの州では、臨床研修を終えたクリニカル・ソーシャルワーカーのみに精神療法をおこなう資格が与えられている。
- **カウンセラー**は、心理学の正式な訓練を受けている場合もそうでない場合もあるため、重い気分障害を治療する知識や信用に乏しいと思われがちである。しかし多くの州にて、ほとんど誰もがカウンセリングのサービスをおこなうことが可能である。カウンセラーは多くの問題を解決できるが、通常、重い精神疾患を持つ人はより多くの知識を持った別の医師にかかったほうが有益である。

資格の必要条件は、州によって変わります。カウンセラーをのぞき、処方ができる精神科の専門家はほとんど、有資格者である必要があります。結婚療法や家族療法、創作療法といった専門性を持つセラピストもいます。

他の精神療法の選択肢

自分の信仰集団外部の誰かよりも、修道士や牧師、僧侶、ラビ、他の宗教的指導者に相談することを好む人もいます。祈りと霊性は、薬と他の精神療法の両方、あるいはいずれか一方にとっても有力な助けになります。しかし、重篤な気分障害では、牧師のカウンセリングだけに頼るのは賢明とはいえないでしょう。

特に、ほとんど何も手に入らない、孤立した地域に住んでいる場合は、電話によるカウンセリングやラジオによるカウンセリング、遠隔医療、インターネットに関わる選択肢もあるでしょう。その方法を選ぶなら、その人びとの資格を、最善を尽くして注意深くチェックしましょう。

対話療法や精神療法の種類

双極性障害の治療には、いくつかの異なった治療法が有用です。

心理教育療法は、病気について、あなたを（可能であればあなたの家族も）教育することが中心となっています。それは、躁やうつの症状に先立って生じる徴候を、早期に認識することを強調しています。第5章で早期の警戒すべき徴候をいくつか挙げています。

対人関係療法は、気分障害によってもたらされる、対人関係の過度の緊張を和らげることを目的としています。あなたの精神症状を更に悪化させるかもしれない対人関係の問題に、特に焦点を当てて取り組みます。

社会リズム療法は、日常生活を調整し、バイオリズム、特に睡眠と覚醒のサイクルを安定させることが中心になります。この種の病院内でおこなわれる治療では、定期的な観察と、症状の再現を避けるための日常生活の調整が重要であることを学ぶことでしょう。

行動療法は、特に注目に値する行動や、自分をダメにしてしまう習慣を変えることに焦点を当てています。ここでは、すべての行動は環境に対する反応――しかしながら、しばしば不適切である――を学ぶことから構成されているという仮定を基におこなわれています。自己主張トレーニングと社会技術トレーニングの二つは、ロールプレイを通じて、他人とかかわるうえでより効果的な方法を練習するための行動療法に分類されます。

認知療法は、思考や自分を語ることが、どのようにして気分や行動に影響するかということを探求していきます。ある出来事に対して気持ちを混乱させる認知のゆがみを認識させます。認知のゆがみとは、例えば以下のような二分法的な考え方です。つまり、もしあなたが私を愛していないのなら、私を憎んでいる、といった極端な考え方です。異なる例として、完璧でければ完全な失敗だ、というのもあります。このような態度に対し、セラピストはしばしば、自分の考えを書き出させるような宿題を課します。さらに自己救済本やサポート・グループは、あなたの認知療法の実践を助けることでしょう。

より深いアプローチ方法として、認知行動療法（CBT）と呼ばれる、認知療法と行動療法を組み合わせた治療法があります。CBTは特に、長い間何年にもわたり双極性障害に悩まされ、認知のゆがみが深く染みついてしまった私たちのような人間を、救ってくれるでしょう。

その他の種類の精神療法として精神力動的精神療法（あるいは精神分析）では、より古典的で長期間に及ぶ「長椅子と精神分析家による」手法を用いて、週に何回かセラピストとの面接をおこないます。精神分析は、さまざまな問題の根本的な原因として、あなたが経験することの主観的な意味と、無意識の動機の側面と、未解決の葛藤に焦点を当てています。精神分析は、あるタイプのうつ病に対しては効果がありますが、おそらく重大な脳の障害に対する治療には、あまり効果がありません。

家族療法は、あなたの症状や、その結果生じた家族間のストレスを減らすことに焦点を当てます。あなたとあなたの家族は、それぞれのセッションに一緒に参加します。そのセッションでは個人の問題よりも、家族の関係性のパターンの問題に焦点が当てられています。家族療法の目標は、意思伝達と関係性のパターンの機能不全を変えることです。

注意

過去にこだわりすぎるセラピストは、あなたを後悔させ、無力にしてしまう。病気になったのは、あなたの責任でも、あなたの家族の責任でもない。ただし、あなたは自分自身の回復に責任を負っているのは事実である。そのことに対して、他人は手助けすることができない。たとえそれがどれだけ最高の治療チームであるにせよ、あなたを治したり、回復を強制したりすることはできない。

私たち気分障害の人間にとって、精神力動的精神療法は、おそらく最善の選択肢ではないでしょう。

治療関係

適切なセラピストを見つけることは、適切な結婚相手や仕事相手を見つけることに少し似ています。セラピストは、あなたが信頼かつ尊敬でき、心地よいと感じさせてくれる人間でなくてはなりません。ただ心地よすぎてもいけません。もし、セラピストが自信をもって（でしゃばりすぎず）非現実的な期待や間違った考えにも挑戦してくれなければ、あなたは十分に前向きな変化を起こす気にならないかもしれません。

精神療法から最大限の収穫を得ようと思えば、あなたはセラピストに完全に心を開かなくてはなりません。共感的で、精神の健全はもちろん身体の健康についても、あなたのことを真正面から気遣ってくれるのが最高のセラピストです。

セラピストの役割

セラピストには、できるかぎり速やかに治療してくれることをおおくの人は期待して、治療を始めるのが普通でしょう。しかしながら､速やかな回復などありえないのです。特別な目標に対して設計された短期間の治療コースもありますが、セラピストとの関係は、何年も、ときには何十年も続くことがあります。他のセラピストに比べて支配的で、次の面接までに済ませなければならない「宿題」を課すセラピストもいます。次の面接まで全く関わらないことを好むセラピストもいます。しかし、セラピストの基本的な役割は、あなたが、自分自身の人生を立て直すことの手助けをすることです。セラピストは支持する者として、適切な提案を示すべきですが、あなたに代わってまで考えるべき存在ではありません。

あなた自身がそのことに気づかず、セラピストがそのことをあなたに説明しなければ、不平不満がたまってしまうかもしれません。私は治療を始めるとき、セラピストがすべての答えを与えてくれることばかり期待してしまいました。しかしそれではうまくいくわけがありません。

「それでどんな気持ちになったの？」

もし、これまで「気持ち」レベルのことを人に伝えることに慣れていないということであれば、治療を始めたとき、新しい言葉をまるごと習得したかのように感じるかもしれません。

私が最初に長期的な精神療法を始めたとき、セラピストの口から出てくるコメントのほとんどすべてが、「それでどんな気持ちになったの？」でした。そこで私が憂うつな気分になったり不安を感じたりしたと答えると、本当は怒りを感じたのでは、と問い返されました。私の考えるかぎりでは、怒りは私の憂うつや不満とはまったく関係ありませんでした（しかるのちに、このセラピストはまったく正しかったのだということがわかりました）。

何か言うたびに、彼女が繰り返すのは「それでどんな気持ちになったの？」という言葉だけであり、こんなに頭にくるような面接に私は疲れきってしまいました。私の標準的な答えは「私は憂うつな気分になりました。だからここにいるんです！」しかし、彼女はそこで終わらせません。「違うわ、あなたは怒っているのよ」と彼女は繰り返しました。私はそうではないと繰り返しました。彼女がそうだと主張しつづけることに、私は怒りを感じました。

私は抑うつ状態だったのです。私は大うつ病エピソードのただなかにいたのです。私はただ、どうやって自分の気持ちを話せばいいのかわからなかったのです。私の感情はあまりに長い時間埋もれていたので、私自身がその感情に触れることができなかったのです。私がどう感じたのかということをセラピストと分かち合おうとしたとき、私が「理詰めになっている」と彼女は言いました。このセラピストはつまらないことにけちをつけ、言葉遊びをしているだけだと私には感じられました。彼女が私のより深い感情に触れようとしていることがわかるまでに、ずいぶんと時間がかかりました。私が批判的に解釈していたものは、私に自分の感情の中心をつかませようとする彼女の試みだったのです。そのときまで私は、どこから治療を始めたらいいのかわからなかったのでした。

自然な気持ちと感情

気分障害の人たちは、気分の高いほうから低いほうまでの両端の合間で、感情に過負荷がかかることを経験します。私たちはただ、自分の強い感情だけがすべての問題の原因だと感じるかもしれません。まったく感情がなければ、もっと単純だろうにと思うかもしれません。しかし、私たちにとって感情とは、人生の目的を維持するものであるのと同時に、人間性の本質でもあるのです。それらは、私たちの生存に欠かせないものであり、自分でも気づかない欲求を満たすために私たちを駆り立てているのです。

一次感情と二次感情

精神保健の専門家たちは、しばしば二つのレベルの感情について語ります。一次感情と二次感情です。これらはあなたの感情を考える上で、本当の核となっているものは何かを決めるのに役立ちます。一次（基本的かつ純粋な）感情とは、すべて幼児が示す感情と考えます。一次感情は、それ以上単純な感情の組み合わせには分解できません。二次感情は、よちよち歩きを始めた後の、一次感情を補い、覆うものです。二次感情はより自覚的であり、道徳的判断や認識に関する分析を含みます。

一次感情

異なる専門家が、一次感情としての気持ちの、わずかな差を挙げています。例えば、以下のものです。

- 臨床心理士であり古典的学習理論家であるO・H・モーラー博士と、最初のラジオトークショーの精神科医であるデイビッド・ビスコットは、一次感情として、苦痛と喜びだけを挙げています[2]。
- エリザベス・キューブラー・ロス博士は、五つの一次感情として、怒り、恐怖、罪悪感、嫉妬、愛を挙げています[3]。
- 心理学の教授であり、カルファルニア・サンフランシスコ医学校のラングレー・ポーター精神研究所長であるポール・エクマン博士は、怒り、恐怖、悲しみ、嫌悪感、軽蔑、驚きを一次感情に挙げています[4]。

二次感情

二次感情は、気おくれ、ねたみ、罪悪感、恥、誇りや、矛盾する感情と断固たる感情、絶望と希望、疑念と信頼といった正反対の感情などを含んでいます。

ビスコット博士は、感情と時間との関係性を重要視しました[5]。それを以下に挙げます。

- 憤りは、過去の傷に対する怒りである。
- 罪悪感は、自分自身への怒りが変化したものである。

- 興奮は、将来の喜びへの期待である。
- 満足は、過去の喜びの追憶である。

UCLAの心理学部副部長のバーナード・ウィーナー教授は、今現在感じている感情は、それを生じさせている環境をどう認識しているかに依存しているといいます[6]。例えば、もしあなたが状況をコントロールできなければ、怒り（一次感情）を感じるでしょう。もしあなたが状況または感情をコントロールするべきだったのに、それができなかった場合は、罪の意識や自己憐憫（ともに怒りから生じた、二次感情）を感じるでしょう。

理知的に分析された感情は、一段階か二段階、自分自身の隠れた感情からあなたを遠ざけます。あなたの感情に立ち向かうセラピストは、現在に生きるあなたを救うために、感情の核に向かってあなた自身をより深く掘り下げさせようとし続けているのです。

あなたに適したセラピストを見つける

特にあなたが長期間の治療を期待する場合は、セラピストを文字通り「クリック」するように、様々なセラピストを数多く訪れる必要があるでしょう。セラピストの力を最大限に利用するために、あなたは自身の内奥の、最も暗い恐怖や秘密、最も強い希望や夢についてセラピストと語り合いましょう。とにかく重要なことは、十分に心を開くことができるほど信頼できて、くつろぎを感じることのできるセラピストを探すことです。多くの場合、あなたに合ったセラピストを見つけるまでに、何度もさまざまなセラピストに会ってみる必要があるでしょう。

照会を得る

以下、よいセラピストの居場所を探しはじめるポイントを、いくつか挙げます。第12章で挙げた医師の居場所を探す情報源に加えて、あなたの精神科主治医やかかりつけ医師にセラピストを照会してくれるところを尋ねてみましょう。そして、もしあなたが参拝する場所があるのならば、そこの聖職者に尋ねてみましょう。しかし、イエローページや新聞や雑誌の広告、インターネット上のカウンセラーなどは、避けたほうがよいでしょう。私は、個人的な照会が最もよいと考えています。

また、宗教的な場所について述べますと、多くの聖職者は一般的なカウンセリングの訓練を受けていません。彼らは、双極性障害のような重大な脳の疾患について、限られた知識しか持っていないかもしれないことをお忘れなく。霊的な、祈りの力は奇跡を起こしますが、宗教のみで病気に立ち向かうようすすめた人びとには気をつけなければいけません。彼らがどんなにあなたの悩みを和らげようとしても、あなたの人生を、故意にではないにせよ、危険にさらしているのかもしれないのです。

自分に「合っている」かどうかを確認する

いくつかの照会を得たら、直接訪ねたり、電話でも構わないので、短い面接を希望しましょう。最初に話をしておくことで、多くの知りたいことがわかるでしょう。セラピストに以下のことを尋ねてみましょう。

- どんな支払い方法がありますか、どんな保険が適用可能ですか。
- 気分障害と、併発する症状についての知識を含め、どのような訓練を受け、経験を積まれてきましたか。
- 特定の治療の専門家ですか。
- 短時間の治療が中心ですか、それとも長期間で患者さんをみることが多いですか。現在はどちらを基本的に扱っていますか。
- 代替治療や補助薬品についてどうお考えですか。
- 通常の予約の診察時間はどのくらいの長さで、面接はどのくらいの頻度ですか。
- スケジュールはどのくらい融通が利き、予約と予約の合間にも面接することが可能ですか。
- 緊急事態が生じた場合、自分はどうすればよいですか。会えない場合にはそれを補う医師会などはありますか。
- 必要とあらば、先生は私のセラピストや私の家族、友人と連絡を取ろうと思いますか。

最初の予約をとって、お互いにどれくらい合うか、それを確かめてみましょう。あなたがすぐに治療を中断してしまったのならば、すぐに別のセラピストを探しましょう。もしはっきりわからなければ、一、二度あるいはそれ以上、試しに通ってみて確かめましょう。専門家たちに、次から次へと自分の話を繰り返して話すのは疲れますが、しっくりこないセラピストが、ぴったりと合うセラピストと比べて良いはずがありません。

セラピストと一緒に作業する

最初か、二度目の面接のときまでに、何から話すかの表や資料となるものを作成しておきましょう。あなたの治療の準備になるだけでなく、セラピストがより効率的な治療をおこなう手助けにもなります。以下のものを、表や資料にしてみましょう。

- あなたの症状（第1章～第5章参照）
- もしあれば、付随して生じる状態（第6章参照）
- 今まで飲んでいた薬か、今まさに飲んでいる薬（第12章、**薬剤一覧**参照）
- 重大な人生の出来事（第8章、第10章参照）

セラピストと話し合いたい事がらと優先順位を、慎重にリストアップしてみましょう。そして、何が一番問題なのかを考えてみましょう。面接の早い段階で、その位置づけをしなければ治療が始められません。面接中ないし終了後にでもなるべく早くに、面接でどんな助言や洞察を得たか、ノートに記録しておきましょう。

グループセラピー

グループセラピーのメンバーは、同じ診断を受けているかどうかわかりませんが、おそらく近似する症状や問題に直面していることでしょう。理論的には、グループ内の葛藤は、あなた自身の人生の葛藤を映し出します。そのため、彼らは、あなた自身がどんな行動をしているか、そのことに多く気づかせてくれるでしょう。

グループはまた、個人個人の対話の練習のための「実験室」でもあります。気分障害を持つ私たちの多くは、人間関係を形成し保ち続けることがいかに難しいか、よくわかっています。抑うつ状態の間、私たちは自分の苦痛に溺れるあまり、他人、親友、家族から自分自身を疎外してしまうかもしれません。陶酔したような軽躁や躁の間、私たちのエネルギーと興奮は友人や家族を閉口させるかもしれません。激しい軽躁や躁の間、私たちの落ち着きのなさや不快は、友人や家族を疎遠にし、怒りや危険な行動は、彼らを遠ざけてしまうかもしれません。

サポート・グループ

サポート・グループの基本的な利点は、あなたがどうしてこのような状態に陥ったのかを知る人、どんなことを経験してきたかを、ほかの人に比べてよりよく認識できる人と直接話ができることです。サポート・グループは、精神障害と治療の選択肢、それを扱う技術、社会資源についての情報を共有しています。また、以下の活動のうちのいくつか（あるいはそのすべて）をしばしば提供しています。

- 会報や教育パンフレット、ちらしやウェブサイト
- ミーティング期間中の、電話やeメールでのサポート
- 本やテープ、ビデオの貸し出し
- 医学的な専門家による講義
- 社会活動
- 法的擁護を受けるためのトレーニングや、その機会

直接集まるのではなく、インターネットを介して集うサポート・グループもありますが、ほとんど何も手に入らない孤立した地域に住んでいないかぎり、初めてのサポート・グループとしては推薦できません。しかし、補

助として用いるのであれば、インターネット上のサポート・グループもよい選択かもしれません。

非営利組織によるサポート・グループ

精神疾患のためのサポート・グループの多くは、非営利団体によって主催されています。会員を、協会が扱う精神疾患の人びとに限定しているグループもあります。愛する人間が精神疾患になってしまったという家族や友人たちを含めたり、そんな家族や友人が中心となるグループも存在します。以下に示します国家規模の非営利団体によるサポート・グループは、適切な医学的治療の補助はできますが、代替できるものではありません。

うつ病および双極性障害支援同盟（DBSA）

DBSAは、双極性障害および単極性うつ病の両方のサポート・グループの後援者団体として、両グループの援助をおこなっています。DBSAは、単極性うつ病と双極性障害は脳の障害であると主張しており、薬物療法や精神療法、サポート・グループを、気分障害の最初の予防線として推薦しています。

全米精神疾患者同盟（NAMI）

国や地方で開かれるNAMIの総会では、双極性障害を含む重い精神疾患を持つ人びとと、その家族や友人たちの支援団体を支持しています。病気を抱えている本人はもちろん、その家族や友人たちのための総会もあります。

全米メンタルヘルス協会（NMHA）

NMHAと提携している州または地方の総会は、気分障害を含む重い精神疾患と家族や友人たちのための、サポート・グループを提供しています。

リカバリー法人組織

リカバリーのサポート・グループは、認知療法に似た技術を用いて治療をおこないます[7]。アブラハム・ローによって創立されたこのグループは、自分の考えと判断を吟味することで、気持ちの持ち方を再訓練することに重点を置いています。この組織の手法は、自分ではコントロール不能である、他人や環境に対する自分自身の反応をうまく処理するための、単純かつ実際的な技術を含んでいます。リカバリーグループでは、メンバーが「機能不全をきたしている言葉遣い」を、より健康的な言葉に置き換えさせます。以下の二つの領域、一つは「症候的な成句」（現実とかけ離れた確信）、もう一つは「気質」（「正しい」とか「間違っている」という言葉を使って状況を判断する）を対象にしています。

「12ステップ」プログラム

このサポート・グループは「12ステップ」プログラムを提供しており、当初は物質依存の治療のためのグループとして作られました。物質依存障害や感情の問題を制御するために、神（あるいはより高尚な力）に頼ることに焦点を当てています。多くの「12ステップ」プログラムでは、アルコール、医師などに処方されたものも含めた薬物の使用を、すべて止めるように説得されるので、気分障害を持つ私たちにとって危険な場合があります。単極性および双極性障害の人びとは、「12ステップ」プログラムがどう言おうと薬を飲み続けるべきです。

サポート・グループについての注意

- サポート・グループのメンバーには、医学的な専門家がほとんどいないということを忘れてはならない。メンバーたちは薬に対する経験を共有しているが、不注意にも、間違った情報に基づいたものがまかり通るおそれも否定できないかもしれない。
- 非専門家は、信頼のおける、医学的に推奨された知識に乏しい。そのようなグループ内で議論された医学的アドバイスを実践する場合はまず、主治医に確認しておくこと。
- 個人個人、性質が異なるということを忘れないこと。他の人にはよくても、あなたには大きな不幸をもたらす可能性もある。

コ・カウンセリング

あなたが自分自身の問題をグループ内で議論できないのであれば、すぐに実行可能で、手軽な選択肢として、コ・カウンセリングがあります。コ・カウンセリング（あるいはピア・カウンセリング）は、二人で「グループ」を作って、話す時間と聞く時間を等しく分割します[8]。彼らは、お互いに秘密を共有し、判断や批評、助言ではなく、聞き手に徹します。

ほとんど、どのタイプのサポート・グループであっても、あなたが自分自身の病気をよりよく受け入れるための手助けをし、少なくとも部分的にはどこかに帰属している感覚を与えたり、自尊心や知識欲を満たしたりしてくれます。

適切なサポート・グループを見つける

精神科医やセラピストと一緒であれば、サポート・グループをいろいろと渡り歩くことは、よい考えではないかと思います。ただし、こうしたグループに出席する個人と同じくらいグループもそれぞれ変化に富んでいて、メンバーが出入りするたびに、集団力動は変化していくのです。サポート・グループを移り歩くならば、他のグループに移る前に少なくとも三回は集会に出てみることをおすすめします。すべてのグループメンバーが各集会にすべて出席しているわけではないので、何回かその集まりに出てみることで、グループ全体の考え方がより深く理解できるでしょう。

しかし、最初の訪問が特別にひどいものであったり、そのグループがまったく合うと思えなかったりしたら、さっさと通うのを止めて、それとはまったく違った、あなたに合ったグループを探しましょう。

サポート・グループにはじめて参加したとき

どのようなグループであっても、最初の参加は不安なものでしょう。自分の問題について議論を始めたときは、その場を「台無しにしてしまう」かもしれないと、恐怖を感じるかもしれません。私も、自分やほかの誰かが常に泣き叫んでいて、あまりの居心地の悪さに言葉を失ってしまうようなグループに所属していたことがあります。でもそれは、おかしなことでも異常なことでも何でもありません。ほかのグループメンバーでも、似たような印象を抱いたり、最初は同じように振舞ってしまう経験をするものです。少なくとも新しい人物が参加するたびに、少し不安を感じるグループメンバーもいることでしょう。

ときどき、サポート・グループは、友人や知り合いを伴っての参加を許可します。もしそうすることで、グループが居心地よいものになるのであれば、それも一つの選択でしょう。すでに知っている誰かがそこにいることで、グループへの参加がよりよいものに感じられる人もいるでしょう。しかし、その考えがあなたにとって良い選択肢でなければ、少なくともコ・カウンセリングを考えるべきでしょう。

私は何年もの間、精神療法とサポート・グループへの欲求不満を感じていました。一年間かそれ以上の期間、通うのを止めていたときもありましたが、私は常に、戻ってくる必要を感じていました。結局、精神療法とサポート・グループは大いに私を助けてくれたのです。

私は、二十五年以上にもわたって、二人のソーシャルワーカーと、二人の臨床心理士と個人の対話療法をおこない、三人の精神科医から精神療法を受けました。また、セラピストやカウンセラーが主催したグループに出席したり、何種類かのサポート・グループ――非営利団体による主催であることも、正式なものではない共同体グループによる主催もありました――にも出席したりしました。総じて私は多くの支援、友情、知識というものを、こうした選択から得ることができましたし、そして今なお、得ているのです。

14

非医学的な治療法を探る──代替療法と補助療法

通常の医学的治療や精神療法のほかに多くの治療選択肢を加えたり──非常に稀な場合ですが代わりとして──おこなったりすることで、気分障害の治療に役立つことがあるかもしれません。本章で扱う選択肢は、科学的に有効性がはっきりと証明されているω-3魚油や光療法を除き、西洋医学の専門家たちから幅広く受け入れているものはほとんどありません。しかしながら、こうした選択肢のうちのいくつかは、常に盛んに求められています。

西洋医学はほんの数十年前まで、栄養学や栄養補助食品、他の治療法を一段低いものとして見ていました。医師たちは、一人の人間を丸々みているというよりも、疾患の一つひとつを診ていたのです。ところが現在、少しずつ変化があり、他の文化の治療法に価値があるかもしれないという考えを持ちはじめる医者も何人か現れはじめています。鍼療法やバイオフィードバック、光療法、栄養カウンセリングをカバーした健康保険プランも今では用意されるほどです。

精神科の薬を飲んでいる私たちのほとんどは、副作用を大分我慢していると思いますが、病気そのものよりも副作用のほうがひどくなるという人もいます。気分障害に悩まされている人びとのなかには、さまざまな薬や一般的な治療方法を試してみても、なかなか改善が得られていない少数派もいます。小児の用量でさえ重い副作用が出現する人もいます。人によって、脳内の生化学的反応と身体的な性質は明らかに異なっているのです。

だからといって、医師にかかるのを止めて、処方された薬を飲む代わりにこれらの代替療法を選択すれば、間違いなく大きな不幸がもたらされるでしょう。それでもやはり、主治医に代替療法のうちの一つないしいくつかについて、これまでの治療の質をさらに高める可能性の有無を尋ねてみたくなるかもしれません。注意深く、試してみたいと思う治療法を調べてみたり、文献資料や治療者を吟味したりすることは、まったく正しいことです。一般的に代替療法に関して最も信頼に足る情報は、以下のものから得られます。

- 政府の組織
- 専門的な医学団体か、非営利組織による健康組合
- 医科大学や診療所が運営するウェブサイト
- 科学の専門家による医学雑誌や本、ウェブサイトや評論
- 最近出版された出版物や、更新されたウェブ上の情報
- あなたがよく知る人びとからの証言

個人や企業から提供される情報には、製品と同様、注意を払ってください。彼らの第一の動機は、製品を売ることであり、その目標のために情報に偏りが見られることもあります。

本章では、あなたが気分障害を制御するのに役立つかもしれない栄養補助食品や運動療法、特別な方法などをいくつか紹介していきます。

栄養補助食品

一九九四年に施行された栄養補助食品健康教育法（DSHEA）には、栄養補助食品は「栄養を補助する摂食物であると指定された製品」と定義されています[1]。これはビタミンやミネラル、ハーブ、薬草、他の植物から抽出した薬物で、そしてアミノ酸（タンパク質を構成する個別の構造物）を含み、これらの物質を濃縮し、代謝し、構成し抽出されたものです。

注意

米国では、食品医薬品局（FDA）が薬の安全を監視しているが、補助食品の安全性の監視は製造業者がしている。FDAは製造業者に対し、新しく、通常使われない成分を含まないかぎり、製品が安全かどうかの保証を要求してくることはない。

みなさんは、全米科学アカデミーが出している一日摂取量の参考（RDIs）により、健康を保つために必要なビタミン、ミネラルや他の栄養素のほとんどを知ることができます（一九九四年までは、推奨一日摂取量〈RDAs〉と呼ばれていました）。一日摂取量の基準は、ほとんどの人びとが、健康的な食事を取ったり、理想的とまではいえない食事に補助食品を組み合わせたりすることによって満たされる、平均的な必要量を示しています。しかし、気分障害を持つ私たちにとっては、より多くの栄養素が必要となったり、より少量で十分であったりするのです。すべてのビタミンとミネラルは、お互いが密接に作用して複雑に関連しており、健康を保障する機能を提供しています。

補助食品における注意

- 人によって必要な栄養は異なる。
- ビタミンやミネラルには、多く摂取しすぎると毒性を持つものがある。
- 処方された薬や市販薬のなかには、効果が相殺されてしまう補助食品もある。
- 治療初期や、重い病態のときには使用困難なものがある。
- どの補助食品が最も安全で、現在の治療方針に最も合っているか、常に主治医に尋ねること。補助食品が必要で、主治医の取り扱いがない場合、公認の栄養士や認定された栄養専門家に聞いてみること。

以下では、脳や神経系に密接に関係しているビタミンやミネラルに焦点を当てます。

ビタミン

気分の調節に最も重要なビタミン[2]は、いくつかの種類のビタミンBと、ビタミンC、D、E、コリン、葉酸、イノシトールです［**表14－6**］。

ビタミンB複合体

ビタミンB複合体は、共同で作用し、様々な経路で脳や神経の機能維持に役立っています。あるビタミンBが不足していれば、しばしば他のビタミンBも不足しています。

B_1（サイアミン）は、循環器の機能や認知機能、消化、気力に影響を及ぼし、あなたの神経や態度にプラスの効果を与えます。カフェインやアルコールの大量摂取は、B_1のレベルを低下させますが、高炭水化物摂取も同様です。大量摂取しても毒性はありませんが、他のビタミンB複合体とのバランスは取れなくなるでしょう。

B_2（リボフラミン）は、体内において、アミノ酸であるトリプトファンの代謝と、ナイアシン（ビタミンB_3）の合成に不可欠です。また、ビタミンB_2はホルモンの調節にも関与します。ストレスや飲酒、抗生剤や経口避妊薬、他の薬剤などは、ビタミンB_2の必要量を増加させます。

B_3（ナイアシン）は、循環器の機能や記憶、神経系の機能に影響を与えます。他のすべてのビタミンB複合体のバランスが保たれていれば、あなたの身体はアミノ酸のトリプトファンの助けでナイアシンを合成できます。なかには過剰に摂取することで、うつの原因になったり、他の合併症の原因になったりする人もいます。

B_5（パントテン酸）は、抗体の形成、ホルモンと神経伝達物質の産生、炭水化物や脂肪、タンパク質のエネルギーへの転換時に、重要な役割を演じます。病気になったときや抗生剤を使用したとき、ストレスの増大を感じたときには、より多くのビタミンB_5が必要となります。

B_6（ピリドキシン）は、多くの体内の機能に影響を与えており、抗体の形成、脳や神経系の機能、細胞の再生、脂肪やタンパク質の吸収、塩酸の合成などに関係しています。ビタミンB_6は、ナトリウムとカリウムのバランスに影響を与え、神経障害を防ぎ、セロトニンの濃度を上げます。抗うつ薬や経口避妊薬を飲んでいるとき、ホルモン補充療法を受けているときは、より多くのビタミンB_6が必要となるでしょう。

B_{12}（シアノコバラミン）は、必須のミネラルを含んだ唯一のビタミンであり、神経伝達物質であるアセチルコリンの生成を担っています。ビタミンB_{12}は、細胞の形成、学習と睡眠に影響を与えます。活力を増し、怒りっぽさを抑え、神経の障害を妨げます。

ビタミンB複合体関連物質

ビタミンB複合体と密接に関連した物質として、コリン、葉酸、イノシトールの三つがあります。これらの物質をビタミンに分類する研究者も、そうでない研究者もいます。どちらにせよ、これらはビタミンに似た作用を示します。

コリンは、脳の機能において特に重要で、神経伝達物質であるアセチルコリンの生成を担っています。コリン抜きでは、神経の刺激は、中枢神経系において脳から他の細胞へと的確に伝わりません。

葉酸は、血液の細胞の生成を助け、エネルギーを生み出し、タンパク質を代謝し、神経系を維持します。病気やストレス、飲酒や経口避妊薬の服用は、葉酸の必要性を増大させます。また、胎児の神経細胞の形成に決定的に重要な役割を果たすので、子どもを持とうとする女性は、妊娠前に、適切な量の葉酸を摂取すべきです。

表14-6 ――ビタミン不足と気分障害における一般症状

症状	ビタミン											
	B_1	B_2	B_3	B_5	B_6	B_{12}	コリン	葉酸	イノシトール	C	D	E
焦燥感						●						
不安	●		●	●					●	●		
無関心								●				
食欲不振	●		●								●	
集中力の低下	●					●						
混乱	●											
便秘	●					●				●		
抑うつ気分	●	●	●	●	●	●		●	●			
下痢			●								●	
疲労感	●		●	●	●	●		●		●		
幻覚						●						
頭痛			●	●	●	●						
不眠	●	●	●			●		●			●	
易怒性	●	●		●	●	●						
学習力の低下					●	●						
記憶障害	●			●	●	●	●	●				
憂うつ						●			●			
神経質	●	●				●						
神経筋症状												●
強迫症状									●			
落ち着きのなさ					●							
視覚の問題											●	
体重減少											●	

イノシトールは、落ち着きをもたらし、コレステロールと脂肪の代謝に影響を与えます。近年の研究では、イノシトールは、不機嫌や抑うつの減少に寄与することがわかっています。過剰なカフェインの消費は、イノシトールの濃度を下げることになります。

ビタミンC

アスコルビン酸としても知られるビタミンCは、しばしば「抗ストレスビタミン」と呼ばれます。ビタミンCは、副腎と神経系の機能、解毒、細胞組織の成長と修繕を含む、非常に多くの代謝経路において、欠くことのできない役割を果たしています。抗うつ薬、経口避妊薬、喫煙は特に、ビタミンCの濃度を減少させます。ストレスもまた同様です。また、体内ではビタミンCを合成できないので、食事や補助食品を通じて得なければなりません。ビタミンCには本質的に毒性はありませんが、高用量で下痢や他の副作用が生じる可能性があります。

脂溶性ビタミンと水溶性ビタミン

- ビタミンA、D、E、Kは**脂溶性ビタミン**であり、体内の脂肪に蓄えられている。過剰な量を摂取すれば、脂溶性ビタミンは容易に有毒なレベルに達するおそれがある。慢性的な欠乏でないかぎり、これらの補助食品を高用量で摂取しないよう気をつけること。
- ビタミンB複合体やビタミンCのように、非常に速やかに水に溶けてしまう**水溶性のビタミン**は、体内で使用されないかぎりは、尿や汗のなかに排出される。そのため、これらのビタミンは、毎日補う必要がある。

ビタミンD

このビタミンの機能は、ビタミンにもホルモンにも似ています。神経系を健康に保ち、ビタミンCやリン酸化したミネラルの吸収を助けます。ビタミンDは、肌が紫外線にさらされたときに活性化するので、しばしば「太陽のビタミン」と呼ばれます。週に三回、十五分の日光で、十分な量が保障されるでしょう。

ビタミンE

ビタミンEは、循環と体内を酸化を改善し、神経を維持し、細胞の障害を防ぎます。ビタミンEの欠乏は稀ですが、赤血球の傷害や神経系の破壊につながります。

ビタミン補助食品についての注意と覚え書き

- カフェインはビタミンの吸収を妨げるので、カフェインを含む飲み物、例えばコーヒーやお茶、ソフトドリンクなどと一緒にビタミンを取らないようにすること。
- 過剰な飲酒もまた、ビタミンを消耗させる。
- ビタミン補助食品は、最もよく吸収できるよう、食事と一緒に取るようにすること[3]。
- ビタミン補助食品の摂取を始める前には、常に専門家に相談すること。

ミネラル

気分の調節に重要なミネラル[4]として、カルシウム、クロム、銅、鉄、マグネシウム、マンガン、リン、カリウム、セレン、ナトリウム、亜鉛があります。ほとんどの人には、多量のカルシウム、マグネシウム、リンが必要となりますが、これら三つのミネラルは、不足と過剰のどちらでも、問題の原因となります［**表14-7**］。一方で、ほとんどの人びとは、クロム、銅、鉄、マンガン、カリウム、セレン、ナトリウム、亜鉛に関しては、わずかな量しか必要としていません。

カルシウム（Ca）

神経の信号を伝達する物質と細胞膜の浸透圧を保つには、適切な濃度のカルシウムが必要です。過剰のカルシウムは、うつと躁の病状を、どちらも出現させるでしょう。リチウムや他の気分安定薬は、カルシウムイオンの過剰な活動を調整することがわかっています。

カルシウムとコレステロール濃度についての注意

カルシウムはコレステロールを低下させるため、コレステロールの濃度が1デシリットル当たり160ミリグラムを下回ると、うつや自殺をもひき起こす恐れがあり、カルシウムとコレステロールの両方を監視する必要がある。

クロム（Cr）

このミネラルは、ブドウ糖の代謝、コレステロールや脂肪やたんぱく質の合成、エネルギーの生成に関与します。クロムはまた、セロトニンの機能を改善します。専門家たちは、米国に住んでいる人間の十人に一人、食事から十分な量のクロムを摂取していないだろうと推定しています。

インスリン依存性糖尿病の人びとへの注意[5]

クロムはインスリンを減少させるため、特にインスリン依存性糖尿病の人は、クロム補助食品の摂取前に、主治医に相談することが重要である。

銅（Cu）

このミネラルは、神経の健康を促進し、適切なセロトニンの機能を保障します。銅の重要な役割の一つに、ミエリンの濃度を適切に保つというものがあります。この脂質は神経の絶縁体です。銅と亜鉛は密接に相互作用するため、過剰な亜鉛は銅の吸収を妨ぎます。

鉄（Fe）

血液の中で最も重要なミネラルが鉄です。血液の酸素化に加え、正常な免疫系を維持し、活力を保ちます。また、セロトニンが機能のする上でも必要です。体内ではわずかな量の鉄しか必要とされませんが、子どもや青年、生理中の女性はときに、貧血（重要な血液中の酸素運搬体であるヘモグロビンが少なすぎる状態）を避けるため、鉄の補助食品を必要とします。これらに該当しなければ、通常は、鉄を含まないか、ほんのわずかしか含んでいないマルチビタミン補助食品の使用が最も適しているでしょう。

マグネシウム（Mg）
マグネシウムは最も重要なミネラルの一つであり、不足することでほとんどすべての病気に悪影響を与えます。マグネシウムは、酵素の活性、神経伝達物質やカルシウムやカリウムの再取り込み、適切なセロトニン機能などにおいて重要な役割を果たします。ストレス、アルコール依存、経口避妊薬の服用は、マグネシウムを消耗させます。

マンガン（Mn）
マンガンの欠乏はまれですが、血糖の調節、脂肪やタンパク質の代謝、神経や免疫系を健常に保つのに、わずかな量が必要です。マンガンもまた、セロトニン機能の適正化に重要な役割を果たします。

リン（P）
カルシウムやマグネシウムと同様、リンも、細胞の成長やホルモンの分泌、エネルギーの産生、神経伝達物質に関与しています。血中で脂質と結合し、細胞膜間の輸送にたずさわるリン脂質を形成します。しかし、西洋社会で典型的な食事ですが、とりわけソフトドリンクの消費が多いため、リンの不足よりもリンの過剰のほうが一般的です。

カリウム（K）
カリウムは、特に脳の中で重要な役割を果たします。ナトリウムとのバランスが保たれていれば、細胞における栄養物の運搬を助け、細胞間の信号を伝達し、化学反応に影響します。

表14-7 ――ミネラル不足と気分障害における一般症状

症状	ミネラル										
	Ca	Cr	Cu	Fe	Mg	Mn	P	K	Se	Na	Zn
焦燥感		●									
認知機能	●							●			
混乱					●	●				●	
便秘								●			
妄想	●										
抑うつ気分	●				●			●	●	●	●
下痢			●								
疲労感		●		●	●		●	●	●	●	●
幻覚					●					●	
頭痛					●			●		●	
過活動	●										
不眠	●				●			●			
易怒性					●	●	●		●		
倦怠感										●	
記憶障害						●				●	●
神経質	●			●	●			●			
自殺企図					●						
振戦／震え						●	●				
体重減少							●			●	

略：
Ca＝カルシウム、Cr＝クロム、Cu＝銅、Fe＝鉄、Mg＝マグネシウム、Mn＝マンガン、
P＝リン、K＝カリウム、Se＝セレン、Na＝ナトリウム、Zn＝亜鉛

セレン（Se）

セレンは、がんや心臓病や肝臓病を防ぐ役割を持つものとして最もよく知られています。ビタミンEと相互に働いて抗体を産生します。また、脂質の代謝における甲状腺ホルモンの役割に影響を与えます。セレンの欠乏は高コレステロールと関係しています。

ナトリウム（Na）

食塩の構成成分であるナトリウムは、高血圧や心臓発作、腎不全、心筋梗塞と関係があります。欧米の食事スタイルでは、一般的にナトリウムの過剰摂取が問題になっているのですが、ナトリウムの欠乏もときにみられます。ナトリウムの欠乏でよく知られる影響の一つに、脱水があります。激しい運動は発汗によってナトリウムの低下をもたらします。

ナトリウムとカリウムが協調して働くことで、水分のバランスを維持するので、多くの食塩を消費していれば、カリウムの補助食品が必要かもしれません。

亜鉛（Zn）

このミネラルは、タンパク質の合成と、ＤＮＡやＲＮＡといった遺伝情報を持つ核酸の合成に関与しています。近年の研究では、免疫系の保護、解毒、がんも含めた多くの疾患の防御などに関係していることもわかっています。また抑うつ状態のときは、そうでないときと比べて、明らかに亜鉛の濃度が低いという研究結果もあります。

ミネラル・サプリメントに関する二つの注意と覚え書き

- 複数のミネラルを過度に摂取すると、症状の悪化、新たな病気をひきおこす怖れがあり、毒性を発揮する危険がある。ミネラルサプリメントを摂取する前に、医療アドバイスを受けること。
- ミネラル・サプリメントを摂取する前に、ヘルスケアの専門家に常に意見を求めること。
- ミネラル・サプリメントを最もよく吸収するためには、食間に摂取すること[6]。

大学院にいる間に、私がうつ病治療のためにしたことは、栄養士に意見を求めることでした。栄養士は私の実験結果を受けて、マルチビタミンとサプリメントを調合し、処方してくれました。それを摂取しはじめてまもなく、一週間振りくらいに私に会ったルームメイトが、すぐに私の変化に気づいてくれました。彼女は、「誰があなたのひつぎを開けたの？　あなた、すごく立派に見えるわよ！」と言いました。

私は数年間、その決まったサプリメント調合を摂取し続けたのですが、その結果、費用の負担が追いつかなくなりました。私は徐々に、健康保険がカバーできないサプリメントの数を減らし、健康保険でまかなえる薬の処方により頼るようになりました。今は、私は食事療法と、栄養上どうしても必要となる基本的なサプリメント二つだけに頼っています。

アミノ酸

体重を構成している最も大きな成分は、水分です。二番目に大きな成分は、たんぱく質です。**アミノ酸**[7]は脳内の信号伝達には欠くことができません。アミノ酸は身体のたんぱく質を合成し、また、たんぱく質は脳内の神経伝達物質を合成しています。単体で神経伝達物質として作用しているアミノ酸もあります。

アミノ酸はビタミンやミネラルの吸収を助けて、他の多くの代謝機能をも助けています。肝臓は体が必要としているアミノ酸の約80％を製造していますが、残りのアミノ酸は摂取しなければなりません。これらの20％のアミノ酸を必須アミノ酸といいます。

たとえあなたが健康的な食事をとっていたとしても、年齢、薬の使用、ストレス、外傷、または他の栄養分の欠乏がアミノ酸の欠乏をもたらします。しかしだからといって、たんぱく質の大量摂取が必要なわけではありません。実際、過度のたんぱく質の摂取は腎臓や肝臓に過剰な負担をかけます。しかし、ある一定の状況（例えば、もしあなたがベジタリアンだったり、まったく農作物しか食事を取らない厳格菜食主義者だったりするならば）においては、アミノ酸サプリメントが必要となるでしょう。なぜなら、アミノ酸は共同で作用するので、単一のアミノ酸を取るよりも調合されたサプリメントを摂取したほうが好ましいのです。

アミノ酸はカルニチン、γアミノ酪酸、グルタミン酸、グルタミン、グリシン、ヒスタジン、リジン、フェニルアラニン、タウリン、トリプトファン、そしてチロジンを含む気分安定に最も重要な物質です。

カルニチン

正式なアミノ酸ではありませんが、カルニチンは化学的作られたアミノ酸に似た物質です。カルニチンは神経系の調節を助け、注意持続期間を延長させ、認知に意識を集中させ、そして、記憶力の低下を遅らせます。カルニチンはうつ病にも効果的です。

γアミノ酪酸（GABA）

このアミノ酸は脳の機能を維持するうえで不可欠なものです。GABAはグルタミン酸と呼ばれるアミノ酸から構成されており、中枢神経系における抑制系の神経伝達物質として作用します。GABAが適量のとき、イノシトールとニコチンアミド（ビタミンB_3で構成されている）と結びつき、不安とストレスを減少させます。しかしあまり過剰になると、かえって不安を増大させ、他の症状を作ることになります。

グルタミン酸

このアミノ酸は興奮性の神経伝達物質であり、身体の中でGABAにもグルタミンにも転換することができます。グルタミン酸はカリウムが脳血管関門を通過するのを助け、そして、グルタミンを作るという役割の過程で脳の解毒をおこないます。

グルタミン酸-ナトリウム（MSG）にアレルギーのある人に対する注意[8]

もしあなたがグルタミン酸-ナトリウムにアレルギーがあるのなら、グルタミン酸サプリメントを摂取しないこと。

グルタミン

グルタミンは難なく脳血管関門を通過することができるため、「脳の燃料」としてよく知られています。グルタミンは身体の酸／アルカリバランスの維持を助けて、DNAとRNAの両方を生産します。グルタミンのユニークな役割の一つに、脳から毒性のあるアンモニアを取り除くという作用があります。グルタミンは切望感、抑うつ、倦怠感そしてインポテンツを緩和させ、認知機能を改善させます。

グリシン

グリシンは抑制系の神経伝達物質として作用し、過活動症状の治療に役立ちます。適量の摂取でグルコースの放出を助けてエネルギーを産生しますが、過剰な摂取ではかえって疲労感を増します。

ヒスタジン

このアミノ酸は、神経細胞の絶縁体であるミエリン鞘を維持するのを助けます。ヒスタジンは、合成物血管を拡張させて免疫系を保護するヒスタミンに転換します（ヒスタミンはアレルギー反応にも関与しています）。ヒスタジンはいくらかは必要ですが、過剰なレベルになると、不安やストレスを増大させます。

ヒスタジンに関する注意［9］

ヒスタジン不足であると確定されないかぎりは、ヒスタジンサプリメントを内服しないこと。

リジン

たんぱく質の構成に必須の物質であるリジンは、カルシウムの吸収を助け、窒素出納を助けます。抗体、酵素、そして、ホルモンを生産し、組織の修復をします。リジンの欠乏は被刺激性の亢進、食欲の減退、体重減少などの神経衰弱問題をひき起こします。

フェニルアラニン

フェニルアラニンはチロジンに変換されます。チロジンは、ドーパミンとノルエピネフリンに変換されます。

もし、あなたが神経質になっていたり憂うつだったりするとき、フェニルアラニンのサプリメントはときに役に立つかもしれません。

フェニルアラニンに関する注意[10]

- 頻回のパニック発作に見舞われているのであれば、フェニルアラニンのサプリメントは内服しないこと。
- アレルギーがある場合、フェニルアラニンは避けること。フェノール化学物質が高濃度に含まれている。
- フェニルアラニンは甘味料のアスパルテームの主要な構成要素である。右のような、パニック発作やアレルギーなどの問題がある場合、アスパルテームを避けること。もし、あなたが混合アミノ酸サプリメントを取る必要があるときは、フェニルアラニンが含まれていない製品を選ぶこと。

タウリン

このアミノ酸は、特に脱水のときに、脳の保護に重要な役割を演じています。タウリンは不安症状、過活動症状そして脳機能損傷などの治療に役立ちます。タウリンの欠乏はアルコールの乱用や過度のストレスなどが原因で起こりやすく、または、亜鉛欠乏からきているかもしれません。

トリプトファン

適度のトリプトファンがないと、脳は十分量のセロトニンを得ることができません。たんぱく質は、少量のトリプトファンを含んでいます。しかし、たんぱく質はまた、トリプトファンと形が似ているけれど、それよりやや大きめで、脳内に入るのにはトリプトファンと競合してしまうアミノ酸も含んでいます。インスリンは競合するアミノ酸の量を減少させて、トリプトファンが脳に到達するために血液をきれいにしてくれます。

トリプトファンは睡眠を改善させ、憂うつな気分を減少させてくれます。トリプトファンは、セロトニンの欠乏と関連している攻撃性を低下させるという研究も報告されています。さらには、トリプトファンには抗うつ薬の副作用がありません。しかし、トリプトファンサプリメント単独では、うつ症状をわずかしか改善させることができません。トリプトファンサプリメントは、抗うつ薬と一緒に摂取したときに最も効果が出るのです。

二十代半ばに私が出会ったカウンセラーは、私の不安定な睡眠状態の改善を助けるためにトリプトファンの摂取を提案してきました。私は何ヵ月もトリプトファンサプリメントを内服したのですが、ちっとも改善しませんでした。今なら、その理由がわかります。私はそのとき、同時に抗うつ薬を飲んでいなかったからです。

一九八九年、合成トリプトファンが市場に発売されました。それは、日本のメーカーが不純物を含んだ一連のサプリメント群を発売し、好中球増多筋痛症と呼ばれる稀な疾患をひき起こして、多数の死者を出した後のことでした。米国食品医薬品局（ＦＤＡ）が調査してその原因を特定した後に、トリプトファンサプリメントは再認可され、広く使われるようになりました。

トリプトファンの水酸化物が5-hydroxy-L-tryptohan（5-ＨＴＰ）であり、アミノ酸から自然に誘導されて、軽度から重度までのうつ病治療に有用であると思われます。5-ＨＴＰは身体の中でトリプトファンに変換されて、セロトニンの産生に利用されます。調査研究によると、5-ＨＴＰは副作用の発現も稀であり、また従来の抗うつ薬の副作用よりも軽いものであることが示されています。

チロジン

チロジンはドーパミンとノルエピネフリンに転換されます。チロジンは集中力を高め、衝動性をよりよくコントロールするよう促します。チロジン欠乏は、ニューロンのノルエピネフリンを減少させ、うつ病をひき起こすかもしれません。チロジンサプリメントはストレスの影響を防いだり変えたりするのに役立ちます。

モノアミンオキシダーゼ阻害薬（ＭＡＯＩ）類への注意

抗うつ薬であるＭＡＯＩを内服しているならば、すべてのチロジン類を避けなければならない。チロジンサプリメントと、チロジンを含む食物や飲料は、潜在的に血圧を致死レベルにまで上昇させる可能性がある。主治医に、ほかのＭＡＯＩ関連の限界がないかどうか聞いてみること。

アミノ酸サプリメントに関する注意と覚書

- ＤやＬ、またその組み合わせは、接頭語や接尾語として、よくアミノ酸サプリメントの名前に付いている。これらの頭文字のいくつかは、サプリメントが含んでいる炭素原子の構造配列やサプリメントの磁力（磁極性）に関連する。
- アミノ酸サプリメントを内服するときは、常に健康管理の専門家に相談し、必要としているアミノ酸サプリメントを選んで内服すること。

必須脂肪酸

　脳が適切に働くためには、脂肪を必要とします。必須脂肪酸を少なくとも一日に5グラム摂取するようにしてみてください――身体はビタミンやミネラルを必要とするのと同様に、特定の脂肪を必要としているのです。必須脂肪酸は身体がプロスタグランジンを産生するのを助けます。プロスタグランジンはホルモン様物質であり、1―、2―、3―類の三種類のプロスタグランジンがあります。1―と3―類のプロスタグランジンは炎症を防ぐ助けとなりますが、2―類プロスタグランジンは炎症を促進させます。2―類プロスタグランジンの値が高く、炎症徴候がある場合は、抑うつ症状を伴うという調査研究もあります。多幸感と躁病にはしばしば、E1プロスタグランジン（PGE1）の高値を伴います。

　大量の魚や魚油サプリメントを食べれば、ω―3脂肪酸を取ることができます。魚油にはエイコサペンタエン酸（EPA）と呼ばれる物質が含まれており、これは3―類プロスタグランジンの生産には必要な物質です。

植物性油サプリメントに対する注意と覚え書き

- 植物性油サプリメントは、健康食品店や食料雑貨店に行けば入手できる。
- 植物油サプリメントを内服するときは、常に健康管理専門家に相談すること。

ハーブ

私はハーブ[11]による治療に対して偏見はありませんが、まだハーブティーくらいしか試したことがないかもしれません。私はもっぱら従来の薬物療法受けていますが、それは私の健康保険が薬物はカバーできても、ハーブ類をカバーすることができないからです。しかし、私はもちろん、うつ病に効くというSAM－Eやセント・ジョーンズ・ワートを発見した人びとのことを知っています。

イチョウ葉エキス

よく知られているこのハーブは、末梢動脈を拡張させることで、身体のあらゆる場所への酸素供給を増加させます。特に、記憶力の改善やインポテンツの改善や、筋肉痛を和らげたり、血圧を下げたり、老化現象を遅らせたりします。また、集中力を高めたり不安な気分を改善させたり、睡眠パターンを適切に調節したりします。高用量よりも、低用量のほうが効果的です。

イチョウ葉エキスに関する注意[12]

- 経口のイチョウ葉エキスサプリメントは、適切に摂取すれば安全だが、加工されていないイチョウ葉は避けること。アレルギー反応をひき起こし、毒性をきたす怖れがある。
- イチョウ葉エキスはいくつかのハーブ、ダイエットサプリメントと何がしかの薬物、特にある特定の向精神薬と組み合わせると問題をひき起こす可能性がある。
- イチョウ葉エキスを内服するとき、常に健康管理専門家に相談すること。

KAVA

このハーブにはいく通りか育ち方にバラエティがあり、ほかの名前でもいくらか知られています。そのなかには、ava、kava kava、kava root、kew、Piper methysticum などが含まれます。大脳辺縁系の扁桃体への作用を通じて、kava は不安や恐怖やストレスを減少させることができます。KAVAは不眠症にも効きます。

KAVAに関する注意[13]

- 妊娠中や授乳中、または抗うつ薬を飲んでいる場合は、KAVAを内服しないこと。
- 稀ではあるが、重篤な肝機能障害の報告を受けて、最近FDAはいかなる種類のKAVAであっても、中止したり内服量を減らしたりするよう消費者に勧告しています。報告された問題のなかには肝硬変、肝炎や肝機能障害がある。

SAM-E（S-アデノシルメチオニン）

S-アデノシルメチオニンは、身体のすべての細胞内に存在し、自然に生まれる物質です。たんぱく質から分解され、アミノ酸であるメチオニンで構成され、S-アデノシルメチオニンは神経伝達物質やDNAの合成を助けます。たんぱく質を適量摂取しているほとんどの健常者は、身体が必要としているS-アデノシルメチオニンをすべて持っています。しかし、SAM-Eサプリメントがいくつかの抗うつ薬と同程度かつほとんど同じくらい、副作用もなく、中等度のうつ病の症状を減少させるという研究がいくつも報告されています。

マイナス面は、SAM-Eサプリメントが高価であること、生産体制が整えられていないため効果的なサプリメントを買うチャンスが五分五分である点です[14]。二〇〇〇年度の消費者レポートのなかに、成分ラベルに表示された量のＳＡＭ－Ｅを含有している製品は、二十三製品のうち十一製品しかなかった、という研究報告がありました[15]。そして、ラベルに表示されている含有量の90％以上を実際に含むブランドは、三つしかなかったということです。

セント・ジョーンズ・ワート（西洋オトギリ草エキス）

このハーブは抗うつ薬のＭＡＯＩと同様の働きを示しますが、副作用が軽度です。ヨーロッパの研究では、軽度または中等度のうつ病で、セント・ジョーンズ・ワートを内服している人の約半数に効果があり、この結果は、ほかの多くの抗うつ薬で出る効果と同程度の割合だということです。しかし最初のアメリカの研究では、効果があったという数字はそれよりも少ないものでした。セント・ジョーンズ・ワートはうつ症状がより重度の場合、効果がないように思われます。

セント・ジョーンズ・ワートに関する注意[16]

- 抗うつ薬やＭＡＯＩと相互作用を示す薬物を内服中の人は、セント・ジョーンズ・ワートを服用しないこと。
- セント・ジョーンズ・ワートは肝酵素の働きを促進させるため、身体からより早く薬物が除去されてしまう。このように、セント・ジョーンズ・ワートは他の薬物の効き目を阻害する可能性がある。

セント・ジョーンズ・ワートはＳＡＭ－Ｅよりもやや安く入手できますが、やはり生産体制が整えられておらず、多くの生産メーカーは、効果を発揮するのに十分な量の西洋オトギリ草エキスを含む製品を販売していません。

ハーブサプリメントに関する注意

- 多くのハーブサプリメントの過剰摂取は、抑うつ症状を悪化させたり、他の身体の病気の原因になったり、毒性を発揮したりすることがある。
- ハーブ製剤は調整された物質ではないため、身体にどんなものを取り込んでいるか、厳密なことはわからない。
- ハーブ製剤を内服するときはいつでも、健康管理の専門家に相談すること。

新しいサプリメントの混合方法が可能性を秘めている

二〇〇一年十二月に刊行された「臨床心理医学」に掲載されたカナダの研究によると、特別に組成されたサプリメント調合を内服した双極性障害患者の50〜66％に、症状の改善がみられたとの報告があります[17]。カナダにあるカルガリー大学のボニー・カプラン博士と研究グループは、三十六種の構成要素を持つサプリメントを投与していますが、そのサプリメントはリチウムを含まず、他のミネラル、ビタミン、アミノ酸と抗酸化薬を含んでいます。

被験者たちは自分の定期薬の内服は継続し、食事を取らずにサプリメントのみ摂取したときや、わずかに高用量のサプリメントを取ったときでも、嘔気の出現は軽度にとどまりました。処方された薬物を止めることができ、サプリメントにのみ頼るようになった人もいました。

被験者数は十四名のみで、研究終了前に三名が中断したものの、この研究結果は治療に対する希望を高額の治療オプション提案として示したものでしょう。しかし、さらなる研究が必要です。

ホメオパシー薬物

ホメオパシー[18]の基本的な原理は、免疫と同じものです。同じ物質も飲みすぎると毒性を発揮しますが、高度に希釈して使用すれば、免疫系を刺激して抗体産生を促進させます。したがって、同じ物質が症状を促進させたり、またその物質に対する身体の反応を脱感作させたりすることも可能になるのです。

ホメオパシー薬物は何世紀にもわたって他の文化圏で用いられ、因習的な治癒に対する医学的アプローチのなかで、ホメオパシー薬物が最上の治療法だという国もあります。ホメオパシー医のなかには、ホメオパシー薬物は極少量で脳血管関門を容易に通過しうるので、彼らの薬の調合がより効果的であると信じている者もいます。なかには、ほんの少量摂取しただけで、副作用を起こす薬もあります。処方されている多くの薬でもそうですが、多くのホメオパシー調合がどうして効くのかという正確な理由はまだわかっていません。

アメリカではホメオパシーの専門家は免許制を必要としないため、専門的なトレーニングを受けているかどうか、そして、気分障害の患者をどれだけ改善したのか、その成功率を尋ねたほうが賢明でしょう。

身体への働きかけ

鍼治療

中国の慣習的治療である鍼治療は、鍼を身体のツボに刺して、身体のエネルギーの流れをコントロールしようとするものです。理論的には、鍼治療は身体の内分泌系統のバランスを助けて、心拍数、体温、呼吸、睡眠パターンや感情の動きまでも調節します。鍼治療はクリニックにおいて、解毒作用を通じて、薬物乱用障害の人びと――ストレスや不安の緩和、注意欠陥多動性障害の子どもたちの治療、抑うつ症状の減少、身体不調――を補助するのに使われてきました。

一九九八年九月に刊行された「サイコロジカル・サイエンス」に掲載されていたアリゾナ大学の研究では、大うつ病性障害に対する鍼治療の調査が報告されています。薬物療法や精神療法で寛解に達した人と比較して、その約三分の二の参加者が寛解しました。

指圧

鍼治療と似ていて、より侵襲性の低い技術によるものが指圧であり、自分でもおこなうことができます。指圧では、鍼の代わりに指を使って、鍼を刺すのと同じツボに指で圧力をかけるのです。

義理息子のトムは自然療法にとてもはまっており、私に指圧術を紹介してくれました。指圧には指の圧力と深い呼吸が関係しています。私も最初は疑っていたのですが、コンピューターに向かってあまりに長く仕事をしすぎたとき、あまりの首と背中の痛さに耐えられず、ついに試してみました。マイケル・リード・ガッハによる『病気のための自己介護のガイド』という指圧のツボのガイド本で訓練を積んで、確かな苦痛の除去が得られました。

呼吸法

話すさいの息つぎや、特に運動をしているとき、私は自分が呼吸をしていることを強く意識します。より多くの酸素を吸引することで、免疫系、エネルギー・レベルを高め、不安を減少させることができます。呼吸法次第で、緊張を要する状況でも、自分の反応を再構成することができます。

最もよい呼吸方法ですが、横隔膜を下げてお腹をつきだして、たくさんある肺の個室を広げるように呼吸します。私たちの大半は浅くしか呼吸しておらず、肺の下葉にまで酸素を到達させていません。

毎日数回、止まって深呼吸することを自分に強いてください。ただし酸素以上に二酸化炭素を吸い込むことや、ひどく空気が汚染した場所での深呼吸は控えてください。

マッサージ

私が見つけた最もよいストレス対処方法の一つとして、マッサージを受けるということがあります。マッサージを勉強中の友人が、私に半額でマッサージをしてくれることになり、週に一度マッサージを受けられることになりました（彼女がカリフォルニアに引っ越しをしたとき、私は困りました）。私はそれ以降二〜三回、マッサージのプレゼントをしてもらいましたが、定期的な治療は受けることはもうできなくなりました。

筋肉の緊張をほぐし、ストレスを減少させることに加えて、マッサージは埋もれていた感情を開放します。うつ病やストレス関連障害に対する治療にも効果があります。多くの新しい治療法と同様にしてそのやり方も、マッサージ療法に関する法律は大きく異なっています。厳格な免許制になっている州もあれば、まったく免許が必要ではない州もあります。

マッサージに関する注意［19］

- マッサージは、それに対処する準備がないままに、閉じ込められた強い感情を開放する可能性がある。
- マッサージ治療者がエッセンシャル・オイルを使用した場合、皮膚を通して吸収されます。使用されたオイルが体調を悪くすることがないか、確かめてみること。
- みてくれたマッサージ治療者に、どこが悪かったのか尋ねてみること。

表14-8 ——鎮静性と興奮性のアロマ

鎮静性	鎮静性と興奮性	興奮性
■シナモンリーフ	■ゼラニウム	■バジル
■フランキンセンス	■ジャスミン	■レモングラス
■マージョラム	■ラベンダー	■ペパーミント
■ナツメグ	■レモン	■ローズマリー
■オレンジ	■パチョリー	■セージ
■サンダルウッド	■ローズ	■タイム

特別処置とその代替治療法

アロマテラピー

もう一つの非侵襲的な代替治療に、アロマテラピー[20]があります。アロマテラピーは特別なハーブやスパイス、植物の香料を吸い込むことを含んでいます。気分に深く影響を与えている**大脳辺縁系**は、嗅神経が深く突き出ているために、臭いの処理もおこなっているのです。

ヒポクラテスの時代から、多くの文化圏においてアロマテラピーが使われてきましたが、西洋の科学者たちはほとんど、真面目に受け取りませんでした。しかし、イギリスの医学誌「ランセット」が、一部の人びとに対し、ラベンダーオイルがうつ症状やストレスを減少させるのに役立つと報告しています。

表14-8（上から頻度の高い順）では鎮静性、興奮性、またはその両方の効果のあるいくつかのアロマのリストを、使用頻度の多い順に示しています。使えば使うほど、ア

ロマはあなたを刺激します。

アロマテラピーは試してみる価値があると思います。アロマテラピーでは、香壺に入れて火や香りのついたろうそくでたいたり、バスタブに入れたり、枕に入れたり、スチームマシンのなかに入れたりして使うことができます。効果のあるアロマは生け花と同じくらい役に立つのです。

バイオフィードバック

明らかに脳は、身体のほかの部分と相互に作用しあい、私たちの健康全体に影響を与えています。**心理神経免疫学**という分野の研究があり、認知過程と自律神経との関係、免疫や神経系との関係を調べています。心理神経免疫学は現在、治癒過程に対する新しい視点を与えており、劇的な成果を上げています。

思考、感情や身体の変化はほとんど同時に起こるため、しばしばどちらが先に起こったか、ということを説明できません。バイオフィードバック[21]は、思考や感情が生理学的過程よりも先行するという姿勢を取ります。この考え方は、自分の病気に対してよりよい対処をするために、どのように意識してストレスに対応するか、ということを学ぶことと関連してきます。しかし、あなたはバイオフィードバックによるたくさんの恩恵を授かる前に、気分障害を適切に、上手にコントロールしなければならないのです。そうしなければ、その過程で「脳の疲労」がもたらされて、あなたの努力は無駄になってしまいます。

あなたがバイオフィードバックに加わるということであれば、治療者はあなたにモニター装置をつけるでしょう（EEGあるいは**脳波装置**というものです）。そして、モニターする部分（たいがいは頭）に電極をつけるのです。電極はモニター装置に情報を送り、あなたの脳波の変化を記録するのです。

あなたの頭の中で何が起こっているかを治療者は教えてくれるでしょう。そしてあなたが、身体反応をコントロールすることを学ぶのに役立つメンタルエクササイズを通じて導いてくれることでしょう。試行錯誤を通して、あなたは脳波活性を適切に調整していくことを学んでいくことでしょう。バイオフィードバックの究極の目標は、脳波計がない状態で、いかに精神的、肉体的過程を調節していくかの訓練をすることにあります。

多くの人がバイオフィードバックを好きな理由の一つとして、自分の病気を自分でコントロールするという考え方を提供するということがあります。バイオフィードバックは、うつ病にしばしば随伴する無力感を減らすことができて、より楽天的に感じるよう、気持ちを開放することができるのです。

注意　バイオフィードバックとVNSや心臓ペースメーカー

もし、あなたが迷走神経刺激装置（VNS）や心臓ペースメーカーの埋め込みをしているのならば、バイオフィードバックの治療法を受けるにあたっての安全性について、医者に尋ねておくこと。

呼吸法と同様に、バイオフィードバックもあなたが緊張を要する状況において、自分の反応を再構成することができます。

光線療法（光療法）[22]

双極性障害患者のなかに、光線、気温や季節の変動にとても敏感な人びとがいます。こうした影響を受ける人びとは、日光や擬似日光が、特に彼らの生体時計の維持に重要である、ということを示しています。彼らの全員と言わないまでもその多くの人が、季節性気分障害（ＳＡＤ）という名前の気分障害を患っており、この病気は双極性障害の一つの形態であると信じている精神科医もいます。

国立精神衛生学会のノーマン・ロゼンタール博士と研究グループが、暗くさびしい雨模様の天気が続く間に、抑うつ症状をきたす多くの人びとを、季節性気分障害であると位置づけました。

季節性気分障害の人びとは、日が短くなっていくにつれて、抑うつ症状、焦燥感、緩慢さを呈してきて、社会生活から引きこもってしまうのです。彼らは炭水化物を過度に取り、そして、過度に眠り、社会生活から引きこもってしまうのです。春や夏がきて、光がいきわたるようになると今度は、彼らの気分は改善し、むしろかなり向上してくるのです。

光は身体の生体時計の調節に役立ちます。生体時計は、脳のなかに深く埋もれて、メラトニンという鎮静作用を持つホルモンを放出する松果体と関係しています。一五分から四〇分の日光だけでも、特に朝の明るい日光がよいですが、メラトニンの放出を抑えることができます。

ノーマン・ロゼンタール博士と研究グループは、高照度の光にさらされることで抑うつ症状を減じることができるということを発見したのです。もし、十分量の日光を浴びることができなくとも、高照度光療法装置（ライトボックス）を毎日使用すれば、多くの人びとは十分に安心です。ライトボックスは販売されており、入手できるのですが、いくぶん高価です。しかし、それをカバーする保険プランもあります。そして、高照度光療法で効果を得ることができる人びとは、しばしば数日間受けただけでも、劇的な変化をみせます。もし、あなたが自分専用のものを買わねばならないとしても、病状は早急に改善して、あなたもすぐに働きに出て稼げるようになるでしょうから、十分元はとれると言えるでしょう。

ライトボックスを作っている数社は以下です。

- アンジョー株式会社　1-877-282-2956（1-877-BUY-AMJO）　www.sadlight.com
- バイオブライト有限会社　1-800-621-5483（1-800-621-LITE）　www.biobrite.com
- サンボックス会社　1-800-548-3968（1-800-LITE-YOU）　www.sunbox.com

『うつ病にも躁うつ病にもならずに生活していくために』のなかで、メアリー・エレン・コープランドは、ライトボックスの適切な使用方法を説明しています。そのなかにはこうあります。

（1）ライトボックスの前から1メートルは離れて、連続して二時間以上座ること。
（2）目を開けたままでいること（でも、光を直接見つめてはいけません）。
（3）毎日、大体同じ時間にライトボックスを使うこと（夕方に使うと、眠れなくなるかもしれないので、日中使用するのが一般的でベストでしょう）。
（4）日が長くなってきたら、使用頻度を徐々に減らしていって、夏の間は曇った日や雨の日以外は使わなくてもいい。
（5）あなたが経験する日々の変化をチェックして主治医に報告し、情報を共有する。

定期的に電球を交換して、高照度の光を適切に維持することが大切です。

マイナス・イオン発生器[23]

私たちが呼吸している空気には、プラス・イオンもマイナス・イオンも含まれています。イオンは、電気を帯びている原子です。反対のようにみえるかもしれませんが、エネルギーに満ちていていることと明るい気分は、プラス・イオンではなく、むしろ高濃度のマイナス・イオンと関連しています。

窓のない部屋のように、風通しの悪い閉鎖された空間では、マイナス・イオンの量が低い傾向にあります。空気の入れ替えをしなければいけない理由の一つです。

空気清浄機やエアコンはマイナス・イオンを放出しますが、これらのイオンは空気中のほこりとくっつき、不純物となって床に落ちてしまいます。このため、これらのイオンは長くは循環することができません。もし、十分に新鮮な空気を入れ替えたり窓を開けたりすることができない場合は、あなたが一番長い時間過ごす部屋の大きさにあった、イオン発生器を回しましょう。エアコンとイオン発生器を組み合わせて使用することは、便利ですし、お値段も比較的安価です。空気清浄機を作っている数社は以下です。

- コムテックリサーチ　1-866-344-5555　www.comtech-pcs.com
- IPSエアピュリフィアープロダクト　1-888-812-1516　www.indoorpurifiers.com
- シャーパーイメージ　1-800-344-5555　www.sharperimage.com

もう一つの専門的意見として、より頻繁にシャワーを浴びるということが挙げられます――シャワーの近くにいくのです――なぜなら、水はマイナス・イオンを含んでいます。

マイナス・イオン療法は、季節性気分障害（SAD）の人や特に天候の変化に対して敏感な人に特に効果があります。

本章で言及されたオプションを試す前に、必ず主治医と相談しましょう。そして、もし可能ならば、資格のある専門家を照会してもらいましょう。また、本や記事を読んでそれらのオプションのことを学んで、健康食品のお店を訪ねたり、ヘルスケア施設にいる人と相談したりしましょう。

15 さらにしっかりした基盤探しを――ライフスタイルの調整

どのタイプの気分障害のエピソードでも、いったん起こってしまえば、ライフスタイルに何らかの変化が求められることになるでしょう。うつや躁の両エピソードでも、軽躁エピソードであっても、仕事を失ったり、人との関係が壊れたり、大きな引っ越しをするか、家を失うか、大きな金銭トラブルにいたることがあるかもしれません。

何度も何度も人生をやり直しているような気分になるかもしれません。私も実際にそうでした。こうした問題が起こるのは不可抗力であり、あなたがすでに味わっているであろう無力感や絶望感を増大させるのです。しかし、誓って言いますが、あなたは無力でも絶望的でもありません。多くは効果的な治療法を受けることによって、病気をうまく管理することが可能なのですから。

私たちのように気分障害になったことのある人は、他人を責めたり、人生で起こった悪いことをすべて病気のせいにしがちです。それは自滅的でもあり、自分で自分の首をしめるようなものです。あなたは、自分が病気になったということ、そして、回復するか否かは自分次第であるということを受け入れなければいけません。このことは、自分の病気に対して自分の力で何とか対処するということではありません。しかしながら、真に自分を救えるのは自分しかいないのです。

気分障害のときに、みずからよいケアを自身に施すのは、多大な責任を負うことです。自分の健康が最優先となる。一方で、ほかのことはなおざりにしてしまう怖れがあるからです。特に、気分障害のエピソードの直後は、健康を維持するのに多大な時間を浪費します。

とりわけ最初は、自分自身をよい状態にする日課を探すことに骨が折れることでしょう。本章では、健康を維持するのが可能な調整に注目し、どのようにそれを扱っていけばよいかということを提示していいたいと思います。

どこから始めればよいか

「すこぶる健康でいるために、何が必要か」、そのことを自分自身に問うところから、いいスタートを切りましょう。第11章で述べたとおり、初めはあなたに不足していて、あなたが必要としているものに注目してみましょう。このことは、あなたの生理的欲求を満たすことを意味しています。例えば、適度な睡眠、栄養、運動を取ることは、あなたの脳内化学伝達物質のバランスをよくすることを含んでいます。生理的な欲求が満たされる、ないしはそれを満たそうとしている最中に、自分自身の身の安全を保証し、あなたのいる場所を確保し、さらなる欲求を満たしていくこともまた必要なことです。

自分にできることからでよいので、前向きな変化をすべて目標に掲げても、一度にそれをこなそうとしないでください。カメの歩みでもいいのです。できることを、できるときにしてゆきましょう。将来起こりうる気分障害エピソードを防ぐことこそが必要なのです。

- 睡眠リズムを整えましょう（もし可能であれば、交代勤務は避けましょう）。
- 食生活を変えましょう（食料品店に買い物に行く時間や、食事の準備をする時間も含めましょう。そして、栄養のある食事を取りましょう）。
- 必要であれば、栄養補助食品を取りましょう。
- エクササイズを始めて、それができるようになったら、エクササイズを変えてみたり、量を増やしたりしていきましょう（やりすぎはいけません）。
- 悪循環に陥ってしまった人間関係がある場合、そこから距離を置きましょう。
- 仕事を探したり、経済的な援助を探し求めましょう（雇用された場合、作業負荷や仕事のスケジュールを調整する必要があるでしょう）。
- まだ訪ねていなければ、精神科医のもとを訪ねましょう。あるいは別の精神科医のもとを訪ねてみましょう。
- 薬物療法の開始、変更、調整などをしていきましょう。
- 治療を始めたり、違う治療法を試してみましょう、または治療者を変更したりしましょう。
- あなたと同じ症状を持っている人たちのためのサポート・グループに足を向けましょう。
- 家族や友人からのさらなる心情的な支持を求めましょう。
- あなたの活動や活動度合を変更しましょう。
- ストレスや悩みの種に対するよりよい対処方法を学びましょう。そして、あなたの気分、その関連情報を優先させましょう。

本章では、家や職場で最も健康に過ごすために、あなたに必要な避難場所や環境を探していきましょう。

安全な環境で生活し、働きましょう

安全で保証されているという感覚は、幸せを感じることに深い影響を与えます。あなたがいつも過ごしている、家や職場、ほかのあらゆる環境のなかで、ストレスを強く感じることなく、援助があると感じられることが大切なのです。殺伐とした環境では、さらにひどい負の感情をあなたにもたらします。身の回りをできるだけ適度できれいに、整頓することにベストを尽くしましょう——しばしば気分障害のエピソード中に、そのように挑戦することになるでしょう——そのようにすることで、あなたのストレスのレベルを減じ、いくつかの症状を和らげることになります。

あなたの住い環境

気分障害のエピソードの後は、多くのさまざまな理由で、転居しなければならなくなることがあるかもしれません。次のような例がそうでしょう。

- それまで住んでいた場所に住む経済的な余裕がなくなってしまう。
- 虐待を受けたり、困難のあった境遇を回避する必要がある場合。
- より安全な隣人を探す必要がある場合。
- ルームメイトや家族に、より多くの心情的な援助をしてもらう必要がある場合。

- 自分だけの個人空間が必要になる場合。
- 障害がもたらした結果によって，周囲の人がそれ以上耐えられなくなり，引っ越しを余儀なくされる場合。

あなたの環境を調べてみましょう

自分の家や職場のインテリアですら，あなたの気分や考え，行動に影響を与える可能性があります。例えば色によってリラックスできたり，憂うつになったり，元気づけられる可能性もあるのです。建築家やデザイナーたちは幾年もかけて，さまざまな色彩が与える効果について解明してきました。色彩は，古代中国のデザイン哲学である風水の一つの側面でもあるのです。

科学者たちは，波長からのエネルギーが私たちの下垂体や松果体へ影響を与えて，決まったホルモンを出すように刺激するということを発見しました。ブルー，インディゴブルーや紫のような「寒色」は短い波長で，赤，オレンジや黄色のような「暖色」は長い波長です。

寒色は私たちを平穏に，ゆっくりとさせますが，寒色にさらされすぎれば，うつ症状に貢献することがあるかもしれません。暖色は私たちを刺激してエネルギーを与えてくれますが，暖色にさらされすぎると，とりわけ黄色は私たちを落ち着かなくする可能性があります。木や植物の緑が間に落とす陰の多くは私たちの目にとても優しいのです。

美的感覚の欲求――第10章で述べたマズローの欲求段階説に基づくとおりの，より高次の欲求――を満たすように，環境に目を配ってみてください。あなたが壁やカーペットの色に困ったり，憂うつになるというのであれば，カーテン，ベッドカバー，ラグマット，家具やアクセサリーを使って，壁やカーペットの色が目に入らないように遮蔽しましょう。あなたを明るい気持ちにさせるような色を選ぶなど，あらゆる努力をしてみましょう。

周囲には、支えてくれる人びとに付き添っていてもらいましょう

自分と一緒に住んでいてくれる人でも、ただの隣人でも、あなたの周りに援助してくれる人がいることはとても大切なことです。あなたを肉体的ないし精神的に虐待したり、暴力や風変わりな行動で脅えさせる人と一緒に住むことは、あなたの心を深く傷つけます。恐怖を感じているときに、あなたの気持ちや感情の度合を一定に保つことはほぼ不可能なことです。

注意

とりわけ希死念慮がある場合、家でも職場でも、あなたの感情を支えてくれる人がいない状況にいてはならない。

あなたの職場環境

あなたが気分障害になったときに、最初にすべき仕事は、今後の気分障害エピソードを予防するよう、自分の健康を維持することです。しかし何らかの活動性を維持することは、あなたを自分ひとりの世界から連れ出すとのサポートにもなります。何らかの仕事を持つことがあなたの生産性を高め、そのことが、ほかのあらゆる人生の側面を向上させるのです。

あなたの「仕事」は、通常の給料をもらう仕事はもちろん、仕事を探すこと、仕事のために訓練することも含みますし、自分自身のためにする仕事も含みます。また、家にいて家族の面倒をみたり、学校に行ったりすることも「仕事」に含まれるでしょう。

特に病気が重症のときには、あなたの「仕事」は何らかの経済的援助を得るための努力になるかもしれませんし、ボランティアの仕事をすることになるかもしれません。どのような状況にせよ、あなたが社会にかかわることを援助するものが何か必要なのです。

通常勤務

私は、フルタイムの勤務を要する通常業務の仕事をし、重度のうつ病に陥って仕事を休み、また仕事に復帰するときに、たとえパートタイムの仕事であっても、仕事に復帰することが心配でした。でも私の精神科主治医は、収入のことはいうまでもありませんが、人生の柱となる何かを持つことが有益なことだと私に助言してくれました。私は、恐れおののきながらも、以前の同僚に対し、以前の仕事の四分の三程度で構わないかと提案してみました。彼女は私にフルタイムで働く立場を求めていたのですが、勤められるかどうか定かではなかったからです。それでも、私は個人のスケジュールで働くことを許され、グループセラピーや定期的精神科外来を受けることも許可してもらいました。何日間か大変悩んだ挙句に、私はその仕事を始めることに決めたのです。

その仕事では、私の技術や才能を十二分には発揮できないし、以前に仕事で稼いでいた給料よりもずいぶんと下がるため、最初は無意味なような気がしました。しかし以前には、昼に夜にずっと頭を悩ませていた問題から私を引き剝がしてくれ、私をより生産的な気分へと向かわせてくれました。

病気について語り合いましょう——あなたの雇用主に、自分の病気のことを言うか言わないか、そのことでまさにジレンマに陥ります。多くの精神病を患っている人が通常、提供されるアドバイスは「絶対に言うな！」というものだからです。精神病を患っている人びとはしばしば、雇用主が自分の病気を知れば、解雇されるのではないかと恐れているのです。不幸なことに、ときどきそうなる場合もあります。

双極性障害を患いながら、仕事が大好きで以前は仕事もうまくいっていた一人の友人がいました。彼女は入院の後、仕事に復帰したのですが、同僚たちは彼女を入院前とは違った扱い方をしたのです。結局、彼女は仕事を辞めて引っ越しをする決断をしました。しかし、私は自分たちの病気について、雇用主や同僚たちと話し合いをし、よい結果を生んでいる人たちがいることも知っています。

あなたに共感し、あなたの欲求を満たすよう支えてくれる人もいるでしょう。あなたの病気を単純に理解できないために、病気になったことがあなたにとって不利だとしか思えない人もいるでしょう。あなたにとって、何が自分にとって一番心地よいのかを決めなければなりません。

私は自分の病気を上司には直接伝えずに、前述した仕事の地位に就きましたが、結果的にこの秘密がばれてしまいました。結局、私は自分の病気を手紙で伝えることにしたのです。私がどうやって自分の雇用主に自分の病気のことを伝えたか、みなさんのアイデアの一つになるよう、その手紙をここに記したいと思います。

上司への手紙

私はおよそ一年半にわたり、気分障害の治療を受けてきました。私の精神科主治医は、私がおそらく循環気質なのだろうと診断しています。これは、やや症状の和らいだ躁うつ病の一つです。ここ数ヵ月は薬と治療がよく効いている状態です。

しかし、人生のほとんどの間、素晴らしくエネルギッシュでハイな状態か、もしくは長いうつ状態か、その双方で揺れ動いてきました。本当に「ハイ」なとき、私はとても生産的で奮起しており、仕事にも没頭できます。あたかも自分が何でもできるように信じがちです。そんなときは自信に満ち溢れており、快活で、いつも饒舌で親しみやすくなり、そのペースを落とすことが極端に難しくなるのです。この状態が二、三日以上続くといつも、今度は危険な状態に移行していきます。私は自分の実際の能力以上のことを達成しようと、余分な時間を費やしはじめるのです。自分の身体の欲求を無視してだんだんと体調を崩し、優柔不断になり、追い詰められ、そして、役に立たなくなっていくのです。この状態ではたいてい、病気になるか、重度のうつ状態に陥ることで収束します。

私は、安定した状態の生活期間を、わずかにしか経験してきていません。約一週間前までとてもいい状態だったとしても、ストレスが増大するがあまり、薬や治療の効果がなくなってしまうのです。

私の仕事やキャリアに影響を与えてきた、これまで起きたすべての事がらは、自分にとって最適な仕事量というものがどの程度なのかということを、現実的には考えられなくなっていることと関連してきました。多くの場合、そのプロジェクトや締め切りが自分では管理しきれないのではないか、荷が重すぎるといたことを強く感じられるのですが、一時的な自己欺瞞の期間や、現実感が薄れている期間になると、それがわからなくなるのです。

実際に私が職場で経験してきたすべての専門的な立場で、自分ただ一人でずっと格闘してきたために、正しい見方をすることがより困難になっていました。このような私の状態をご理解いただくことで、今後、より円滑に一緒に仕事できるようになることを希望しております。

幸運なことに、上司は私に共感し、私の病気に理解を示し、雇い続けてくれたのです。彼女は、私が通常の四分の三の量の仕事をすることを許してくれて、そして、私は「契約社員」となることができました。その取り決めは、何度も私にいい作用をもたらしました。週に三十時間の勤務体制に減らしたことで、私のストレスは低く抑えることができ、私はより生産的に活動することができました。

病気のことを伝えるとき、理解して助けてくれる上司もいれば、そうでない上司もいるでしょう。それでも多くの場合、あなたが残留するかどうかという問題に関しては、あなたには二つの可能性があるのです。

雇用者の権利を守りましょう[1]――単極性障害にせよ、双極性障害にせよ、あなたの気分障害が、仕事の能力を大幅に制限するようであれば、他の雇用者たちと自分を比較してみましょう。アメリカ障害者法（ADA：

The Americans with Disabilities Act）が，あなたを職場差別から守り，他の雇用者権利を守ってくれるでしょう。ＡＤＡは少なくとも十五の職種の仕事場に適用されます。

採用面接において自分の病気を開示するか否か，それはあなた次第です。ＡＤＡはそうするよう要求はしていません。しかし，もしあなたが，特別な便宜をはかってもらう必要があると考えるのであれば，また，スケジュール修正，治療の時間，または入院で病欠の間に賃金の払われなかったといった問題があるならば，病気のことを開示するのがおそらくベストでしょう。これは監督者や人事担当者，上司などの，周囲の関係者に伝えることを含みます。もちろん，一緒に仕事をしている人すべてに伝える必要はありませんし，これは個人的な医療情報を含みますから，あなたの上司も，あなたの必要とする調整をはかるべき監督者に病気のことを伝えることしかできません。

ここに，あなたの権利を守るための行動を記します。

- あなたに必要な調整を，文書にして要求しましょう。
- 代替方法も提案しておきましょう。
- 右のことを話し合う面談の都合をつけてもらいましょう。
- あなたの上司に，以下の電話番号を提示しておきましょう。
  障害者職業総合センター（1-800-526-7234）
  身体障害およびビジネス技術援助センター（1-800-949-7234）。
- アメリカ法務省市民権利部門のなかに，身体障害者の権利セクションがあります。ウェブサイト（www.usdoj.gov/crt/ada/adahom1.htm）をあなたの上司に教えておきましょう。

以上のことを事前通告し、準備しておきましょう。それでも、障害者であろうと、そうでない人だろうと、解雇することを好む上司ならば、辞めさせる方法をやすやすと見つけてしまうでしょう。あなたの権利を守ろうとするがあまり、最終的には他の仕事を探すことよりも、もっとあなたを消耗させてしまうかもしれません。

パートタイムで働く

パートタイムの仕事は、いわゆる契約社員、自由契約、自由業などの雇用体系も含むかもしれません。普通、あなたがある一定の業務時間を働けば、パートタイムや契約社員の仕事で利益を得ることができるでしょう。当初私は気づいていなかったのですが、会社の仕量の総量が減ると、真っ先に契約社員がクビをきられます。最初にその目に遭ったとき、私は自由契約で編集サービスを始めることに決めました。世間並みの収入を確保するパートタイムの仕事を探すことが難しかったからです。

しばらくの間、私は完全にフリーランスの仕事だけで生計を立てることを試みていましたが、いつも稼ぎがよいか悪いか、その両極端でした。その後、私はもっと安全な組み合わせを考えました。一週間に約十八時間、地方の教科書出版会社で働き、それを収入の基本としながら、残りはフリーランスの仕事の収入で補うというかたちにしたのです。この方法によって、およそ四年間はとてもうまくいきました。その後は、長年、他の会社で私の監督者であった私の友人に仕事を任せたのです。

自由業

この選択肢は、あなたを陽気にさせるかもしれないし、反対に大変なストレスに駆り立てるかもしれないという両極の可能性があります。あなたがほかに収入源を持つか、病気が完全によい状態にコントロールされていでもいないかぎり、あまりお薦めはできません。自分のために働くというのは理想的な響きですが、すべての犠牲と責任があなたの背中にのしかかってくるのです。次の仕事がどこから、いつやってくるのか、ときどきわからなくなるでしょう。本当に報酬が払われるかどうかも定かではなかったりします。ときには、報酬でトラブルがおこるかもしれません。そうしたストレスや経済的不安定さは、あなたを消耗させる状況に追い詰めるかもしれません。

私は意識的に、契約の仕事を取るよりも、家での仕事を優先的に選びました。それが私の病気の症状に順応しやすい仕事形態だったからです。

復学する

私が子どものころは、学校に復学する大人というものはおよそ、高校や大学を卒業していないためにそうしていたものです。学校を卒業してから「大人になる」ものであって、多くの人にとって、新しいことを学ぶということを意味していませんでした。最近では、より多くの人びとが学び続けることの必要性に気づきはじめました。自分のうちに可能性を追い求めることは、あくなき知識への追求――マズローの欲求五段階の最も高レベルに位置する欲求なのです。

ボランティア活動

他人の生活に貢献するということは、あなたに非常に活力をもたらし、人生の目標を豊かなものにしてくれます。お金もかかりませんし、多くの時間を費やすわけでもありません。親切にするということは、多大な犠牲を払うわけではありません。マザー・テレサになる必要はないのです。ただ、あなたが所属する治療グループや援助グループのメンバーの話を注意深く聞いてあげればいいのです。あなたの近所に住む障害者や、お年寄りに、手紙や、新聞を配ったりするシンプルな仕事かもしれません。双極性障害を患っている私の友人の一人は、教会の託児所のボランティア活動をとても楽しくやっています。

職場でのストレスを減らしましょう

家を出る準備をし、仕事に出かけるということ自体がストレスにもなりえます。このストレスを少しでも減らすために、仕事の前の晩に、必要になりそうなものは全部準備しておいて、ちょうど良い時間に眠りましょう。

服を選んでおきましょう

- 朝、必要になるだろう化粧品やメイクアップ用品を準備しておくこと。
- 次の日に必要な薬を持っているか、確かめておくこと。
- スケジュールを確認し、次の日に何をするのかをリストアップしておくこと。
- ブリーフケース、バッグ、バッグパックを準備しておくこと。
- パスケースと財布を入れておくこと。
- 昼食の弁当を詰めておくか、昼食代を持っているか確認しておくこと。
- 自宅の鍵を探しておき、交通機関を利用するさいに必要となるお金、カード、回数券を探しておくこと。

仕事に出かけるのに体の調子が悪すぎるようであれば、できるだけ早く会社に電話をしましょう。どうしても連絡できなければ、家族または友人に、調子が悪いことや、医者にみてもらうこと、できるだけ早く仕事に戻ることなど上司に伝えてもらうように頼みましょう。あなたの症状が続いていて、仕事に行くのが難しそうだったら、主治医に、仕事場に少しでも行ってみたほうがいいのか、またはもう少し時間を置いたほうがいいのか聞いて見ましょう。

所属しているという意識をもっと持ちましょう

気分障害という病気に対して、自分だけで全て対処しようとするのはほとんど不可能です。精神病を患っている多くの人びとは、のけ者にされていたり、嫌われていると感じています。しかし、人と人との関係性が病気の回復に重要な役割を果たすため、信頼できる人を探すことは不可欠です。あなたには家族、友人、愛する人、仲間の援助が必要なのです。それに加えて、心の健康の専門家の援助も必要です。

有毒な人間関係に用心しましょう

- 虐待的、もしくは「有毒な」人間関係は、あなたの自尊心を低め、気分障害を悪くさせるだけである。暴言は、肉体的または性的虐待と同等、またはそれ以上のダメージを与える。
- 「否定的な魔法使い」がいない、援助を与えてくれるような関係を求めること。別言すれば、あなたを緊張させたり落ち込ませるような、ひどく否定的な影響を与える人は避けること。

もし、現状であなたが必要としている援助を得ることができなければ、援助が得られる環境を探すことが必須でしょう。これは、あなたが抱えている問題から逃げ出すことを意味するわけではありません。そうではなくて、純粋にあなたのケアをしてくれる人を周囲にいてもらうようにするということです。

うつ病エピソードからの回復の途中にあるならば、あなたは無理としてでも他の人と連絡をするよう、自分を奮い立たせる必要があるかもしれません。躁病あるいは軽躁状態エピソードからの回復の途中であれば、疎遠になってしまった家族や友人との関係を修復する必要があるかもしれません。ただし、あまりに気分の波の激しい人とは一緒に暮らしたり、仕事をしたり、友人になることすら容易ではないということを理解すべきです。特に、「綱渡りの生活」を経験したことのない人たちにとって、あなたと関係を持つということは困難なことになるかもしれません。彼らが理解してくれないとしても、怒らないよう心得てください。あなたは、ただ、自分のベストを尽くすのみです。

他の人たちと病気について話し合いましょう

私が初めて病気のことをカミングアウトしたとき、人びとの反応はさまざまでした。ときどき食料雑貨店で会うことがあり、もう何年も知り合いだった同僚は、私と会うなり、あたかも私が攻撃をしかけたかのように数センチメートル遠ざかりました。また、ずっと疑っていたかのごとく、そうだと思っていたとうなずく人たちもいました。しばらくびっくりして押し黙りつつ、話を受け入れてくれた人もいました。ほとんどの人たちがそれでも純粋な気遣いを示してくれたのです。多くの人たちが、気分障害の私と友人であることや、家族の一員であることをオープンにし、分かち合ってくれました。自分自身もそうじゃないかと診断したり、詳しく知りたがる人もなかにはいました。

秘密を開示することに関する注意

私は、自分の病気を打ち明けることで大いに安定し、みずからの回復を手助けすることになった。しかしそこまで強く出るには、十二年以上に及ぶ治療を要したのである。病気を打ち明ける前に、誰にあなたの病気を知ってほしいかをよく考え、注意深く見極めてほしい。最近では精神疾患に対するスティグマは減ってきたというものの、不幸なことに、やはりまだ存在する。

もしあなたと、友人、家族が、あなたの病気についてできるだけ多く学んだら、病気をもたらすかもしれない、避けがたいストレスや犠牲を減らすよう注意を促しやすくなるでしょう。一番冷静な友人や家族ですら、ときどき、あなたの病気の症状が作り出すストレスに対処にお手上げ状態となるのです。主治医またはセラピストに、あなたと家族のどちらにも、病気について教育してもらうよう頼んでみましょう。家族療法は双極性障害の治療に役に立ちますし、サポート・グループに参加することはさらに役に立つかもしれません。同じような状況を経験してきている人たちと話すことは、かなり慰めになります。第13章でも、初めて援助を求めるさいの場所などを提示しています。

ペットから安らぎを受けましょう

ペットは、あなたがどこかに所属しているという感覚をより感じさせてくれることでしょう。気分障害を患う私の友人たちの数人も、猫、犬、小型豚やハムスターからでさえ、大いなる安らぎや感情の援助を受けていると言います。ペットを飼うのであれば、あなたの調子が悪くなりすぎたり、しばらく入院したりしなければいけなくなったりしたときに、きちんと面倒をみてくれる人を見つけておきましょう。

　ペットを飼えない場所に住んでいたり、その責任が持てないと感じるのであれば、他の人たちのペットと接触を持つこともできるでしょう。近隣の人びとのペットシッターや、犬の散歩をすることができるかもしれません。

新しい日課を作る

　通常の活動パターンを維持することは、安全欲求を満たすことにも役立ちますし、あなたがあまり動けないようなときでも、自己評価を上げるうえで役に立ちます。適切な睡眠、規則正しい食事、エクササイズ、仕事、社会性や休養などの日課は、あなたがより安定した基礎を築くのに役立つのです。単極性うつ病が治りはじめていた私の友人の一人は、無理のないスケジュールを課し、自分自身が再び生産的になることを助けてくれたいうことで、通院していた国立病院を信用していました。

　自分の病気に関して言えば、私は普通の毎日の基礎として続けられるようなバランスのとれた日課を探すことを、ずっと試し続けてきました。いったんうつになると、私はあらゆることから引っ込んでしまうため、活動することを無理してでも保たせなくてはなりませんでした。いったん軽躁状態になると、今度は浪費してしまった時間を取り戻したいがあまり、必死になってしまうのです。私は自分の気分が躁とうつのどちらの状態にあったか、カレンダーを振り返ると簡単にわかるようにしていましたし、そのようにリスト作りもしていました。うつ状態だと、カレンダーはほとんど空白か、約束のキャンセルで埋まっていました。軽躁状態だと、私のスケジュールは次から次への活動を示し、ともすると約束が重なったりしました。

私の病気に関する経験上、自分がいとも簡単に熱中しすぎてしまうということを学んだので、約束事に関してはより用心深くなりました。私は参加したがり屋で、しばしばリーダーシップの役割を演じてしまうのです。私はさまざまな会合に参加しました（しばらくの間、私は一度に十数もの会に参加していたことがあります）。興味のあることに熱中してしまうと、途中でやめるのが難しくなるのです。

自分が言ったことは守らなければならないと強く感じるし、他人の要求に対しても責任感を持つので、自分のことをおろそかにしがちになります。結局、活動しすぎたことによってうつ状態となり、約束を守れなくなり、そのことに対してひどく申し訳ない気持ちになってしまうのです。躁状態のときの私は、約束を守ることができなかったという苦い経験があるにもかかわらず、自分は全部できるという考えにまだしがみついてしまうのです。

活動性や活動レベルを変化させる

うつ病からの回復期には、ゆっくり、そして注意深く、新しい約束はぶつからないよう時間を調節しながら、あなたのスケジュールに少しずつ活動性を加えていくことが有益だとわかるでしょう。躁病からの回復期には、くつろぎ時間や休憩時間も確保しながら、あなたの活動に、注意深く優先順位をつける必要があるかもしれません。

活動性の幅を広げることは重要ですが、一方で、拡大しすぎることのないよう気をつけねばなりません。熱狂的になったり、あなた自身、こなすのがほぼ不可能なスケジュールを組んだりしないよう注意してください。私の躁病のときの行動の常として、一度に多くのさまざまなプロジェクトに参加したり、多くの趣味を追求してしまいます。私は頑固にもそれをやりとげようとしてしまうのです。どれか一つを選んでやるということがひどく苦しいのです。ですから、優先順位をつけるということが大切になります。新しい活動をつけ加えるたびに、自分の中で優先順位をチェックするようにしてください。

断ることを学びましょう

あなたがいろいろなことを引き受けすぎてしまう傾向にある場合、他人に対しても自分に対しても、断り方を学ぶこと。誰も、すべてのことを、とりわけ一度にはできないということを忘れてはならない。気分障害を上手に管理するには、休憩のはさみ方を学ぶことが必須である。

「休養時間」を作りましょう

休養時間の定義をしておきたいと思います。これは、うつ病やうつ状態でいる時間のことを言っているのではありません。私は、プレッシャーのない、くつろいだ、生活を楽しむ時間のことを言っています。私たちと同じような双極性障害を患う人びとは、衝動的になりやすい傾向にあるため、反省したり計画を練ったりするための休養時間を作る必要があるのです。

浪費してしまった時間の穴埋めをしたり、仕事を継続したりしなければいけない、と私は考えていたので、リラックスしたり、生活を楽しんだり、平穏な気持ちでいる余裕などないとしばしば思い込んでいました。このことが、私のうつ病エピソードをより強いものにしてしまっていたのです。

しかし、自分を少し甘やかして、適切な距離を保ちながら大局的な視点を持ち、自分が回復にむかって積み重ねてきた小さなステップを祝う時間というものを持つこと、そのことがとても大切なことなのです。

ストレスを減らしましょう

ストレス単独で、双極性障害の原因になるわけではないのですが、躁病、うつ病の両エピソードに対して、ストレスが引き金となり、両症状を悪化させることは確かです。

ですから、気分障害にうまく対処するためには、ストレスを減らす練習をしなければなりません[2]。エクササイズ一つでも、ストレスを大分和らげる効果がありますが、他のストレスを減らすテクニックというものも学ぶ必要があるかもしれません。

- 病気を完全治癒することはできませんが、うまく管理するのは可能であることを理解しましょう。
- 病気だからといって、自分を貶めないでください。病気を管理するために必要なことをできるだけ試みましょう。
- 生活のなかで、ストレスの原因となっているものが何なのか同定してみましょう。
- あなたの考えや気持ちを人と共有しましょう。
- 生活を単純化するよう努めましょう。
- 体力を温存するように、時間管理をしましょう。
- 問題を解決するために、薬やアルコールに依存しないようにしましょう。
- 病気についてできるだけ多くのことを学びましょう。
- 可能なかぎり、あらゆる援助や情報サービスを利用しましょう。
- いつ、どこでも、短いくつろぎの時間を持つようにしましょう。
- 趣味の時間を組み入れましょう。

- 病気のときであっても、ユーモアのセンスを磨き、維持しましょう。
- 気分の波が差し迫っていることを示す、注意すべき徴候を学びましょう。

ユーモアの治療効果

ユーモアなど、このように深刻なテーマを扱う本に含めるのは、意外に思う向きもあるかもしれません。しかし、私たちの置かれた状況と場合に応じ、ユーモアを見つけ出すことができないとすれば、私たちはみな泣いてばかりいるよりほかないのではないでしょうか。

ノーマン・カズンの奇跡的回復――「サタデー・レビュー」の編集を長年担当してきたカズンは、一九六四年に重度の病気からの回復において、ユーモアによる治療効果をみつけました。多くの検査の後、主治医はカズンの病気を、脊椎の結合組織の痛みを伴う変性疾患であるとし、強直性脊椎炎と診断しました。医者たちは、彼の状態は不可逆性のものであると考えていました。専門家の一人は、彼の完全な回復の可能性は五百分の一であると述べていました。

カズンは、ハンス・セリエの『現代社会とストレス』という本を読んで、ストレスの副腎に対する陰性の効果、について学んでいました。セリエは、陰性感情というものがいかに身体の反応を損ねるかということを説いていたので、陽性感情が身体にもたらす影響は何であるか、カズンは考えはじめたのです。医師の援助のもと、カズンは病院から看護師とともにホテルの部屋に移りました。彼は面白い映画を見たり、ユーモアたっぷりの本を読んだりして時間を過ごしました。彼は同時に、静脈からのビタミンC大量の投与も受けはじめました。そして、仕事に復帰できるまでに回復し、乗馬している馬がくたくたになるまで、カメラを回し続けることができるようになったのです。彼は五十二歳のときに入院しましたが、七十八歳まで生きることができたのです。カズンはこの経験を『笑いと治癒力』に記しています。

健康によいユーモア[3]――心理学者であり、健康によいユーモア米国協会の前代表であるスティーヴン・サルタノフ博士は、自称「陽気学者」と知られますが、健康におけるユーモアの大切さについて以下の点を強調しています。

- 生体内の化学的物質を変化させること。
- 苦痛な考えや気持ちを変化させること。
- 否定的な行動に的を絞ること。
- コミュニケーションを改善させること。
- 前向きな人間関係を構築すること。

サルタノフはウェブサイトを開き、健康によいユーモアの説明や、楽しい情報を豊富に提供しています（www.humormatters.com.）。

笑い声クラブ――現在、発展している活動に、笑い声クラブがあります。その目標は、肉体的および精神的健康を、笑い声を通じて改善させるというものです。このクラブでは、主観的であるユーモアに頼らずに、笑い声によって真に腹の底からの笑いを生み出すという手法を採用しています。アメリカの「楽しませ学者」を先導する心理学者であるスティーヴン・ウィルソン博士は、世界笑い声ツアーをカーリン・ブクスマンら（M・S・N、C・S・P、C・P・A・E）とともに、一九九八年に共同設立しました。現在、アメリカとカナダで百以上の笑い声クラブが存在しています。

まだ笑い声クラブには参加していませんが、ほかの二つの会合が主催する集会やイベントで、かなり笑うように私自身、実践しています。そのうちの一つが宴会の司会者の会合で、毎年ユーモア・スピーチ・コンテストのスポンサーを務めています。もう一つは私の、うつ病と双極性障害の援助同盟（DBSA）という援助グループの会合で、そこでは、私たちの問題や治療について話し合うことに加えて、漫画や駄洒落、そして、面白い小ばなしなどの楽しみも共有しています。そこでは、笑い声を出すタイミングというものにも敏感でないといけません。実際にそう心がけています。メンバーが深いうつ状態であったり、新しいメンバーが出席したりするときは、私たちはユーモアを控えめにしたり、そのほかの機会に取っておいたりします。

悩み事を減らしましょう[4]

あなたが些細なことで悩みすぎてしまう傾向にあるならば（これは気分障害の人によくある問題です）、どうすれば悩むことをいったん止め、それらのことをくよくよと悩まないようにできるかを学びましょう。もちろんこれは、言うは易し、おこなうは難しです。私はいわゆる悩みすぎる人たちの一人であり、双極性障害を患っている私の姪もそうであり、他の家族メンバーからは「心配性の人」と言われているほどです。私の大叔母ジャネットは、悪名高き「やきもきする人」でした。

専門家のなかには、ずっと悩み続けているよりは、ちょっと時間をおいてから考えたり、悩むのは一週間に二回程度にしてくださいと提案する人もいます。あなたが抱えている問題をカードや紙の端切れに書いておき、それを入れておく「悩み箱」のようなものを作っておいてもよいかもしれません。それで、あなたは決められた「お悩み期間」に、それぞれの問題を一つずつ箱から取り出すようにしてみましょう。「これは自分でコントロールできる種類の問題か」と、常に自分に問いかけるのです。もし、自分でその問題をコントロールできなければそのままにしておき、誰かに相談したり、神頼みしたりしましょう。自分で変えることのできる問題であれば、問題解決までの過程を書き記してみましょう。

問題解決の秘訣[4]

問題解決のための過程というものは、単にその問題について誰かと語るだけでなく、問題解決の過程を書き記したノートを使用したほうがはっきりするのが一般的です。書いたほうがどちらにとっても役に立ちます。

(1) 問題を書き記し、どうして自分がそのことで悩まされるのか説明してみましょう。
(2) 問題のどの部分が現実的なものか、決定しましょう。
(3) 問題のどの部分が単にくよくよと悩んでいるのか、またはどの部分が将来の問題についての不安なのかを決定しましょう。
(4) 解決の可能性を視野に入れ、それに役立つやり方でその問題を見つめ直してみましょう。その後、よい悪いの判断を加えずに、あなたが選択しうることを個条書きしてみましょう。
(5) 各々予想される選択肢に対して、良い面と悪い面を見積もりましょう。
(6) どの解決方法がベストか決定しましょう。
(7) 解決方法を採用するにあたり、あなたが必要としている情報のすべてを入手しているかどうか、確認しましょう。
(8) あなたが決めた行動を起こすかどうか、また、行動を起こす時期を決定しましょう。

あなたの危険な徴候を学びましょう

双極性障害とうまくつきあっていくうえで重要なことの一つは、病気をあらゆる面から意識してみることです。

私がうつ状態、ないし軽躁状態と顔を突き合わせている長い間、解決の糸口がみつからない気分が続いていました。その只中にあるとき、突然あることに思い当たりました。私はしばしば、「綱渡り」をしている私の真下から、誰かが急にぐいっと引っ張るのではないかと感じていたことに気づいたのです。

私は自分の気分の波の中で、何を探し、何に対して注意を払うべきなのかということがわかったとたん、いつものパターンに私はようやく気づきはじめ、気分の変化が差し迫っているという手がかりを拾いあげはじめたのです。それからというもの、私は自分の症状に合わせて自分の薬を調整してくれるよう、主治医によりよく働きかけることができるようになりましたし、病気の調子に合わせながら、自分の生活スタイルを変えることができるようになったのです。

日課が確立されていれば、予定外の変更というものが、気分障害のエピソードの危険信号となりうるでしょう。抗うつ薬をわずかに減量した二、三週間後、私はいつもより一日三時間余計に眠るようになっていることに気づき、食事に気を配らなくなり、そしてエクササイズに対する興味がなくなりました。生活の中で思い当たるストレスの説明がつきませんでした。インフルエンザに罹ったような気分となった一週間後に、私は以前の抗うつ薬の量に戻してもらい（私の主治医の許可を得て）、一晩経つと、事実上、変化はなくなっていました。

通常通りのスケジュールの活動をしなくなってしまうことも、気分障害のエピソードが差し迫っているという危険信号でしょう。私がエクササイズの時間を抜かしてしまったときは――本来、私の優先順位のトップだったのですが――たいてい、私がうつ状態に落ち込みつつあるか、困惑した気分でいるということを意味します。私が外来受診日を忘れるときはたいてい、軽躁状態で活動していることを意味し、約束を忘れないよう行動できなくなっているのです。

あなたには、別の危険信号や、それに関係している別の理由があるでしょう。例えば、うつ状態のエピソードのときには、忘れっぽくなってしまったり、あまりに気持ちが落ち込みすぎていて、外に出ることができなくなったりするために、外来受診日を忘れてしまうかもしれません。また、躁状態のエピソードのときは、あなたは予期せぬ出来事に遭遇していたり、完璧なほど気分が良かったり、医者にかかる必要はないと確信しているため、外来受診に赴かないかもしれません。病気の警告サインは個人個人によって異なり、自分の警告サインが何であるかを学ぶ必要があるのです。

気分の記録をつけましょう

自分の気分と、自分が飲んでいる薬の記録（そしてあなたが記録する必要があると思うものすべて）を取ることは、とても役に立ちます。記録することで、薬の飲み忘れもなくなりますし、特に、異なる何種類かの薬を一日に一回以上服用している場合は、飲み忘れないよう注意することになります。また、あなたの主治医やセラピストに対して、重要な情報を伝えることを覚えておくうえで役立ちます。

私は大きな行事に加えて、自分の気分に影響を与えるかもしれないと思うものをすべてたどって記録しました。薬とその量、何時間寝たか、昼寝をとったか、食事の変化はあったか、エクササイズの時間、性的行動、月経の時期、おなかの調子などです。これは、ものすごい仕事に聞こえるかもしれませんが、ほんの少しの時間で記録できるものです。

あなたは六ヵ月の個人カレンダーをDBSAから無料で手に入れることができます。約10×22センチメートルの小冊子となっています。あなたが飲んでいる薬とその効果、症状（パニック発作や物質乱用）、睡眠時間、そしてあなたの気分とその重症度を記録するのに役立ちます。口げんかや自動車事故など、あなたの気分に影響を与えるであろう重大な出来事を記録するスペースもあります。これは、あなた自身の気分障害エピソードに先行しがちな警告サインを観察して記憶することに役立つことでしょう。

警告の言葉

あなたの病気の記録をすることにとらわれすぎてはいけない。そうなってしまうと、あなたの生活すべてが、心配している時間、医師との面談約束、薬、血液検査、治療セッション、援助グループの会合などで埋め尽くされてしまい、自分の楽しむ時間が残されないことになる。

このようなカレンダーを何個か使用した後、私は書く場所が足りないという問題に直面して、自分用に仕上げた一ページが約9×28センチメートルの型のものを作りました。私は他の医療情報を含んだその型のカレンダーを一ヵ月ごとに三穴バインダーに閉じておいて、そして、自分のバインダーにあらゆるタイプの医療予約などを記載しています。あなたはウェブサイト（www.bipolar-tightrope.com）から無料でそのコピーをダウンロードすることができます。そして、あなたが望むときにコピーするといいでしょう。もしくは、あなたの住所宛の封筒を同封して、切手を貼り、下記の住所に無料コピーの要求をしてもいいかもしれません。

無料日課記載帳　キャッスル・コミュニケーション（Free Daily Tracking Form Castle Communications）
PMB 358 P.O.Box 200255
Austin, TX 78720

あなたが新しい日課を組み立て、自分の病気を管理するためのよりよい方法を学んでいる途中ならば、一度にあまりに大きな変化を試みるのは避けましょう。そうすることで、あなたは疲れてしまうだけです。焦らないことです。新しい習慣を完全に身につけるには、平均しても、約二十一日間かかります[5]。ほかのことが身についてはじめて、さらなる変化に取り組んでみてください。

16 視点を変化させましょう――願望から現実的なものへ

第11章で述べたマズローの欲求五段階説で、あなたに欠けていたものをほぼ満たすことができ、脳内の化学伝達物質のバランスがより良くなれば、より高次の欲求に動かされ、さらに仕事ができるようになるでしょう。うつ病エピソードの最中には、ポジティブに考えることなど実際には不可能でしょう。あなたは、希望などどこにもないと信じるまでに深く落ち込んでいるかもしれません。そのような考えに打ちのめされ、その考えに捕らわれて逃れられなくなっていたり、あるいは単調で空虚な気持ちとなって、何もする気が起きなくなってしまうかもしれません。

深い抑うつ状態にあるときには、何かを達成できると自分に信じさせることなどできないものです。あなたは「綱渡り」で深い暗闇にまで落ち込んでしまい、何も見えなくなってしまうはずです。それまでに達成してきたもののすべてを考慮に入れることができなくなり、明るい未来への希望が見えなくなってしまうかもしれません。軽躁状態や躁状態にあるならば、すでにして、あまりにポジティブに物事を考えすぎてしまうかもしれません。そんなあなたになによりも必要なものは、壮大な新しい計画をチェックするための現実感にほかなりません。

子どものころから、そして大人になってからの大半の時代、抑うつ状態の只中にあるとき、他の人は私に対し、態度を改めなければならないとよく小言を言ったものでした。「コップに水が半分も残っているのに、半分しか水が残ってないと考えるのは止めなさい」というような、言葉のシャワーを浴びせられたものです。私の家族、友人、先生は、もっとポジティブに物事を考えなさいと私を励ましましたが、どうしてもそのようにできませんでした。私の脳内化学物質がかき乱れていたからです。

熱狂的なニューエイジ信者たちは、前向きな確信を持ち、自分自身が目標に到達しているということを想像しながら、単純に自分自身を信じることにより、私が「自分自身の本質を創造」することができるのだと言いました。私はこれらの考えは、素晴らしい価値のあるものだということは理解できます。私は自分自身を抑うつ状態から救い出すために、ニューエイジの会合のプログラムに何度か参加しました。しかし、私が彼らのパワーに近づくことができるのは、私が軽躁状態のときだけなのです。気分障害の治療を受けていないとき、あるいは治療中のときにいくら挑戦してみようと、そのような概念を取り入れることはまず無理なのです。私は薬物の適切な組み合わせが私の症状が劇的に改善したときに、そう強く確信しました。

私の態度が一晩で変わった、というわけではありません。私の脳が、悪い設定から再調整されるまでには、何年間も要しました――それでも、ある程度は悪いものが残ってしまっています。しかし、私に合った薬物が私の重度の気分の変動を著しく減弱させ、私が前向きな変化を作る力を引き出しはじめるのを助けてくれたのです。もちろん私はまだ、病気の症状を注意深く記録したり、健康的な日課を維持したり、私のストレスの程度を観察したりしなければなりません。それでも、私は以前（少なくとも軽躁状態ではないとき）に期待していた以上のことを達成しました。

本章では、私が現実的な目標を設定すること、確実に創造すること、そして前向きな結果を想像するために学んだ役に立つ手がかりをみなさんと共有したいと思います。

目標を設定する

抑うつ状態にあるときは、設定した目標が実を結ばないようにみえるかもしれません。特に重度の抑うつ状態にあるときには、何もできないと確信しているかもしれません。そのような場合、ベッドから出たり、お風呂に入ること、一日のうちに一食だけでもバランスのとれた食事をするなど、とても小さな目標の設定から始めてみましょう。そして、自分がそれらの目標を達成したときは、自分で自分を祝福してあげましょう。

軽躁状態または躁状態にあるときは、これとは逆の目標設定をする傾向にあるのが問題です。すなわちあなたはあまりに熱狂しすぎてしまって、あまりにも非現実的な将来の見込みを発展させてしまうかもしれません。この問題を処理する一つの方法は、少なくとも軽躁状態にあるときには、他の人と自分の設定した目標について話し合うということです。他の人は、何が現実的で何が現実的ではないかということをあなたよりも理解していますから、彼らの意見を注意深く取り入れましょう。躁状態のときには、それを考慮することすら、不可能かもしれません。躁状態にしばしばエスカレートしていく軽躁状態の警告サインを学ぶことは、持て余しがちの問題を、事前に気づくことの手助けとなることでしょう。

どうして目標を設定するのか

目標を設定する一つの理由は、目標設定によりあなたを回復に向かわせ、病気をよりよく管理することに役立つことです。目標はまた、あなたの自信を増大させるため、自分自身をコントロールしているという感覚を味わわせてくれるのです（私のセラピストはしかし、人は何もコントロールすることはできない、人は何かが起こったときに、それに対して物事を計画して適切な反応をすることができるだけであると語っていました）。目標設定は、あなたのエネルギーに焦点を当てて、そのエネルギーを、前向きに注ぐことを手助けしてくれます。

目標設定のガイドライン

目標を設定するさいに用いるべき基準を、専門家たちは一般的に、以下のように提示しています。

- **あなたの価値観に基づいた目標基準**――他の誰かの期待に基づく目標を設定してはいけません。あなたにとって意味のある目標を設定してください。
- **具体的な目標を設定しましょう**――友人をたくさん作るという目標設定よりも、どんな友人をあなたは欲しているかを決めたほうがいいでしょう。それから、そのような人びとに最も会えそうな場所でおこなわれる活動に参加してみるといいでしょう。
- **適度な目標を設定しましょう**――もっと睡眠を取りたいというよりも、毎晩何時間眠りたいかということを設定したほうがいいでしょう。
- **現実的な目標を設定しましょう**――あなたの家のペンキを、週末に全部塗り直すという目標設定よりも、毎週末、毎月末に一つずつ部屋のペンキ塗りをしていくと設定したほうがいいでしょう。
- **あなたの力に見合った目標を設定しましょう**――昇進するという目標設定よりも、昇進するチャンスを増やしていくという目標設定のほうがいいでしょう。

- **あまりに複雑な目標設定をしてはいけません**――多くの人が言っている次の法則を使いましょう。「単純でいこうよ、馬鹿げていこうよ」。私たちの多くは、もうすでに自分自身、十分すぎる多くのことを課しているのです（私は「単純でいきましょう、あなた」というほうが好みですが）。

目標設定の範囲

目標設定について専門家たちは、生活のさまざまな側面において、目標を設定することを提示しています。いくつかの可能性として以下のようなものがあります。

- インテリアや外観を含めた家の環境
- 健康、睡眠、栄養、エクササイズに体重制限
- 家族、友人や同僚との人間関係
- 収入、仕事、キャリアなどの職業技能
- レジャー、遊び、趣味、スポーツなどの気晴らし
- 精神性、宗教、人生の真価を認めること
- 自然、動植物の真価を認めること
- 新しい情報の知識、学習、探求
- 自己表現と自己創造力
- 地域社会への参加と社会への貢献

このリストは今後もずっと継続しそうですし、少し荷が重すぎるかもしれません。また、このリストではあなたが価値を置く分野をすべて網羅していないかもしれません。大切なのは、あなたが必要としていて、興味を持っていることに目標を絞り込むことです。私ははっきりと、どの分野に焦点を絞り込んだほうがいいかを指示することはできません。それでも、一つのよいスタート地点として挙げられるのは、マズローの欲求五段階説において欠けているところから段階的に目標を設定するよう、焦点を絞っていくことです——つまり、まず生理的欲求に始まり、安全欲求、社会的欲求、尊厳欲求へと続いていくことです。

目標は個人的なものですから、何があなたにとって最も重要かという個人的な価値観に依存しています。

価値観に基礎を置いた目標

優先順位をつけるということが最も重要だというわけではありません。私はいつも、他の人の優先順位のほうが自分のそれよりも優れていると返答しています。他の人に比べて私の願望は、思慮深くかつ熱狂的でありたい、自然に敬意を払いかつ守りたい、社会に貢献したい、非暴力的でありたいなど、私の価値観は処理するのが難しいということに気づきます。

私たちの気分を調節している大脳辺縁系が障害されると、優先順位がついた目標を設定する能力が制限されます[1]。トレーシー・トンプソンは次のように述べています。極端に不安な状態であるときに論理的であろうとすることは、蜂の群れを説得しようとするようなものである[2]、と。

練習1 [3]

もし、あなたの価値観に見合った目標設定をするのが難しく感じるならば、以下のような練習をするとよいでしょう。

（1）毎週同じ日の同じ時間に、あなたの心の中で目標のリストを考えてみましょう。
（2）まず、それを三週間続けてみます。
（3）四週目まではそのリストを見ないようにして、リストをしまっておきましょう。
（4）四週目になったら、あなたが考えたリストを全部比較してみましょう。おそらく、あなたはそれぞれいくらか違っていることに気づくはずです。
（5）基本リストを作成して、あなたの目標に優先順位を作ってみましょう。

練習2 [4]

もし、あなたの目標に優先順位をつけることが難しければ、次の練習をしてみましょう。

（1）紙の切れ端にそれぞれの目標を書いてみて、その二つを同じときに取り出し、突き合わせてみましょう。
（2）負けたほうの目標を脇によけます。
（3）三番目の目標を、最初の勝者の目標と勝負させて、負けたほうをまた脇によけます。
（4）あなたの一番の優先事項が決まるまで、勝負を続けてみましょう。
（5）一番に決まった目標を書きとめましょう。このように、紙の切れ端を脇によけるプロセスを繰り返して、優先順位のついたあなたのリストを作成してみましょう。

特に、一週間から三ヵ月の短い期間で達成する目標を設定するさいは、目標リストの数を制限しましょう。後になれば、あなたはもっと多くの目標を設定できるようになっています。全人生にわたってあなたが達成したいと望むすべての目標を初めに設定する必要はないのです。

あなたが前進したら、自分でご褒美をあげましょう

あなたが目標に達したり、目標に向かって前進できたときは、自分自身にご褒美をあげましょう。これは、三倍サイズのバナナスプリット〔バナナにアイスクリームやチョコ、生クリームをあしらったデザート〕や、新しい服を買ってあげたりして祝うことを意味しているわけではありません。あなた自身が前進したことを認めて、健全な方法で報酬を与えることを意味します。健全な方法の報酬の例は以下のようなものを含むでしょう。

- レストランや食料雑貨店で新しい食べ物のメニューを試してみる。
- 散歩やドライブに出かける。
- 愛するもの、友人やペットと大事な時間を過ごす。
- 朝日や夕日、月を眺める。
- 本や雑誌を読んでくつろぐ。
- 趣味に時間を使う。
- 言葉やバブルジェットのお風呂で自分を甘やかす。
- 自分で自分を抱擁したり、激励の言葉をかけたりする。

気分障害の病気でいると、しばしば自己の価値を疑ってしまうため、自分が何かを達成したことを見過ごしてしまいがちです。他の誰かが、あなたの成果について称えてくれたときは、自分の成果を認めて、賛辞を受け入れましょう。「大したことじゃないよ」とか、「何も特別なことはしていないよ」というようなコメントで反応するよりは、「ありがとう！」と、ただ言いましょう。覚えておいてください。気分障害とつきあうには強い精神力が必要なのです。たまには、息抜きをすることです。

目標に達しなくても自分を責めてはいけません

目標に達しなかったからといって、自分を責めないでください。少しでも前進したならば、自分ができたことを認めましょう。もし前進しなかったとしても、明日までに少しでも前進すると誓えばいいのです。心理学者や行動療法家のなかには、何か自滅的な悪い癖が出たと気づいたときに、自分の手首の内側をゴムで弾くというような、自分を罰する技術を利用することをすすめる人もいます。私はちょっと、やりすぎのように思います。自分を罰するよりも、自分の目標達成に再び集中することのほうをすすめます。あなたが抑うつ状態ならば、もうすでにあなたは十分に自分自身を責めてしまう傾向にあるのですから。

セミナーを通じて、よりよい生活技術を身につけることを何千人にも教えてきたフィリップ・マクグロー博士は、あなたの信念の価値を見極めて、歪んだ認知から真実を引き離すために、自分で自分に問いかける四つの基本的な質問を提示しています。私はマクグロー博士の質問を、あなたの目標が間違っているか否か、を見極めやすくするために利用することをすすめます。気分障害に関係した、他の多くのことへの試みにも役に立つものです。マクグローの四つの基準[5]は、度胸を必要とするようにみえますが、私は以下のように改作しています。

（1）**それは本当に実現可能ですか**。その目標が妥当なものであり、あなたが心の中で設定している期間内に達成することができる、と他の人が賛成するでしょうか。

（2）**その考えや姿勢は、あなたの利益になりますか**。その目標は、あなた自身の価値観や興味から出たものですか。そして、その目標はあなたの病気を改善に向かわせるものですか。

（3）**その考えや姿勢はあなたの健康を促進させたり守ったりするものですか**。この目標は気分障害でありながら、あなたの健康を維持する試みであることが考慮されていますか。

（4）**その考えや信念は、あなたが必要なもの、欲するもの、求めるものを手に入れるために役に立ちますか**。他の人もあなたの答えに同意してくれますか。

あなたは自分の目標について、主治医やセラピスト、互助グループのメンバー、親戚や友人たちと話し合いをしたくなるかもしれません。他の人たちの意見も、注意深く比較、考察してみてください。他の人たちはあなたの能力を過大に、あるいは過小に評価することもあるでしょうが、多くの場合、より現実的な見方を提供してくれることでしょう。

肯定すること

実際に何か事が起こり、それを認知している間は、現在や未来を肯定しているということです。現状を確かめたり、あなたが起こすこれからの行動の責任を補強したりしています。ニューエイジ信者[6]は、潜在意識を再プログラムするために、肯定的な言葉を使用します。未来の目標に対する肯定は、あなたがその目標を達成できるかどうかを力強く信じさせてくれます。気分障害を患っているときであれば、あなたの心の中は否定的な自己対話に満ちているでしょうから、このとき、信じることがよい作用に働きます。

否定的な自己対話には、しばしば「私は～するべきである」「私は～せねばならない」「～したほうがいい」「私は～する必要がある」「私は～しなければいけない」といった言い回しが含まれます。一九四〇年代半ばから一九五〇年代の初頭にかけて、カレン・ホーナイ「～するべきである」という言葉の圧力について焦点を当てていますや[7]。そして、アルバート・エリス博士は「musturbation」なる新語を作り出しました[8]。これは、あなたが他の人に受け入れてもらうために、ある行動を完全なものに「せねばならない（must）」と信じこむことで、重度の不安やパニック状態に陥ることを表わしている言葉です。

私は人生の大半をうつ病と闘ってきて、否定的な自己対話はすでに、私の第二の性格みたいなものになっていました。私は自分の母親から多くの語彙を得ており、私が覚えているかぎり、母親の話は自己制限の言葉に満ちていました。

エリス博士はしばしば感情的な問題につながる三つの基本的な「～ねばならない（must）」について説明しています[9]。

（1）自分が申し分のない人間である、他人からの賛同をあなたが得るために、うまく成し遂げねばならないと信じること。
（2）他の人たちは、あなたを正当に、また思いやり深く取り扱わねばならないと信じること。そして、あなたをがっかりさせる人は失礼な人種であると信じること。
（3）あなたの人生は望み通りに進まねばならず、そして、危害が加えるものや耐えがたい何かから、あなたは守られていなければならず、そうしなければ幸せのチャンスはないと信じること。

私の夫は、私が自己批判しているとき（それは同時に私を本当にうんざりさせているのですが）、「帳消し、帳消し」というようなことを言い続けました。しかし、私は単純に私のマイナス思考を帳消しにはできません。認識としては、私は「すべての人間は愛される価値がある。それゆえ、私は愛される価値がある」という肯定を受け入れることができないのです。しかも、私は感情的に「私以外のすべての人は愛される価値がある」とひねくれてしまうのです。

私が抑うつ状態に落ち込んでいるときに、なんとか受け入れることができる最初の肯定というものは――まさしく文字通りに――「私は何の値打ちもない奴ではない」ということだけです。どんなに気分が悪くても、少なくともそれだけは異論のない事実です。

日記をつけはじめることが自分の理解につながります

私は最後の三日間を通じて、自分の感情パターンが通常のそれとは変わったように感じられた。突然、私は何の値打ちもない奴ではない！　とはっきり気づいた。それまでの私は間違っていた。自分は、自己修練に欠けており、何でも完璧にこなすための技術と理解力に乏しく、自分自身をみくびり、犠牲者であると位置づけ、まるでドアマットのように自分の感情を押し殺しているという考えにとらわれ、厳しく長い時間を過ごしていた。また、私は人生をどうすればいいか、何をすべきか、誰か教えて欲しいと思っていて、ときに無責任で未熟な振る舞いをしてしまったが、それでも自分は恥ずべきではない、無価値ではない、何の値打ちもないという考えを改善させることはできずにいたのである。

そのときから、私は自分を肯定しはじめました。私にとっては、これが驚くべき突破口になったのです。

自己肯定を創造するガイドライン

私たちがコミュニケーションするさいに選び、使用している言葉というものは、私たち人類にとって最も力強く便利な道具です。だからこそ、「言葉」で目標を設定したり、肯定したりするためには、注意深く言葉を選ぶに越したことはありません。専門家たちはあたかもそれが現在達成されているか、あるいは達成する過程にあるかのように、肯定的なことを創造する言葉の使用をすすめています。例えば、「私は自分が本当に興味が持てる仕事をこれから探そうとしている」と言うよりは、「本当に興味をもてる仕事を探している」と言うことです。この言葉のとおり、未来よりも現在を強調するものになっています。

なかには、私の夫を含めた人びとのように、過去において設定した目標や自己肯定や、やってきたことのリストにさえ、「私は自分が興味のもてる仕事を選んだ」と、あたかもすでに達成したかのように言う人もいます。夫のラルフは以下のようなリストを作りました。

- 芝を刈った
- 電子メールの返信を全部片つけた
- 月曜日の会議の議題の準備をした
- トムに電話した
- ジョイに電子メールを出した

- 支払いを済ませた

私はまだ、「これからする」リストに載っている項目を、あたかもそれらを完全に済ませたかのように記載するところにまでは到達できていません。私はついつい、まだ実際には終わらせていないことを終わらせたと思ってしまうため、いっぱいいっぱいになっている自分の記憶力を混乱させてしまわないか、と心配しすぎてしまうのです。このため、私は代わりに現在進行形の言葉を使用しています。自分に、最もしっくりくる時制や言葉選びをするようにしてください。

それでは、あなたが一度創り上げた自己肯定をどう扱えばいいのでしょうか。次にいくつかの提案をしてみます。

自己肯定の扱い方

肯定の言葉から価値を得るために、あなたは次のことを何度も繰り返し読み、声に出して言い、聞かせなければなりません。あなたが自分の自己肯定に近づくためには、以下のことを心がけましょう。

- メモ帳に書いてそれに従うか、ノートに書いてそれを編集しましょう。
- 財布や定期入れやポケットに入る大きさのカードに書き入れましょう。
- それらを記載したノートにサインして、あなたが毎日目にする洗面所の鏡、レジ、電気スタンドなどに貼りつけておきましょう。

- 自分の留守電に、自分でメッセージを残してみましょう。
- コンピューターの思い出しプログラムや、テキストからスピーチに変更するプログラムを利用しましょう。
- それをテープに録音しましょう。
- ミスター・ウェイクアップ（iPing社が提供するWEBベースのモーニングコールサービスのこと）などの、自動サービスに同意して使用しましょう。
- 便利だと思われる他の技術を見つけましょう。

専門家たちは、少なくとも一日に二回以上は、自己肯定をしなさいとすすめています。なぜなら、反復することによって、あなたの脳により深く刻印されるからです。

私のお気に入りの自己肯定のアプローチ方法

私に最も向いている技術は、自分の自己肯定をテープに録音し、繰り返し努めて聞くことです。私がそれを開始した最初の年は、十八年後までに達成するために切りつめたゴールリスト――私が一分間のテープに録音していた正確な数字です――に作った目標リストの一つを、片づけることができました。私は文字にして書いて、それを適切な長さになるまで大きな声で読みました。それから、継続して繰り返し聞けるように、六〇秒の留守電に録音しました（ぴったりとした間合いになるように何度か挑戦しました）。その年はずっと、私が近所を散歩するたびに、カセットテープをウォークマンで聞き続けたのです。

おそらくこのアプローチ方法は、私の自己肯定と肉体的行動が同時におこなわれていたため、私に最も向いていたのでしょう[10]。私の共著者であるトレーシー・トンプソンもまた、この方法が役に立つとしています。他の人たちは、自己肯定を自分で信じることがより大事であると強調していますが、トンプソンは機械的反復が手助けになることを指摘しています。私のアプローチ方法は行動と反復の組み合わせによるものです。あなたは、私と同じくらい多い目標設定をする必要もありませんし、六十秒のテープにしようとする必要もないかもしれません。私の目標はひどく攻撃的ですし、より短いテープのほうが容易で便利なものでしょう（実際、私がそのテープを作ったときはやや軽躁状態でした）。私の目標の約三分の一は、あまり理性的とはいえないものでした。しかし、その他三分の一は、私がすでに達成したか、達成している途中のものです。残りの三分の一は私ができるときにやろうと思っている進行形のものです。いくつかの例を以下に示します。

私の最も理性的で有益な自己肯定

- 私は前向きな変化を起こす力を持っている。
- 私は自滅的な習慣や行動を打ち消しているところである。
- 私はテレビを見る時間を制限し、意識的な時間を過ごしている。

私が作った（または作っている）着実に進展している自己肯定

- 私は自分がしたいと思っていることを実際にしている。
- 私は自由に正直に自己表現をしている。
- 私は自分を健康に保つのに必要なものを食べている。

非現実的で軽躁状態にあった可能性のある自己肯定

- 少なくとも週に三回はエアロビクス・エクササイズをおこない、少なくとも週に三回は筋肉トレーニングと柔軟運動をおこなうこと（私が心に思ったことを実際に達成するとなると、少なくとも週に九時間以上は必要となります。

他の約束があるから実際には非現実的でした）。

- 私は常に多大なる結果を出している！（この自己肯定は完璧主義になっていることの危険信号であり、どんな人間にとっても非理性的な目標でした）
- 私はどんなことがあっても自分を信じる！（私が治療を受けている期間もあれば、受けていない期間もあることを考慮しても、この目標も非現実的でした）

あなたの視点を変えたり、より健全な考えを発展させたりするためのもう一つの技術としては、視覚化することが挙げられます。

視覚化

イメージ・トレーニングとも呼ばれますが、視覚化というのは、深くくつろいでいて、病気が回復している状態や十分によくなったイメージを心に思い浮かべたり、あなたの達成したい目標が達成している場面を思い浮かべたりすることを含みます。あなたはもうすでに、運動競技を適切におこなうための視覚化に関わったことがあるかもしれません。なぜなら、運動競技というのは視覚化の技術を多く使用するからです。バスケットボールの選手がフリー・スローを決めようとしていたり、ゴルファーが次のスイングの姿勢をとっていたりするのを見れば、視覚化が用いられているのがわかります。

健康管理における視覚化の使い方

健康管理の専門家もまた、物質関連障害、うつ病、パニック障害、恐怖症、ストレス関連障害や多くのほかの病態において、視覚化を使っています[11]。私が知っている最も魅力的な視覚化の適用の一つに、カール・サイモントン博士とステファニー・マシュー・サイモントンの業績があります[12]。彼らは、一九七〇年代から癌の補足治療において視覚化を使い、成功を収めました。

サイモントンたちは、最初は患者たちに気楽にするように伝えます（第18章でいくつかの技術を紹介しています）。それから、以下のステップを用いて、自分の身体が治癒しているイメージを持ってもらいます。私はこれらの技術のいくらかを、すべての疾患に適用するために一般化しました。

（1）あなたの病気や症状のイメージを心の中で作り、それをあなたにわかりやすい方法で視覚化しましょう。
（2）あなたの治療が、あなたの病気や症状を取り除いている図や、あなたの自己治癒力を強化している図を描きましょう。
（3）あなたの身体の自然な防衛や、あなたの病気や症状を取り除く自然な過程を視覚化してみましょう。
（4）あなた自身が健康でいる状態や、あなたの病気や症状がなくなった状態を想像してみましょう。
（5）この技術は、一日に三回、一五～二〇分の時間をかけてください。

サイモントンの癌患者の一人は、小さな騎士団が、毛に覆われた小さな動物である自分の癌細胞をやっつけているところを想像しました[13]。彼は、騎士一人につき一日に四匹の動物駆除を割り当てました。そして、化学療法で、がん細胞がポップコーンのように吹き飛ばされて破裂する図を思い浮かべました。彼の治療の一期間が終了したとき、彼は騎士が「見えなく」なっていることに気がつきました。医療検査によって、その理由が確かめらたのですが、彼の癌は寛解期に入っていたのです。

気分障害における視覚化の使い方

気分障害に対しては、あなたは、気分安定薬があなたの神経細胞に作用して、より安定した気分を作るために神経細胞を再プログラムしているところを視覚化してみるとよいかもしれません。抗うつ薬が神経シナプスに長い期間とどまって、そして、新しい受容体の成長を刺激して促している図を視覚化するとよいでしょう。あなたは常に、気分障害のエピソードの間に繰り返される悩みや歪んだ考えに慣らされているので、より健全な神経伝達路の成長の図をその考えと置き換えてみてください。

視覚化を阻害するものがあるとしたら、それは一体何でしょうか

サイモントンたちは、あなたが視覚化しようとしているものをイメージとして見ることができず、あなたが感じ、想像することしかできないとしても、気にすることはないと述べています。視覚化の過程で、あなたの気持ちが流されてしまったとしても、ゆるやかに元のイメージに戻していけばいいのです。焦らないでください。もし、視覚化の過程におけるいくつかの指示を完遂することができないと思ったからといって、それを信じたり受け入れたりする必要はまだないのです。そのような状況では、あなたの回復に対する姿勢を問う時期なのでしょう。

もう一つの方法として、目標を身体で表現するという方法があります。専門家のなかには、イメージ本を作ることを指示する人もいます[14]。あなたは、自分の目標に意味があると思うものなら何でもそのイメージ本に入れることができますが、それでも、いくつかのアイデアは、パンフレット、雑誌にある写真や絵、感動した引用句や、あなたが考えた目標や自己肯定のリストのなかに含まれていることでしょう。

宴会の司会者の会に所属する一人の女性がいて、彼女の夫は三年以内に自分たちのモーターヨットを手に入れようと計画しました。彼らは、少なくとも一年のうち三ヵ月は、ヨットの中で生活したいと思いました。彼らの壮大なイメージ本の中身はこうです。

- ヨットブローカーと値段情報
- マリーナの場所を示す地図と燃料停泊地
- 無料出発地の一覧表
- 航海情報
- 航海の安全規則
- ディーゼルエンジンの修理方法の知識
- 米国、沿岸警備隊パワー大隊コースからの覚え書き

彼らは、いつでも自分たちの目標が思い出せるように、自分たちの好きなヨットの写真を、家中に貼りつけました。モーターヨットを所有するという夢は、彼らがずっと働き続ける主要な目標となりました。

もし、自己肯定と視覚化が洗脳のように聞こえるのであれば、それは洗脳の意味があるからです。もしも、あ

なたが自分を洗脳している一人だとしても、それであなたが安定しているのならば、私はそれが間違っているとは思いません。

再度、強調しますが、あなたが気分障害を患っている間は、前向きに考えることよりも、現実的な目標を設定したり、自己肯定を創造してみたり、前向きな結果を視覚化することのほうがよほど大変です。自分の経験から言いますと、自分の生化学のバランスが再調整される前には、これらの技術をうまい具合に利用することなどできませんでした。

私が軽躁状態にあるときは、多くの新しい目標を作り、私がすっかり「再生する」ことができるような「新しい出発」を何度もコロコロと変更しました。しかし、私は必然的に、一度に多くのことを達成しようとして満身創痍となりました。私は頑張りすぎて、私の「綱渡り」状態から抑うつ状態へと転落したのです。

抑うつ状態、軽躁状態、躁状態にあろうと、ゆっくりと着実に動いて、全力疾走したうさぎとのレースに打ち勝ち、休息を取って悠々としているカメを手本にしてください。

17 あなたの可能性——創造力と自己実現

もしあなたが自分自身を創造的でなく、芸術的でもないと思うならば、本章を飛ばさずに読んでください。往々にして人は、自分の考える以上に創造力というものを備えています。私たちはみな、何らかの創造力を持って生まれてきたのです。子どものころは遊びを通じて創造力を常に働かせていますが、大人になって、創造力を必要とする他の人びとの活動を見るにつけ、自分には創造力がないものと考えがちです。しかし、そう思う以上にあなたは創造力を駆使しているのです。創造力は、「芸術的な」人びとに限られたものではありません。大工、コンピューター・プログラマー、技術者、美容師、教師、何事にも創造力が必要となるのです。企業家、政治家、宗教家も同様です。

何かを創り出すこと、そこには想像力だけでなく、臨機応変に対応する能力が関係しています。これまでに何らかのものを創る経験があったということは、あなたが創造力を働かせていたということになるでしょう。

本章では創造力と自己実現の双方を扱っていますが、芸術的な人びとだけに自己実現が可能であると述べるものではありません。創造の試みからも充足感は得られますし、創造力と自己実現は切り離すことのできないものです。感情障害を乗り越えるために重要なことの一つは、あなたの創造的な面を伸ばしていくことであり、創造活動は治療的な行為でもあります。

創造力と狂気

少なくとも、古代ギリシャの哲学者で科学者でもあるアリストテレスの時代から、社会は創造的でイマジネーションに富んだ人びとを、狂気と結びつけて考えてきました[1]。「神より授かりし狂気」「創造の天才」「狂った天才」という形容は、発明家、哲学者、科学者、政治家は言うまでもなく、あらゆる種類の芸術家たちを表現するために使われてきました。芸術家も含めた多くの人びとが、すぐれた芸術を生み出すのに苦痛が伴うものと考えています。私自身はそう思ったことはありませんが、憂うつと混乱は私の創造的な努力に伴っていました。しかし、多くの芸術家同様に私も、ときとして絶望から抜け出すためにしばしば創造力を用いたのです。

芸術家たちの多くは風変わりで、大酒家であり、しばしば自殺すると言われていますが、これまで私はこれらの行動と精神病を関連させて考えたことはありませんでした。私にとって、創造力に富んでいることは〝普通の人とは違う道を進んでいる〟ことであり、飲みすぎることは悲しみに溺れるということでした。また自殺を考えることは当然のことで、自分に自信のない人ならばときどき考えることだと思っていました。

創造力と狂気を結びつけて考えるようになったのは、テキサス・メンタルヘルス協会の展示会をオースティンで見たことがきっかけでした。そこでは、間違った精神病治療の歴史と、精神病を患っていて自殺した有名な芸術家たちの展示がなされていました。

創造力に魅せられて

創造力と感情障害との関連は近年広く知られてきています。おそらくそれはジョンズ・ホプキンス医科大学の精神科教授であるケイ・レッドフィールド・ジャミソン氏の研究によるところがあるかと思われます。ジャミソン氏は芸術家と感情障害に関する広範囲な研究をおこない、それを自身の本である『創造力に魅せられて』(*Touched with Fire*) で発表しました。この本には、過去の有名なミュージシャンや画家、詩人、作家たちの、気分の変動や生産性のサイクル、自殺企図や死について。また、家系図を用いた何人もの芸術家の家族について、感情障害と自殺について調査しました。そこには多くの有名な人びとが含まれています。

- 作曲家……アーヴィング・バーリン、ロベルト・シューマン
- 画家……ジョージア・オキーフ、フィンセント・ファン・ゴッホ
- 詩人……シルヴィア・プラス、パーシー・シェリー
- 作家……アーネスト・ヘミングウェイ、ヴァージニア・ウルフ

多くの著名人は「創造力に魅せられて」いました。次頁の**表17-9**［2］では、うつ病ないしは躁うつ病であると明かしている人びとが示されています。

表 17-9 ――気分エピソードや気分障害であることが知られている著名人

軽躁、躁、もしくは双極性障害	うつ、もしくは単極性障害
俳優／エンターテイナー ロバート・ダウニー・ジュニア、アンナ・ピアース(パティ・デューク)、キャリー・フィッシャー、マーゴット・キダー、ベン・スティラー、ジャン＝クロード・ヴァンダム	**俳優／エンターテイナー** ハル・ベリー、マリオン・ブランド、トニー・ダウ、アンソニー・ホプキンス、ハリソン・フォード、ジェームス・ガーナー、マリエット・ハートレイ、アシュレイ・ジャッド、ジェシカ・ラング、ジョン・リバース、ウィノナ・ライダー
俳優／コメディアン シェッキー・グリーン、ケヴィン・マクドナルド、スパイク・ミリガン、ジョナサン・ウィンターズ	**俳優／コメディアン** ドリュー・ケリー、ジム・キャリー、ジョン・クリーズ、ロドニー・デンジャーフィールド、エレン・デジェネレス、ダマン・ウェイアンズ
運動家／政治家 キティ・デュカティス、トーマス・イーグルトン	**運動家／政治家** ティッパー・ゴア、バーバラ・ブッシュ、ジェイムス・ファーマー
宇宙飛行士 "バズ" アルドリン	**アスリート（オリンピックメダリスト）** グレッグ・ルガニス、オクサナ・バイウル
メディア関係／テレビ記者 ディック・カベット、ジェイ・マーヴィン	**メディア関係／テレビ記者** ディック・クラーク、マイク・ダグラス、デボラ・ノーヴィル、マイク・ウォレス
ミュージシャン ピーター・ガブリエル、クリスティン・ヘルシュ、チャーリー・プライド	**ミュージシャン** レイ・チャールズ、エリック・クラプトン、レオナルド・コーエン
脚本家／映画監督 ティム・バートン、フランシス・フォード・コッポラ	**物理学者／作家** ステファン・ホーキング
詩人／作家 パトリシア・コーンウェル、ケイ・ギボンズ、ピーター・ノーラン・ローレンス、ケイト・ミレット、ロバート・マンチ、フランシス・シャーウッド	**詩人／作家** アート・バックウォルド、サンドラ・シスネロス、マイケル・クライトン、メリー・アナアマ・ダンカ、ジョン・ケネス・ガルブレイス、カート・ヴォネガット、トム・ウォルフ、ロッド・マッキン
歌手／ソングライター アダム・アント、コニー・フランシス、ジェニー・C・ライリー、アクセル・ローズ、ゴードン・サムナー(スティング)、トム・ウェイツ、ブライアン・ウィルソン	**歌手／ソングライター** シェリル・クロウ、ビリー・ジョエル、エルトン・ジョン、ジャネット・ジャクソン、コートニー・ラブ、オジー・オズボーン、ダニー・オズモンド、マリー・オズモンド、ドリー・パートン、ボニー・レイト、ジェイムス・テイラー

「創造力を持った人びと」はみな、感情障害に罹患するか

これは感情障害に罹患している人びとすべてが芸術家ないし指導者であるという意味でしょうか。もちろん違います。しかし、たとえ自分自身を創造的ではないと思ったにせよ、有名な人びとと同じ障害であるということを知るのは安心感もあるのではないかと思います。

四十七人の英国の受賞作家や画家、彫刻家を調査したジャミソン氏の研究から、次のことがわかりました[3]。これらの89％の人びとが、一〜四週間の間、軽躁状態を思わせる「強い創造力」を経験していたのです。作家のなかでも、小説家や脚本家や詩人がこうした経験をしている人が多く、伝記作家では8％しか見られませんでした。

ジャミソン氏の研究では以下に要約されるような変化が50％以上の人びとに認められました。

創造的であるのか精神疾患なのか[4]

- 気分の変化……熱狂、誇大感、高揚感、感情の高まり、開放的な感覚
- 身体的な変化……活力が増し、睡眠時間が減少する
- 認知機能の変化……素早い連想、自由な思考、集中力の高まり、アイデアの広がり
- その他の変化……幸福感の増加と感覚の鋭敏化

こうした変化の多くは軽躁状態の症状と似ているため、何が起こっているのか判断するのは困難です。集中力を除いて、これらの変化は躁状態から躁状態への移行のさい、強まる傾向があります。画家や彫刻家は作家に比べて感情障害が少ないと言われていますが、その理由ははっきりしていません。ジャミソン氏の調査でほとんど

の人びとが、睡眠時間の減少と仕事への切迫感、そして気分の高揚が創作意欲をわかせると語っています[5]。抑うつ状態から抜け出すために創作活動をおこなう場合を除き、これらの変化は自分自身の経験に重なるものです。

芸術家たちは普通に日常生活を送っているのが通常でしょう。しかし、各分野の芸術家たちが、精神疾患に相当苦しんでいるのです。レキシントンにあるケンタッキー大学メディカルセンターのアーノルド・ルドウィッグ名誉教授は、三十年の範囲で伝記を基にアーティストと他の著名人を比較調査しました[6]。それによると、芸術家たちの感情障害、精神病、物質依存、自殺未遂は、他の著名人に比べて二〜三倍も多いことがわかりました。

こうした症状との関係については議論の余地があり、いまだ明らかにされていません。創造力が感情障害をひき起こすのか、あるいはその逆なのか解明されていません。現在のところ、誰もその答えを知らないようです。しかし私自身それについて、いくつか考えていることがあります。

薬物療法と創造力

創造性と狂気は関係しているため、感情障害に罹患している多くの創造的な人びとは、薬物療法などの治療を受けることに抵抗感を示します。彼らはしばしば薬物によって、創造力のひらめきが失われてしまうことを恐れているのです。しかし、創造的な生産性を維持するためには、多くの集中力や自制心や根気を要します。感情障害に罹患すると、こうした能力はしばしば低下するのです。寛解している時期や軽躁状態の初期には、そういった能力を発揮することができますが、たいてい抑うつ状態や躁状態となっており、これらの能力は失われてしまいます。有効な薬物療法をおこなうことで、生産的な能力として発揮することが可能になるのです。

私の場合、気分安定薬を使用する以前、しばしば一、二時間おきにベッドから飛び起き、夫のラルフにつかまれてベッドに引きずり戻されるまで、死に物狂いで書いていました。

そして次のような支離滅裂なアイデアをはき出したりしていました。

自殺未遂をする二ヵ月前の日記

たくさんの考えが溢れてきて、考えが浮かぶスピードに書くことが追いつきません。おそらくそうできるとは思っていません（いいえ！ 書きたい気持ちはあるのです）。思い出せるかぎり、もしくは作り出せるかぎり早く。たぶん私たちが子どものころのある時期に、それは方向性が定められた後かその途中かわかりませんが、実際に年を取るよりもずっと前に、私たちは年を取るのです。おそらく人生のすべては輪のようになっています。そうです！ その輪こそが、私が解くことのできないパズルからできているのです。

安定剤を飲みはじめてからも、インスピレーションはわいてきましたが、以前のような激しくなくなりました。私にとってこのことはプラスの変化でした。インスピレーションを抑えたり、利用したりとコントロールすることが可能になりました。そして気分がより安定してくるにともなって自信がついてきたのです。また、うつ状態のときには、私の作品を公にすることを断ることで、自分自身を保てるようになりました。

インスピレーションの蛇口を開閉する

私の創作活動は、特に薬物療法の効果が表われる前は、一杯のコップに水を注ごうと蛇口をひねると、その流れを止められないといったものでした。インスピレーションは強力なスピードでやってくるので、私はただそれに押し流され、流れから必死に顔をあげようとしていた感じでした。

薬物療法を開始してからは、その流れ出す力に溺れることなく、かなりコントロールできるようになりました。しかし過度のストレスを受けると、いまだに集中力や自制心、生産活動のコントロールができなくなります。

創造性への努力

思い出すかぎり、小さいころから、周囲の人たちは私の創造力やイマジネーションに注目していて、それに対して違和感がありました。いろいろと今でも違和感を覚えますが、自分が他の人より創造力があると私自身は思っていません。しかしながら、私の興味、技術、才能は何かしら創造的なものに関係してきました。

幼稚園のころは姉のケイトが習っていたピアノをやりたいと思っていました。十年間ピアノのレッスンを続け、かなり上手になりましたが、自分と家族の楽しみとして弾いていました。

小学校低学年のころはバレリーナになりたいと思っていました。しかし二年間、バレエ、タップ、体操をやってみて、明らかに私は囲に合わせることができず、不器用であると知りました。度の高い、厚い眼鏡レンズなしでは、ステージから落ちずに踊ることができませんでした。小学生のうちにもう一度バレエのレッスンを受けました。踊ることはやはりとても面白かったのですが、バレリーナになれるほど上手ではありませんでした。

中学と高校ではデイキャンプで働きましたが、そこで指導員からギターを教えてもらい、作詞を始めました。大学のころには数回、人前で演奏会をおこなうほどになりました。

中学二年のときに演劇部に入り、演劇に興味を持ちはじめました。最初は宇宙人の母、田舎者、修道女、小人、年老いた関節炎の原理主義者などを演じました。その役が自分に合っているかどうかは心配でしたが、〝時計を止めるほどには美しくない〟お姫様の役をも演じました。これが大学のころ演じた唯一の主役でした。

ある地域のミュージカルでは、三つの役を演じました。見物人、キューバ人ダンサー、救世軍バンドのメンバーです。そのさい他のメンバーがパーカッションしかできなかったので、私がアコーディオンを弾きました。

演劇では上手くいって、十二年以上続きました。演じる以外にもセットに色を塗ったり、小道具を作ったり、メイクアップをしたり、コスチュームを作ったり、ライトを当てたりし、脚本も数回書きました。演劇はとても好きでしたが、プロになるための自信や自尊心も、支援も十分なものではありませんでした。

子どものころ、家族は私を支援してくれましたが、子どものやることとして、真剣には考えてくれていないように感じていました。唯一の例外は、本を出版したこともある大学教授のエミリーおじさんでした。小学校三、四年生のころに子ども向けの本を書きはじめていた私は、おじが家を訪れたさいに、どうしたら本を出版できるのかと、おじを質問攻めにしました。

おじの担当する編集者は学術部門の書籍部でしたが、その会社が児童書も出版していることをおじは教えてくれました。そして私の作品をその編集者宛に送ってくれ、親切にも編集者は返事の手紙をくれました。彼は私の作品にイマジネーションがあること、しかしながら多くの児童書が、経験豊富な大人によって書かれていることを教えてくれたのです。そして、もし出版したいのならば、文法とスペリングを懸命に学び、作品を多くの人に読んでもらいなさいというアドバイスをくれました。結局、私はもう少し大人になるまで待つことにしましたが、その手紙は私に一筋の光を与えてくれました。

現実の世界

大学に入学するころになると、両親は私の創作活動をあまり熱心には支持しなくなりました。両親は、将来私の夫に何かあって、外で働かなくてはならなくなったときのために、手に職をつけて欲しいと考えていました。当時若い女性は、大学を卒業後結婚し、数年働いた後に子どもをつくるのが当然とされていました。一生続けられるキャリアとしての仕事は、あまり重要視されていなかったのです。

両親と唯一合意した専攻はインテリアデザインでした。しかし私は、他人が自分の生活環境をどう見ているのか、気を配ることが理解できませんでした。入学した初学期に、インテリアデザインを専攻するには、私が最も苦手とする数学の授業を取得しなくてはならないことがわかりました。そこで、実際にはそのつもりはなかったものの、卒業して演劇を教えることができるからと両親を説得し、なんとか専攻を演劇へと変更しました。若い女性は早く結婚するものだ、という社会の常識に完全に洗脳されていたので、大学四年になっても婚約していないことにかなり焦りを感じていました。このためルームメイトが、ウエートレスのアルバイトで知り合ったという若い兵士を連れてきたときに、すぐに彼に興味を持ちました。共通する点はまったくなかったのですが、私たちは大学を卒業した翌日に結婚しました。

一ヵ月後、彼は中央テキサスの基地に異動になりました。何とか彼の収入だけで生活はできていましたが、私は主婦に向いていませんでした。急いで子どもをつくることも考えていませんでしたし、仕事なしでは気が変になるだろうと感じていました。しかし、テキサス州テンプルの田舎町では、仕事はほとんどありませんでした。ましてて演劇の学位を持つ私にはなおさら無理でした。車がないこともさらにネックとなりました。

同じアパートに住む学校の先生が、夏期休暇中にしていた仕事を引き継ぐことで、何とか職を得ることができました。その仕事とは近所の衣料品店での受付、事務、接客でした。大学院に入るためにオースティンへ引っ越すまでの三年間。この仕事を続けました。

地域での演劇活動を通して芸術的側面を伸ばしていましたが、大学院では夜間に多くの授業があったため、演劇活動をあきらめなくてはなりませんでした。

芸術的な心をつぶすもの

何年も前にサイコセラピストであるリチャード・カーソンの本である『あなたの中のグレムリンを捜せ――こころの怪物を手なずける方法』を初めて読んで一番驚いたことは、「感じのよい人の役」の章で述べられていることでした[7]。定期的に入浴し、頭髪を清潔に保ちなさい、他人の言うことを注意深く聞きなさい、見つめすぎないようにアイコンタクトを取りなさい、力を入れすぎずに握手をしなさい、といった一般的な助言と並んで、とりわけ有害であると感じた言葉は、特別な人になろうとしてはいけません、というものでした。このような助言こそが個人のなかの芸術性を「殺して」しまうのです。

カーソンはまた次のように警告しています。好ましい行動は、あなたのなかの「小悪魔」(グレムリン)からではなく、本当のあなた自身から生じるべきであり、「小悪魔」に従うと空虚感が生じることになる、と。

多くの人が、自分は特別であるという考えを持たないようにと忠告されますが、特にアメリカにおいては芸術家がこういった助言を受ける率が高いように思います。社会は常に芸術家たちに次のようなメッセージを送っています。

- 新しいアイデアなど存在しない。たとえあったとしても、それで生活が続けられるほど多くのアイデアを生み出しつづけることはできない。
- 芸術家としてやっていくには繊細すぎる。競争の激しい世界で生き残っていくためにはもっとタフでなくてはならない。
- よほどの成功を収めないかぎり、決して休むことはできない。
- 成功するには自分の魂を売らなくてはいけない。

私から言わせれば、こんなことを信じること自体が魂を売っているようなものだと思います。そしてこういったことを受け入れてしまったことで、私の病気は悪化したのです。回復したのは、自分自身の創造性を取り戻したことと、以前は他人の忠告や自分の恐怖心のために、何度も立ち止まっていた道に進んだことによるものと確信しています。

人びとは、アーティストが才能を伸ばそうと懸命に努力している初期の作品をあざけり、潜在能力を見逃してしまいます。とある地方の、テキサスの作家連盟に出資している、科学フィクション・ファンタジー・ホラー小説の批評家集団は、そのようなあざけりを「妖精を握りつぶす」と表現しています。長年グループの指導をおこなっているウェンディ・ウィーラーは、初心者の作品を批評するには、特別な細やかさと配慮が必要であると述べています。

私の継女であるジョイは、十一歳の夏にカリフォルニアにいるいとこの許を訪れたさいに、演じることに夢中になりました。二人の男の子は母親の影響もあり、コマーシャルやテレビ番組や映画に出演していました。ジョイは出会ったハリウッドスターの写真でスーツケースを一杯にして、目を輝かせてテキサスに帰ってきました。私はジョイが私が経験したような落胆を味わうことにはならないかと心配になりました。

しかしラルフも私も、ジョイが夢を追いかけることをあきらめさせるようなことは決して言いませんでした。演じることが明らかにジョイの体のなかで生きていたのです。大学時代にジョイは喜劇を選択し、演技、脚本、映画製作について学ぶためにロサンゼルスに向かいました。ジョイはその後素晴らしい評価を得ており、私たちはジョイが勇気をもって自分のヴィジョンに従い、夢を実現させたことを大変誇りに感じています。

芸術的な心を取り戻す

私がこれまでに抱いた情熱で、芸術や自己表現に関連しないものはありませんでした。おそらく子どものころにその感情を抑えていたこと、その埋め合わせをしなければならなかったことが関係しているのだと思います。これまでにさまざまな芸術活動を試してきましたが、本当に好きだったことは書くことでした。書いては中断し、また書きはじめるといった具合でしたが。

大学で専攻した作文や脚本の授業以外に、作家になるための正式な訓練を受けたことはありません。ホームシックのため申し込みが間に合わず、高校のジャーナリズムのクラスにも参加することができませんでした。

しかし、何とか報道関係の仕事に就くことができ、そこで多くのことを学びましたが、自分には十分な実力がないことがわかりました。

最もひどいうつ状態と自殺未遂の後、学校には戻らずに、執筆と出版について自分でできるかぎりのことを学びはじめました。地元の作家団体に入り、ボランティアで会議やワークショップの手伝いをしたため、安い賃金をもらえるようになりました。また技術を磨くために複数の評論グループに所属しました。

創作活動をおこなうと決心したことが、回復への大きな助けになったと思います。創作的な活動が好きであるにもかかわらず、こういったはけ口を持たないと精神疾患に罹患したり、悪化する可能性が高いのだと思います。

創作・表現療法

精神疾患の治療プログラムにおいてしばしば表現療法が取り入れられますが、その理由の一つは、守られた環境のなかで、心のなかに埋もれていた感情に触れ、それを表現することができるからだと思います。創作療法は、競い合ったり、作品を完成の良し悪しで批評しないことによって初めて効果が期待できます。セラピストは、通常、治療プログラムをおこなうにあたり、芸術、ダンス、演技、音楽、執筆などの治療資格を持っています。

アートセラピー

芸術を通して心のなかに埋もれていた感情や不安な気持ちを開放することにより、葛藤を乗り越え、自尊心を高めることが可能です[8]。アートセラピーは、うつ病や統合失調症と診断された人や、虐待や心的外傷を受けた人の治療において、特に効果が高いことが証明されています。

作家であるトレーシー・トンプソンは、子どものころからずっと、絵を描く必要性を感じたことはありませんでした[9]。しかし、ある日突然、鉛筆とスケッチブックを購入し、毎朝仕事の前に絵を描きはじめました。うつ症状として、無感動や感情の欠如が見られていましたが、絵を描くことでみずからの感情に気づき、大きく改善したのです。

ダンス・運動療法

ダンスや運動を用いた治療は、自己表現や抑圧された感情を解放するのに有効な、また別の方法です[10]。しばしばダンサーは飛ぶように踊ることでみずからの感情を開放します。運動は非常に有効な治療法なのです。ダンスに自信がなくとも、別の運動もあります。合気道や太極拳などのアジアのゆっくりとした運動も人気です。これらは特に、感情的もしくは身体的、性的な虐待を受けた人びとに対して、身体のコントロール感覚の回復に有効であるとされています。

私は水中での運動をおこなった場合にも、体がリラックスするのを感じることができました。

演劇療法

演劇療法[11]では戯曲や演劇作品を利用することで、感情を適切に表現することや症状の緩和、また人間的な成長を促すことに役立ちます。活動的、経験的な方法であるため、自分自身の理解を深め、内なる感情に気づき、問題を解決し、人間関係を改善し、より生きやすくすることを助けてくれます。

演劇療法には、パントマイム・人形劇・即興劇・ロールプレイ・演劇創作も含まれます。

音楽療法

音楽は以前からその有効性が認識されていましたが、実際にエンドルフィンのような体内物質を増加させる効果があるようです。これらの作用により、混乱した脳の状態が改善されます。音楽療法[12]は現在アメリカ以外でも広くおこなわれていますが、抑うつ気分や悲しみ、ストレス、また統合失調症や子どもの自閉症に対してもその有効性が証明されています。

私は成長するにつれて、表現できない、受け入れがたい感情を、ピアノを弾くことによって開放してきました。このことは、怒ってピアノを弾いて、ピアノの上の花瓶が床に落ちたことを除き、私にとって大変治療的なものでした。

日記・詩および執筆療法

書くことは、みずからの感情に触れ、苦しい体験を忘れ、そして新たな洞察をおこなうために有効な方法であると思われています。執筆による治療にはさまざまな方法があり、治療を目的とした環境でもそうでなくても、また一人でもおこなうことができます。

たとえ書くことに向いていないと思っても、書くことによって気持ちを整理することができます。一九九二年にサザンメソディスト大学のマーサ・フランシスとジェームズ・ペンネベイカーが、書くことの有効性を紹介しました[13]。彼らは書くことによって、あらゆる疾患から生じる悩みを減少させることが可能である、としたのです。それは以下のような方法によります。

•書くための準備

（1）二〇〜三〇分間邪魔されない時間を確保する。
（2）紙とペン、もしくは自分の好きな道具を用意する。
（3）静かな心地のよい場所を見つける。
（4）書きはじめる前にリラックスする時間をつくる。

•自分の感情について書き記す

（1）文法やスペルは気にせずに、心のなかにあるものを書きはじめる。
（2）最も深い感情を表現するように努める。
——抑うつ状態であるならば、その出来事や言葉があなたを傷つけることは無視して、困難な苦しい感情を書くようにする。
――軽躁もしくは躁状態であるならば、インスピレーションもしくは目的を見いだすか、怒りや不安を開放するようにする。

(3) 二〇～三〇分間書き、終了する。

(4) 見せたいと思わないかぎり、書き記したものを他人に見せる必要はない。

(5) 少なくとも五日間は継続する。

書けないときにはどうするか

どんなやり方であっても、考えたりコミュニケーションができるのであれば書けます。思いつくものをただ書けばいいのです。私が作家であるので書くことは簡単だと言っていると思っていますね。しかし私は作家ではないのです。

私もときどき感じますが、もし何も書けないと思ったら軽く運動をしてみましょう。あくまでも書くための運動です。運動をすることによって、感情に触れやすくなります。

- 覚えていることについて書いてください――過去のことでも最近のことでも構いません。
- 信じていることについて書いてください――あなた自身が信じていることでも他の誰かが信じていることでも構いません。
- 感じていることについて書いてください――周辺はどんな様子なのか、今触れているものの表面の感触はどうなのか、今感じている音、におい、味などです。

しばらく書いた後、書いてみた気持ちについて考えてみてください。そしてより深い感情について考えてみてください。

何度試しても書けないときにはどうするか

- 書くことはあくまでも感情を表現するための一手段であり、書くこと自体が目的ではない。
- 文法やスペルは気にしないこと。
- 誰かに読まれることはないので、心配しないこと。
- 誰かにみてもらったり、批評をしてもらう必要はない。書き終えたらすぐに破り捨ててしまってもよい。
- それでもまだ書けないときには、何を書いていいのかわからないということ、書くことがどれだけ難しく感じられるかを書いてみる。ついで、書くこと自体に感じることやその理由について書いてみること。

以前の私も、書くための題材がないことを悩んでいました。しかし、土曜の朝に二時間おこなわれていた、執筆グループの会に参加することが助けになりました。その会はいつも地元のレストランでおこなわれていましたが、そこでの朝食も楽しみでした。『魂の文章術――書くことから始めよう』の著者であるナタリー・ゴールドバーグを教材にしましたが、そのやり方は、ペンネ・ベイカーのものとよく似ていました。

題材を無作為に選ぶのですが、それは一つの単語や文章のこともあれば、他の作品に対する感想や批評であったり、あるいは雑誌に掲載された写真であることもありました。そして全員が意見を書きますが、さらに考えをはっきりさせるために最後に時間を取ることも可能です。

どの題材にも一五分～三〇分、時間を取ります。その後みなで輪を作り、自分の意見を述べます。もし発表したくない場合にはパスすることができます。一つの題材について終えたら次の題材に移ります。一つの題材からさまざまな考えや感情が生まれることは大変興味深いことでした。

ときには何も思いつかないような題材が選ばれることもありました。例を挙げれば、「瓶」と「ガーデンパーティー」がそれでした。どちらの題材に対しても、最初は何も思いつきませんでした。しかししばらくその題材についての不平を書き連ねた後に、かつてないほど素晴らしい作品が書けました。瓶については、ホームレスの女性が瓶に入ったメッセージを見つけることで彼女の一日が輝いたという短い物語を書きました。ガーデンパーティーについては、のどが渇いた野菜たちが雨を降らせるために歌い踊り、ついに雨を降らせることができた、という話しを書きました。

創作療法は、精神科病院でも精神科病院以外でも、あるいは個人的にもおこなわれている治療法の一つです。アート、ダンス、演劇、音楽、執筆を治療に用いているセラピストを見つけるには、担当の治療者に聞く、ないしは地域の精神衛生施設に問い合わせてみてください。

その他の方法

もし精神疾患の人たちのための治療グループではなく、一般のグループを利用したいのであれば以下がおすすめです。

- 地域の学校や美術館のアートクラスへの参加

- ダンスクラスを選択するか、ダンシング・クラブへの参加
- 演劇グループでの演技や手伝い
- バンドやオーケストラ活動への参加
- 執筆グループへの参加

一人でもまた、創作活動や表現活動をおこなうことが可能です。人前で何かすることに抵抗がある場合は、スケッチブックに絵を書いたり、裁縫をしたり、家のなかで踊ったり、鏡の前でいろいろな人物になってみたり、ただ楽しみのために楽器を演奏したり、日記を書いたりするとよいでしょう。

気分障害はみな、芸術家か天才か

双極性障害は「天才の病」と呼ばれてきました。気分障害に罹患している人すべてが芸術家や天才なのでしょうか。もちろんそうではありません。気分障害は天才と呼ばれる人だけでなく、精神遅滞の人にもみられます。創造者でも指導者でもない自分のような場合はどうなのだろうと思っているのではないのでしょうか。今まで幸福感や達成感を感じたことはまったくないですか。そんなことはないはずです。

自己達成

自己達成や自己実現[14]――マズローの提唱する欲求段階の上位――はあなたの可能性を実現することに関係しています。

自己達成をわがままだと考える人もいますが、「自己実現」の研究者であるマズローはその意見に反対しています[15]。マズローは自己実現が可能である人物について、以下の事柄を見出しました。

- 自立的、独立的、個性的で民主的である。
- 自分自身も他人も認めている。
- 一人でいても社会的な状況でも心地よく過ごせる。
- 多くの人と表面的につきあうよりも数人と深い関係を持つことができる。
- 道徳的、品行方正な価値観によって動く。
- 謙虚で礼儀正しく思いやりがある。
- 現実的であり矛盾していない。
- 創造的、自発的でありユーモアがわかる。
- 自分自身のことよりも他人の問題を心配する。

自己実現や目標達成には長い時間を要します。そして、社会的要求と関連していることも多いのです。しかし、個人の気質や個性、興味やライフスタイル、価値観などのさまざまな要因によって、人それぞれの達成感は異なります。

目標を達成する方法には以下のようなものがあります。

- 愛情を込めて子どもを育てる。
- ガーデニングをしたり自然をいつくしむ。
- いつもと異なる料理を作る。
- スポーツで活躍する。
- 宗教的信念を実践する。
- 他人を助ける。

マズローは他のどんなことに満足していても、自分にふさわしいことをしていなければ不満を感じ、不安になることもあるとしています。心の平穏を保つためには、自分にできることを実践しなくてはなりません。本当の自己達成は、あなたの可能性を実行してのみ得ることができるのです。

可能性を実現する

脳を活性化するには、ダイエットやエクササイズだけでなく、人生における使命を見つけることも有効です[16]。たとえ特に面白くないことであっても、何か活動をすることによって、うつ状態や軽操状態による「頭の急回転」が和らぎます。本当に興味や情熱を持てることであれば、なお効果的です。

役に立つ立たないにかかわらず、一番自分に適した行動をしているときに、体は最もよく機能します[17]。この社会では、どれだけ利益をあげられるかということによってのみ、活動の意味を判断する傾向があります。このために、「生きる」ためではなく「死ぬ」ために働いているようだ、とクリスチャン・ノースラップ博士は述べています。

もちろん生活費は無視できませんし、精神科で治療を受けていればなおさらです。しかし自分の興味や才能を無視してしまえば、幸福や癒しにつながるすべての希望をあきらめてしまうことになるのです。

可能性を発見する

リチャード・ボールズは、『あなたのパラシュートは何色ですか?』でベストセラー作家となりましたが、就職に関する最も優れたアドバイザーの一人です[18]。そのアドバイスは就職のためだけではなく、以下のことを学ぶためでもあります。

- 夢
- 情熱
- 暮らしたい場所
- 人生の過ごし方
- 人生の目標や使命

ラルフと私は、就職のさいには繰り返しボールズの本を読み、他人にもすすめてきました。ラルフは本のアドバイスに一つひとつ従いますが、私はざっと項目に目を通します。

多くの地域でボールズの考えに基づいたワークショップが開かれています。もしやりたい仕事がはっきりしないならば、ワークショップに参加したり、自分で本を読んでみることをおすすめします。いくつかの助言を試すまでは、飛ばし読みはしないでください。できることなら最後まで目を通し、あなたの人生をより良くする、ボールズの方法を試してみてください。そして、社会で言われているような負のメッセージによってあきらめることのないようにしてください。ホームページ（www.JobHuntersBible.com.）からでもボールズの情報が得られます。

以前の担当医に、この本の執筆と使命感について話しましたが、私が文学で成功するといった誇大妄想を持っていると判断し、より重症である双極I型障害に診断を変更したようです。確かにこのとき、私は軽躁状態でした。それに加えて、精神疾患に罹患しているあらゆる領域の芸術家たちが、治療だけでなく、成功するための指導とサポートを受けることが可能な治療センターの設立を思い描いていました。

担当医は私がこの計画をすべて一人でやろうとしていると考えたのだと思います。確かに私は背負い込みすぎで、人に任せたり頼んだりしない傾向があります。以前の仕事でライター兼エディターとして勤務していましたが、そのころはまだ本を出版したことはありませんでした。担当医にしてみれば、私の才能はまったく証明されていないものでした。私は彼が間違っていることを証明したいと思いました。

18 信仰と思いやり――スピリチュアリティと超越

人はしばしば信仰についてそれぞれに強い感情や意見を持っているため、他人の信仰について言及することは困難を伴います。多くの人が信仰と宗教とを同一視していますし、個人特有の宗教的信念を持っています。また、罰を与える神のイメージとなじまないといった理由、礼拝場所での男性による支配が興味を失わせるといった理由によって、既成の宗教から離れていく人もいます。

すべての人が神や、上位の力、絶対的存在といった言葉になじめるわけではありません。もしあなたもそうならば、好きな言葉を用いるか、信仰をどのように宗教的に表現するかを気にしないようにしてください。宗教の嗜好は人によって異なりますし、信じても信じなくてもよいのです。また宗教団体に所属しなくても、信仰を持つことは可能です。

私が思うに、信仰はすべての事象と関連しているだけでなく、個人の精神的な側面とも関連しています。私の見方には宇宙を創造したものや、宇宙を越えて存在するものも含まれています。

本章では、気分障害と関連する宗教や信仰、思いやりについて考察したいと思います。

何世紀にも渡って、精神疾患は悪魔に取り憑かれたためであるとか、邪悪な魂や不道徳のために生じると考えられてきました。そして気分障害に罹患している患者の多くも、うつや躁状態について同じように考えていました。私は悪魔や邪悪な魂のせいだとは思っていませんが、ときにまるで本当に取り憑かれているように考えたり行動することがあります。患者が不道徳な行動をしないとは言いません。なぜならコントロールができないほど症状がひどいときには、そのような行動をしてしまうこともあるからです。同意を得られるかはわかりませんが、だからといって患者が不道徳な人であるとは言えないと思います。というのも、精神疾患に罹患している多くの友人や親類たちは極めて道徳的であるからです。

今ではそのようなことはほとんどないですが、軽躁状態のときに強い性的関心に襲われたり、性欲が異常に亢進したことを恥ずかしく思っています。担当医や精神療法士も、このことで私が苦しんでいたと言うでしょう。しかし二回の結婚生活の間、薬の量を増やすことでなんとか自分をコントロールすることができました。二十代前半での最初の結婚生活は約三年でしたが、現在の結婚生活は十八年間続いています。私は一夫一婦制を尊重しているのです。

宗教的信念のために、同じ教会の礼拝者であっても精神疾患の人びとを排除することがあり、このことによって助けを必要とする人びとが助けを得られないことがあります。

既成の宗教

神を信仰し、祈りをささげれば精神疾患は治ると考えている人もいます。信仰に基づいた生活を送れば治療は必要ないと考える人さえいるのです。私の姉であるバーバラは、神と祈りを強く信じていましたが、それだけでは救われませんでした。深刻な脳の機能障害には宗教よりも必要なものがあるのです。

宗教的に自殺を否定する考えがあります。教会ではしばしば自殺した人びとを神聖な埋葬場から除外してきました。しかし、深い信仰心を持つエリザベス・キュブラー・ロス博士は、神は癌や他の疾患で亡くなった人びとと、自殺した人びと、その双方でどちらか一方を罪深いものとすることはないと述べています[1]。

信仰心と希望

精神疾患に罹患している人びとの多くは、宗教と祈りから大きな癒しを得ています。神への深い信仰がなければ、疾患とともに生きていくことはできないだろうという人もいます。

宗教は多くの恩恵をもたらしてくれますが、そのなかの二つは信仰心と希望であると思います。信仰心は、人生はいつかよくなるといった、将来への希望と関連しています。それは綱渡りでの「安全網」のような感覚です。希望は前向きな期待と関連しています。希望がないと思い込むことは、自殺の可能性を高めます。

避けられているのではなく、受け入れられていて居心地がよいと感じるのであれば、礼拝場に行くことにより、社会的ネットワークの支援を受けることができますし、またその一員であるという感覚を持つことができます。信仰心を持つことにより、身体的にも健康であり、楽観的であることが知られています[2]。

宗教的信念と気分障害

気分障害の症状が強いときには、宗教的信念によってしばしば困難が生じます。

うつ状態における信仰心と希望

うつ状態や軽操、躁状態を呈しているさいに、信仰心と希望を保ちつづけることは通常困難です。そのようなときには自分自身に価値がなく、神に罰せられた、見捨てられたと感じるかもしれません。健康な人でさえも危機的状況や切迫した状況ではしばしば同様に考えるものです。マルコ（15章34節）は、イエス・キリストでさえ、磔《はりつけ》にされたときには失望し、「わが神、わが神、どうしてわたしをお見捨てになったのですか」[3]と叫んだと記しています。

躁状態における信仰心と希望

躁状態の症状として、困惑とともに、悪魔や執念深い神の恐ろしい幻覚が生じることがあります。その一方、宗教をテーマとした誇大妄想が見られることもあります。誇大的になると、宗教的なメッセージを他人と共有したい衝動にかられ、みずからを神や予言者であると信じたり、他人を救うための力を神から与えられた、と考えたりします。

サポート・グループへの宗教的アプローチ

信仰深い人びとの多くが、嗜癖問題や気分障害の治療に「12ステップ」グループが有効であると考えています。

「12ステップ」プログラム

サポート・グループでは、嗜癖や障害やさまざまな問題を解決するために、「12ステップ」プログラムを通じて、神や上位の力、絶対的存在に焦点を当てます。

AA（アルコホリクス・アノニマス：匿名断酒会）

アルコール依存の回復を目的としているAAは、「12ステップ」プログラムを実践しているグループとして最もよく知られています。ここでの精神的指導として、アルコールに対して無力であり、断酒を継続するためには上位の力に頼る必要があるということを強調しています。

アラノン／アラティーン

この「12ステップ」グループは、アルコール依存患者の家族や友人をサポートしているアラノンやアラティーンによって支援されています。

薬物依存サポート・グループ

AAに類似した「12ステップ」プログラムで、薬物依存に対応しているものとして、CA（コカイン・アノニマス）、MA（マリファナ・アノニマス）、NA（麻薬アノニマス）などがあります。これらのグループでは、必ずしも一種類の薬物に限って対処しているのではありません。

デュアルリカバリー・アノニマス（DRA）

このグループは、精神疾患と化学物質依存に**重複して罹患**している人びとを対象としたDRAによって支援されています。

エモーションズ・アノニマス（EA）

このグループは気分障害から回復し、感情の安定を保つことを目的としています。メンバーは実際に会って、お互いの回復をサポートします。

マニックデプレッシブ・アノニマス（MDA）

このグループはMDAによって支援されており、メンバーは経験、長所、希望や生きるための洞察を話し合います。また回復に向けて、共通の問題に触れ互いに励ましあいます。

12ステップ

12ステップとは以下のようなものです。

(1) 私たちは依存や障害、問題に対して無力であり、思い通りに生きていけなくなっていたことを認めた。
(2) 自分を越えた大きな力が、私たちを健康な心に戻してくれると信じるようになった。
(3) 私たちの意志と生き方を、自分なりに理解した神の配慮にゆだねる決心をした。
(4) 恐れずに、徹底して、自分自身の棚卸しをおこない、それを表に作った。
(5) 神に対し、自分に対し、そしてもう一人の人に対して、自分の過ちの本質をありのままに認めた。
(6) こうした性格上の欠点全部を、神に取り除いてもらう準備がすべて整った。
(7) 私たちの短所を取り除いてくださいと、謙虚に神に求めた。
(8) 私たちが傷つけたすべての人の表を作り、その人たち全員に進んで埋め合わせをしようとする気持ちになった。
(9) その人たちやほかの人を傷つけないかぎり、機会あるたびに、その人たちに直接埋め合わせをした。
(10) 自分自身の棚卸しを続け、間違ったときは直ちにそれを認めた。
(11) 祈りと黙想を通して、自分なりに理解した神との意識的な触れ合いを深め、神の意志を知ることとそれを実践する力だけを求めた。
(12) これらのステップを経た結果、私たちは霊的に目覚め、このメッセージをＡＡ（アルコホリクス・アノニマス）に伝え、そして私たちのすべてのことにこの原理を実行しようと努力した。

注意

「12ステップ」のメンバーの多くは、アルコールや不法薬物への依存に苦しんでいるため、薬物療法に対して否定的であるサポート・グループがある。しかし、不法薬物と薬物療法はまったく異なる。「12ステップ」グループに参加したとしても、薬物療法を継続すること。

また、必ずしも「12ステップ」プログラムに参加する必要はないですし、「12ステップ」を実行するために神や上位の力を信じる必要もありません。ステップは自分自身や他人を現実的に認め、真実を悟り、償い、心を落ち着かせ、自分の魂に再び触れることを目的としているのです。

祈り

病気であるか健康であるかにかかわらず、多くの人びとは祈りに大きな救いを見出しています。「ニーバーの祈り」として広く知られている祈りの言葉は、ラインホルド・ニーバーの作と言われていますが、「12ステップ」グループの多くで公式とされており、また気分障害に罹患している私たちに多くのものを与えてくれます。

冷静さの祈り[4]

神よ
変えることのできるものについて
それを変えるだけの勇気をわれらに与えたまえ。

変えることのできないものについては
それを受けいれるだけの冷静さを与えたまえ。
そして、変えることのできるものと、変えることのできないものとを
識別する知恵を与えたまえ。

いっときに、一日だけを生き
いっときに、一瞬だけを喜ぶ。
苦しみも平和へ続く道として受け入れ
イエスの如く、この罪深い世界をあるがままに理解して後悔せず
主の意志に身をゆだねれば、すべてをあるべき姿にしてくれると信じて
そして、現世では適度の幸福を
来世では、主と共に至高の幸福を感じることができるように。
アーメン

あなたの信仰にかかわらず、人生の困難を乗り越え、気分障害や物質依存とともに生きていくために、この祈りの言葉はよい指南となります。

宗教に基づいたしつけ

私は信心深い家庭に育ちました。とは言っても、私の家族は根本主義者でもなければ狂信的でもありません。私の母親はメリジェスト教徒の家庭に育ち、牧師や日曜学校の教師、聖歌隊の指揮者や教会のパイプオルガン奏者などに囲まれていたため、キリスト教と強く結びついていました。母方の祖母は、日曜日の午後に営業していると言う理由で、一番自宅から近い食料雑貨店であっても利用しませんでした。

しかし比較的小さいころより、私のなかで宗教に対する抵抗が大きくなっていくのを感じていました。私が通っていた教会で見る人びとは、他人を愛し助けることよりも、自分の外見をより気にしているようでした。そしてやる気がなさそうにプログラムに印刷された言葉を読み上げるだけで、その言葉の意味を見出そうとしているようには思えませんでした。そのなかにも本当に神を信じ、寛容な人びとがいたと思いますが、あの教会の雰囲気では、抱擁され、愛されているというよりは除外されているように感じたのです。

そのような感覚を一層強めた出来事がありました。父方の祖母が自宅から約一時間のところに住んでいたので、月に一度ほど日曜に家族で祖母のところを訪れていました。ある日曜日に、教会で子どもたちの聖歌隊が歌を披露することを知り、参加することをとても楽しみにしていました。そして当日決められた服装で教会に行きましたが、先週のリハーサルに参加していなければ歌うことはできないと、聖歌隊の指揮者に言われたのです。私は本当にがっかりしました。私のなかの何かが罰せられているようでした。

ビル・ステインズが一九七九年に発表した「聖歌隊のいる場所」という曲をラジオで聴いて以来、長年に渡ってこの除外された気持ちを強めてきました。

神がお創りになられた生き物にはみな聖歌隊として歌う場所がある
あるものは低いところで、あるものは高いところで
そしてまたあるものは電話線の上で
あるものはただ手を打ち鳴らし、あるものは前脚を打ち鳴らし、またあるものはできるところで打ち鳴らす

変わる宗教観

アブラハム・マズロー博士は、従来の教会が教条的になりすぎたり、自分たちの信仰こそが唯一の真実であると考えるならば、宗教的な経験を破壊してしまうことになると懸念しています[5]。人びとは宗教的な体験を、一週間に一度、宗教上の休日に、一つの建物で、神聖な儀式、音楽、食事だけに限定しています。一つの宗教への盲目的な信仰や恭順、揺るぎのない忠誠が大きな問題をひき起こします。他の宗教や宗教的信条に対する無理解が、これまでも、そして今も戦争の大きな原因となっているのです。

小学生の夏期休暇中に、何度かバイブルスクールに参加しました。教会での授業はほとんど覚えていませんが、賛美歌四六一番「主われを愛す」を歌ったことや、「主の祈り」を朗読したこと、理解が難しい説教を聞いたこと、工作をしたりクールエイド〔Kool-Aid：粉末になったフルーツジュースの素〕を飲んだことは覚えています。しかしその教会は遠方であったため、より近所にある、友人が通っていた教会のバイブルスクールに参加したこともあります。そこで最も印象に残っているのは、賛美歌三七九番「進め、キリスト戦士たちよ」を歌う子どもたちの異常なまでの熱狂ぶりでした。相反する戦争と愛がどのように宗教的メッセージと関係するのか理解できませんで

したし、いまだにわかりません。

コホメ・キャンプ場で指導員をしていたある夏に、同僚がクエーカー教徒の信条を教えてくれました。しばしばそれは友人同士の宗教的社会と呼ばれますが、クエーカー教徒の人びとは、各個人のなかに神の働きをするものが存在すると信じています。この考えは、私がそれまでに触れたどの宗教よりも私の考えに合いました。また、クエーカー教の教義は平和主義と社会奉仕であると考えました。

最初の夫と離婚した二十代の中ごろから、オースティンでおこなわれていた「友人の会」に参加するようになりました。そこではくつろぎを感じることができました。会合は「静かな会」と呼ばれ、自分の精神世界との結びつきを黙考するものでした。牧師もおらず、朗読もなく、聖歌隊もありませんでした。しかし何かを感じたときには、立ち上がって短い言葉や詩を述べたり、歌を歌ったりしました。打ち解けた、愛情と思いやりに満ちている仲間たちに受け入れられていると感じていました。

しかし、ある男性が私に結婚を求めてしつこく追いかけてくるようになったため、会へ参加することをやめました。私から見れば、彼は写真という共通の興味を持っているというだけのただの友人でした。私に結婚する気はありませんでした。

その後二十年以上、宗教とかかわりのない生活を送ってきましたが、つい最近になってまた宗教団体とかかわりを持つようになりました。

精神世界とのつながり

既成の宗教を信仰せずとも、心を鎮め、魂とつながる方法は数多くあります。落ち着いて安らかに感じることや、世界とつながっていると感じることをおこなうための時間を確保することで、ストレスを減らし、人生をより良く管理することが可能です。

ここでは、あなたの信仰にかかわらず、役に立つテクニックをいくつか紹介します。

自然に触れる

私の父親は、神、イエスキリスト、聖書の教義を信じていましたが、自然に触れているときに最も宗教的なものを感じていました。このことは父と私に共通する数少ない事柄の一つでした。父は湖で釣りのボートに乗っているときに、大きな安らぎを感じていました。釣れるかどうかは重要ではなく、ただ自然のなかにいることで心が落ち着きました。

しばらくの間、私にとって最も落ち着く場所はコホメ・キャンプ場でした。七年間夏にキャンプに通い、指導員の研修を経て、指導員として四回以上の夏を過ごしました。自然のなかで過ごすことに加えてキャンプ活動をおこなうことにより、心を落ち着かせ、環境に感謝することができます。大人になってからも、キャンプやハイキングをしたり、あるいはただ田舎道をドライブするだけで同じような感覚を感じました。

「バラの香りを感じる時間を持ちなさい」という古いことわざは含蓄に富んでいます。自然は大きな癒しの力を与えてくれます。その力を感じるために、五感を研ぎ澄ましましょう。

- いつもとは違う何か新しいものを食べ、舌でその香りを感じてください。運動後に顔から流れる汗をなめてみてください。そしてフルーツジュースや、カフェインの含まれないお茶など健康的な飲み物をじっくりと味わってみてください。
- 髪の間を吹き抜ける風や、舌の上で溶ける雪の感覚を感じてください。また、地球の暖かい土のなかに手を入れて筋肉の力強さを感じてください。
- 香りのよい花やハーブやオイル、ポプリやお香、香りのするろうそくの匂いを吸い込んでみてください。
- 木にそよぐ風の音、鳥のさえずり、女性たちのおしゃべり、屋根をたたく雨音に耳を澄ませてください。
- 日の出や日の入り、空を流れる雲に目をやってください。そして変化する月や星を見てください。散歩をし、いつもとは違った道をドライブしてください。

自然の不思議さにもう一度目を向けてみてください。

静かな時間

定期的に静かな時間を持つことで、軽躁状態や躁状態で次から次に生じるさまざまな思考や、うつ状態で生じる苦しみや不安を落ち着けることができます。静かな音楽を聞いたり、感じたままを日記に書いたり、ペットの柔らかな毛をなでてみたり、ゆっくりと散歩をしたり、公園に行ったり、もしくはただしばらく外に座って過ごしてみてください。

感謝の気持ちを書き留める

特に落ち込んでいるとき、「感謝の気持ちを書き留めること」は役立ちます。できるだけ頻回にその日に起きたよかったことを書いてみてください。例えば何かを発見したこと、仕事を終了させたこと、新たに気づいた見識、もしくはあなたが感謝していることなどです。それは些細なことでよいのです。愛する人から電話があったことや掘り出し物を見つけたこと、治療やサポート・グループから何か洞察を得たこと、ひどい嵐から学んだことなどのちょっとしたことを書いてみてください。

もっと詳しく知りたい場合には、キャロル・マッカーナ・シュリーブの著作である『人生はすばらしい』を読むことをおすすめします。

静寂の片隅

サイコロジストを退職した友人は、心を鎮めることのできる場所である「静寂の片隅」をつくることをすすめています。私の自宅では、リビングの一角に熱帯魚を置いたコーナーをつくっています。そこでロッキングチェアに揺られながら五分ほど魚を見ているだけで、心が落ち着き集中力が高まります。

植物や芸術作品やキャンドルに囲まれるのも良いかもしれません。

リラクゼーションと瞑想[6]

後にボストンにあるベスイスラエル病院の高血圧部門の局長で、ハーバード医大の助教授となったハーバート・ベンソン博士は、一九七五年に発表した「リラクゼーション反応」のなかで、ストレスの身体への影響とストレスを減らす利点について述べています。さまざまな方法がありますが、多くは共通の目的を持っています。それは意識的な心のつぶやきを沈黙させ、自我からの意識を開放することです。ほとんどの方法は、二つあるカテゴリーのどちらか一つに分類できます。

（1）**能動的アプローチ**……この方法の目的は集中力を高めることです。肯定や繰り返される言葉や音、瞑想や気に入っている祈りの言葉や物やシンボルに集中することによっておこないます。

（2）**受動的アプローチ**……この方法の目的は心の乱れを取り除き、新しい可能性を見いだすことが目的です。

基本的なリラクゼーションと瞑想の手法

多くの瞑想はリラックスするための運動から開始されます。例えば、次のようにおこないます。

（1）静かで薄暗い部屋に一人になり、ドアを閉めてください。

（2）楽な姿勢になり、床の上に足を伸ばして椅子に座るか、クッションの上に足を組んで座ってください。

（3）大きく腹式呼吸をおこなってください。背筋を伸ばして肺の奥までしっかりと空気を吸い込んでください。

（4）能動的アプローチをおこなうときは、以下のことに集中してください。

――自分を認める感覚や、平和、リラックスといった言葉、オーという音を繰り返すこと。

――「安らかなれ」や他の好きな祈りの言葉を考えること。

――火のともったキャンドルやクリスタル、花などを見つめること。

――十字架やトーテムなどのシンボルを見つめること。

（5）受動的アプローチをおこなうさいは、すべての感情や思考、知覚を心から取り除いてください。もし何かを考えてしまうときには、ゆっくりとそれを心の外に追いやり、心をできるだけ無に近づけてください。

頭のなかで余計なことを考えてしまうため、私にとっては受動的アプローチよりも、能動的アプローチのほうが容易でした。「ゆっくりとしたリラクゼーション」（さまざまな筋肉を緊張させたり弛緩させたりするもの）と「視覚的エクササイズ」が私に合っていました。また、リラクゼーションのためのテープや自然の音のテープを集中して聴くことが有効でした。

動きを伴う瞑想

太極拳[7]――中国の伝統的な運動であり、深い呼吸と肯定的な思考とともに、ヨガや空手に似たゆっくりとした動きをおこなうことによって、体力や免疫機能を強化します。太極拳は瞑想であり、運動であり、一人でおこなえる治療法でもあります。

私たちの身体に活力を与える「気」の重要性を理解することで、自然や宇宙、そして他の人びとと、再び結びつきを持つことができます。中国では、呼吸をしている空気や、口にしている食物、また暮らしている環境からも気を得ていると考えられています。

太極拳のゆっくりとした動きにより、以下のような効果が得られます。

・筋肉、組織、臓器、骨の活性化
・痛みの緩和
・ストレスの減少

また、太極拳の動きをすばやくおこなうことにより、自己防衛のための武術にもなります。

ヨガ[8]――古くからインドに伝わる運動であり、深い呼吸とともにさまざまな姿勢をしたり、平衡感覚を得るためのストレッチをおこないます。また身体を統合された一つのものと考え、肉体、感情、精神の健康を促し、他の治療に対する補助的な役割もはたします。

知識の限界

この本の内容は、現在知られている精神医学や神経学、そして私の経験の反映しているだけであり、いつでも新しい発見によって現在の「真実」は変化します。

真実であるとの自信を持って、人間がすべてを説明できるとは思っていませんし、ましてや精神世界についてはなおさらです。私たちは現実や死後の世界について、ただ思索することしかできません。そして私たちが学んだことや「証明されていること」に関係なく、ただ現在信じられている考えや、「事実」や「知識」（将来間違っているとがわかるかもしれませんが）に頼らざるをえません。歴史が私たちがいかに無知であるかということを幾度となく証明しています。

一九七〇年代後半に発表された興味深い理論は、科学と宗教に多大な影響を与えました[9]。それはカオス理論といわれ、システムの個々を分析することから、システム全体を分析することに科学者の主眼点を変えました。それによって予測不可能で無秩序であると考えられていた現象から、幾何学的な方程式が得られることがわかりました。例えば天気の変化や滝の流れなどです。

一九七九年の米国科学振興協会の年次総会において、気象学者のエドワード・ローレンツは、「予測可能性——ブラジルでの蝶の羽ばたきはテキサスでトルネードをひき起こすか」と題した論文を発表しました[10]。そのような考えは滑稽であり、最初は冗談と受け止められていましたが、ローレンツはその関連性を理解していました。

また、カオス理論によって科学者と宗教者の考えがより近づきました。「無秩序」や「無原則」にも秩序があることを知ることによって、より上位の力——神の存在が理論的に支持されるようになったのです。「バタフライ効果」の論文は、カオス理論のシンボルとなったのです。

謎と奇跡

以前バーバラが亡くなったときに、私だけが知る方法で彼女の魂に敬意を表する必要があると思いました。その方法とは、精神疾患を隠さずに治療を受け、自殺について真剣に考えることの重要性を人びとに伝えていくことです。それはこれまでにおこなってきたどんなことよりも、私の人生に目標を与えてくれることでした。この使命を実行するため準備に長い時間を要しましたが、このことによって今も生きていられるのだと信じています。

私はこの本のなかで、エリザベス・キューブラー・ロス博士に何度も言及しています。彼女の『トンネルと光』という本から精神的に多くのものを学びました。私と同じように、他の人びともこの本から感動を得てくれればと思います。本の結末で、この世にある身体を、魂が蝶のように飛び立った後に残るまゆになぞらえているのを読んださいに、バーバラの魂が力強い蝶になっている様子を想像し、特に心を打たれました。この本を執筆しているさいに出版社が〝トンネルと光〟と同じであることに初めて気がつきました。このような偶然は、この使命に取り組みだしてから何度か経験しました。

人生は多くの謎と奇跡に溢れています。

超越（他人を思いやること）

マズローの「欲求段階説」で最も上位にあるものは超越です[11]。つまりそれは、自分自身の利益や目標や使命を越えて貢献することや、個人の興味を越えたヴィジョンを持つことを意味します。

この言葉は神秘的な経験に関連して使われることもありますが、ここでは他人に手を差し伸べるという意味に限定して使用します。

超越は、マズローの階層の上位にありますが、自分自身の境遇を超えて他人を手助けするために、その下位にある事柄をすべて実行する必要はありません。マズローも述べているように、この階層は常に正確なわけではありません。重なることもあれば、抜けることもあります。

重度の気分障害に罹患している私たちであっても、さまざまな方法で超越を実践することが可能です。

- グループ・ミーティングに参加し、人びとの手助けをする。

- 無職の人びとに食事を買い与える。
- 助けを必要としている友人に電話をかける。
- 車を持たない人を車に乗せる。
- 人びとが適切な治療を受けるための手助けをする。
- 病気の経験から学んだことを人びとに伝える。
- 自分の時間を他人のために使う。
- 精神疾患に関連するサービスや法律を改善するために社会に働きかける。

このような行為は他人を助けるだけでなく、自分自身を救うことにもなります。

19 患者への援助――知人が気分障害に罹患したとき

気分障害の症状が見られることは、周りの人びとにとっても大変つらいものです。通常とは異なる行動のために、困惑したり、イライラしたり、怒りを感じたり、あるいは驚くこともあるかもしれません。その状況をなんとかしようとして、症状を押さえ込もうとしたり、もしくは否定しようとするかもしれません。しかし気分障害の症状のために、正常とは異なる状態となっているときに、激しい感情や歪んだ思考を正そうとすることはほとんど不可能です。何度も症状を観察した経験がなければ、初期の症状を認識することや、いつ助けの手を差し伸べるべきか判断することも困難です。もし早い時期に通常とは異なる行動に気づいたときには、あなたが心配していることを伝えたり、相手の気持ちを聞いてあげることは役立ちます。しばしば同居しているケースで見られますが、あまりに緊迫していてそのようなことをおこなえない場合には、第三者に介入してもらうことが望ましいでしょう。親しい友人や信頼できる知人、親戚などが良いと思います。

規則正しい睡眠や、健康的な食事、そして定期的な運動をサポートすることも望ましいでしょう。また同様の経験をした人たちと話しをするために、グループ・ミーティングに参加するよう提案することも効果的です。ただ単に、楽しくてリラックスできる行動をともにすることもよいでしょう。

心配していることを示し、サポートする

病気のために表われている症状を、相手の人格に結びつけてはいけません。症状に苦しめられている人を助けるためには、純粋な同情、忍耐、そして感受性が必要です。

相手に十分な注意を払ってください。アイコンタクトを保ち、そわそわしたりせず、また破壊的な行動をとらないかぎりは、押さえつけるようなことはしないでください。会話を中断したり、コントロールしようとしたりせずに、ただ聞いてください。また、話を理解していることを示すために、折をみて要約して伝えてください。ただ沈黙を避けるためだけに、むやみに言葉を発することは控えてください。相手が話をしたいかどうかにかかわらず、ただ一緒に同じ部屋にいるだけでも、サポートしたい気持ちを伝えることができます。

- 相手が身体的な接触を受け入れるのであれば、手を握ったり、腕をやさしく触れてください。
- たくさんのティッシュを用意して、泣けるように肩を貸してください。
- 身体的な接触をおこなうほどの関係でなければ、軽く抱きしめてください。

あなたが話しをするときには、たとえイライラしていたり怒っていたりしたとしても、穏やかに話すようにしてください。言われたことに同意する必要はありませんが、否定する必要もありません。相手の気持ちがわかるとは、決して言わないでください。感情や状況を理解することはできるかもしれませんが、他人がどのように感じているかなど正確にはわからないからです。全体として捉えるのではなく、感情や行動に焦点を当ててください。

助けとなる言葉

- 最近あなたらしくないので心配しています。
- 何か困っていることがありますか。
- 何か話したいことがあれば聞かせてください。
- 本当につらいでしょうね。
- つらいでしょう、気の毒に思います。
- あきらめないでください。あなたは私にとって大切なのです。
- 今一番助けになることはなんですか。
- 一緒に乗り越えていきましょう。
- あなたは一人ではありません。
- この状況もいつかは落ち着きます、一緒にやっていきましょう。
- 愛しています。だからあなたを見捨てるようなことはしません（あなたが望まないかぎりは）。
- お互いに助け合うために私たちはここにいるのです。

傷つける言葉

- 自分だけが問題を抱えていると思うな！
- 人生は公平ではないのだ。

- 泣き言を言ったり、自分を哀れんだりするのはやめなさい。
- 落ち込む理由なんてありません。あなたの抱えている問題は、たいしたことではないことを喜ぶべきです。
- あなたの態度を変える時期です。
- 怠惰で責任感が欠けています。大人になりなさい。
- どうしたんですか？　あなたはもっとできるはずです。
- 他人のことを考えていませんね。あなたはみなを困らせています。
- ドラッグかお酒でもやっているのですか。
- 自分をコントロールしなさい！

どのようにして治療が必要な時期を判断するか[1]

症状が極端に悪化するまで、相手を本当によく理解している場合を除いては、気がつかないものです。以下のような行動に現れる変化に注意してください。

- 睡眠——睡眠時間が通常よりも長いか短い、もしくはよく眠れていない。睡眠時間は個人差が大きいですが、通常に比べて二時間以上違いがあれば、発症しているかもしれません。
- 食欲——通常に比べて、食欲が異常に増加しているか低下している、もしくは食事に興味を示さない。食べ物の好みが大きく変わることもサインとなります。例えば、普段は栄養バランスに気をつけているにもかかわらずファーストフードばかり食べるようになったときには、症状が始まっているのかもしれません。

- 気分——普段に比べて落ち込みやすく悲観的になる、もしくは元気すぎて楽天的になる。著しく自尊心が欠如していたり、もしくは何でもできると信じているかもしれません。
- 行動——人づきあいが悪くなる、もしくは理屈っぽく、イライラしやすく、押しつけがましくなる。普段やっていることをやらなくなったり、入念な計画を立てて、新しいことを始めるかもしれません。

明らかに入院が必要な場合を除いて、これらの症状が四日以上続いた後に、軽躁あるいは躁状態を呈する可能性があります。また、二週間以上続いた場合にはうつ状態を呈する可能性があります。

治療に導く

精神疾患の治療を受けるよう説得することは、大変難しいことです。治療に専念し、効果を得るためには、治療の必要性を本当に理解しなければなりません。しかし、多くの人びとがみずからの症状を認識する洞察力に欠けており、病気であることに気づいておらず、治療により得られる利益を理解していません。症状を悪化させないためには、早期に治療を開始することが最も重要です。しかし、うつ状態の初期段階において、ベッドから起き上がれないほど気力が落ちる前に治療を開始するケースは少ないのです。女性は自分の感情をより理解しているため、うつの治療を受けることが比較的容易です。しかし男性は、他人が強要するほどうつ状態が悪化しないかぎりは、通常治療を受けません。

軽躁状態、もしくは躁状態の初期においては、ほとんどの人が病気であることを認識しておらず、すごく調子がよいと感じています。治療をすすめられても、過度な反応と感じ、逆に治療をすすめた相手こそ助けが必要なのだろうと考えたりします。このため、特に初回か二回目のエピソードのさいには、説得は非常に困難となります。何度も症状を経験し、疾患について理解しているのであれば、初期の徴候に気づきやすいため、説得は比較的容易です。

個人の考えがあるので、治療を受けるべきだとのアドバイスに対して、みな異なった反応を示します。**表19-10**[2]、**表19-11**[2]は、外来治療を受けさせるための参考にしてください。精神保健の専門家の助けを受けながらでも、あなた自身で最良の方法を決定してください。もし、担当医やセラピストと連絡を取ることが困難であれば、治療センターや精神保健に関連した組織に相談してください。

入院治療が必要となるとき

どんな理由であれ、多くの人は入院治療を望みません。精神科病院に入院する場合は特にそうです。しかし、入院を必要とするさまざまな理由があります。より正確な診断をおこなう場合や、薬の効果を判断する場合、または自分ではどうすることもできなくなった場合や、現実と向き合うことを避けて自殺の危険性が高まった場合などです［**表19-12**参照］。

表 19-10 ――うつ状態を呈している場合の対処方法

徴候	対処方法
■強い不安を呈している ■生活に大きな支障がある ■まとまりに欠け集中力が低下している ■2 週間以上の不眠と食欲低下がみられる ■喜びや意欲の欠如がみられる	■セラピストやカウンセラーと会うことをすすめ、可能なら同伴を申し出る ■医者に電話し、言われたように内服することをすすめる ■サポート・グループ会合への出席をすすめ、可能なら同伴を申し出る
■引きこもる ■体重変化を伴っていると思われる 2 週間以上の不眠と食欲低下がみられる ■死を考え自殺について言及する（実際の計画や行動は伴わない）	■セラピストやカウンセラーと会うことをすすめ、同伴を申し出る ■受診をすすめ、必要であれば予約をとらせ、可能なら同伴を申し出る ■友人や親類とともに緊急センターに連れていく

表 19-11 ――軽躁状態、もしくは初期の躁状態を呈している場合の対処方法

徴候	対処方法
■2 ～4時間の睡眠時間の減少が、4日以上続いている ■まとまりに欠け集中力が低下している ■危険をかえりみずに行動する ■他人への関心が欠如している ■過度な不適切な行動がみられる	■仕事を休むことをすすめる ■受診をすすめ、必要であれば予約をとらせ、可能なら同伴を申し出る
■自信過剰になっている ■4日以上ほとんどまたは全く寝ていない（入院を要するような他の症状がない場合） ■敵意に満ち溢れ、ひどく怒っている	■友人や親類とともに緊急センターに連れていく

表19-12　——入院を考慮する症状

うつ状態	躁状態
■長時間にわたり困惑や失望感が続いていて、日常生活に支障をきたしている	■妄想的になっているのにもかかわらず、変化に気づいていない
■思考力や判断力が非常に低下している	■好戦的、脅迫的でコントロールができない
■日常生活に必要な行動ができない（ベッドから起き上がる、入浴する、着替えるなど）。また質問に対する反応がほとんど見られない	■幻覚や妄想を伴って、完全に滅裂となっている
■自傷行為が見られる（身体を切ったり傷つける、何度も壁に頭を打ちつけるなど）	■何日間にもわたって眠っておらず、消耗している
■死や絶望について言及し、自殺の危険性が高まっている（特に不法薬物やアルコールを使っている場合）	

自発的な治療

最も望ましいのは、患者自身が自発的に入院することです。しかし自発的に入院した場合、希望によっていつでも退院可能であるという危険性が伴います。いくつかの州では、退院するさいに患者自身による文書手続きを必要としています[3]。入院を継続するためには医者が強制入院の申請をおこなうか、家族が裁判官の許可を得る必要があります。

強制的な治療と緊急入院

もし暴力的になったり、自殺の危険性が切迫しているさいには、直ちに専門の援助を受けてください。そのような危機的な状況を自分で対処しようとしないでください。ほとんどの地域では、病院を通して緊急チームが派遣されます。そして必要であれば、適切な施設に搬送されます。場合によっては警察の援助を要します。

強制治療や緊急入院を要する基準は州によって異なりますが[4]、一般的に、患者自身の健康や命が危機に瀕していることや、第三者の健康や命か危機にさらされていることが基準となります。このような法律は、愛する人を本当に心配している家族にとってまったく不十分なものであり、患者やメンタルヘルス関係者は長年にわたり改善を求めています。この法律は、家族が不用意に患者を入院させないようにし、また最も制限の少ない環境で治療をおこなうことを目的としています。

患者の権利を守るために、州法に従って一人もしくは複数の医者により、以下について決定される必要があります。①切迫した状態であるか、②入院治療をせざるを得ない状態であるか。しかし精神疾患に罹患している未成年者の場合は例外となります。

もしあなたが医者の判断とは反対に、強く入院治療の継続が必要であると考える場合には、裁判所の許可を得なければなりません。

裁判所の判断は、一般的に以下のようになります[5]。

- **退院**――治療を中止し、退院させる。
- **保護留置**――数週間の入院治療をおこなわせる（テキサス州では十四日間）。
- **短期収容**――数ヵ月間の入院治療をおこなわせる（テキサス州では九十日間）。
- **通院治療**――デイ・ホスピタルや精神保健プログラムに参加させる。

多くの家族が、このような法律のために、最も治療が必要な時期に治療を受けさせることができなくなっていると感じています。私は患者であるとともに、家族の一員でもあるため複雑な心境です。権利と自由も大切ですが、健康と命も大切だと思います。以前私は、長年の苦しみから解放されるチャンスであったのにもかかわらず、家族を説得して退院してしまったことがあるのです。

重度の気分障害による思考のゆがみのために、最も助けが必要な時期であることを判断することができなくなります。また、医者も裁判官も人間であるため、誤った決定をするかもしれません。不幸にも、治療を要しないといった判断のために、悲劇が生じることもあるのです。

退院後の支援

退院する前に、疾患についてできるだけ多くを学んでおくことが重要です。疑問があれば、精神保健の関連団体などに問い合わせ、疾患について書かれている本をなるべくたくさん読んでください。

しかし何をおこなうにしても、まずは患者の信頼を取り戻す必要があるかもしれません。強制的な治療のために、裏切られたと感じていることも多いのです。そのような場合には、あなたが入院が必要であると判断した理由を伝え、治療の効果を強調し、最良の判断であったことを説明してください。もしそれでも患者が腹を立てている場合には、入院の必要性を説明し、そして決して謝らないようにしてください。寛容になるよう求め、回復を支援するためにできることはすべておこなうこと、再度入院することがないよう援助したいと思っていることを伝えてください。

退院したからといって、完全に回復しているとか、またすぐに通常の生活が可能になるとは期待しないでください。入院中に、新たに薬物治療が開始された場合には、薬に慣れるまでに数週間を要します。退院したことが、回復を意味するものとはかぎりません。最も制限されない環境でおこなわれることが治療の基準であり、また、保険の条件によって入院期間が短縮されることもあります。

患者にペースを取り戻す時間を与えてください。世話を焼きすぎたり、一緒にいすぎてもいけません。過度に心配されることによって、罪悪感や怒りが生じることが多いのです。普段と同じように対応してください。回復の兆しが見えたら、簡単なことで責任を持たせるようにしてください。このことによって、自分は役に立つ生産的な人間であると感じ、失った自尊心を取り戻すことができるのです。

回復した状態を保つための関係性

回復を支援し、症状の再発を防ぎ、入院の機会を減らし、地域社会での生活を維持するために、できることはなんでもおこなうつもりであることを伝えてください。

薬物療法やセラピーなどを含め、回復のために必要なすべての事柄についてよく話し合ってください。あなたが勝手に決めないようにしてください。可能であれば診察に付き添い、どのような手助けができるかについて話し合ってください。患者自身に意見を述べてもらい、回復のための方針をなるべく自分自身で決定することができるよう援助してください。

達成可能な目標を設定し、実行する順番を決める手助けをしてください。すぐにすべてを実行できるとは期待せず、少しずつ進んでいくと考えてください。そして少しずつでも進歩していることを認めてください。

基本的なルールを決める

安定した状態を保つためには、同居人の支援が必要です。例えば以下のような事柄についてです。

- 食事内容や食事の時間、就寝時間を決定すること。
- 運動量や運動の方法を決定すること。
- 休息し、静かに過ごすこと。
- 銀行やクレジットカードの利用について検討すること。
- 移動手段や家事について決定すること。

患者の状態が安定したならば、基本的なルールを決めてください。特に、アルコール摂取の制限や禁止、不法薬物の使用禁止など、禁止事項についても決定してください。もし、二人の関係が非常に緊迫していたり、言い争いが絶えないようであれば、専門家の援助の受けながら基本的なルールを決定してください。そうすることによって緊張が緩和され、同居がより容易になります。

薬物療法の継続

内服の中断や飲み忘れ、薬の管理ができなくなることが、再発が生じる最も一般的な理由です。内服をすすめられ腹を立てる人もいます。そうされることで、信頼されていないとか、プライバシーの侵害であると感じたり、うるさく思ったり、生き方をコントロールされていると考えたりするのです。その反対に、内服しているか気にしてもらえることに感謝している人もいます。あなたが、患者の回復の支援だけを考えていると強調することにより、理解が得られやすくなるでしょう。
　もし定期的な内服をおこなうための手段がないようであれば、一緒に考えることを提案してください。しかし、あなたが勝手に決めないようにしてください。いくつかのアイデアを提案し、一番やりやすい方法を聞いてください。

回復を促す言葉

- あなたを愛しています。いつもあなたのそばにいます（本当にそう考えている場合のみ）。
- 病気に負けることはありません。
- よくなっているようにみえますが、どうですか。
- とってもよくなっていますね（具体的な例を挙げる）。
- あなたを誇りに思います。大変強い人ですね。
- あなたは適切な決断をしたと思います。
- うまく対処しましたね。
- 今日はあなたと一緒に過ごせて楽しかったです。
- 大変がんばっていますね。
- 手伝ってくれてありがとう。

自分自身をケアする

効果的に他人を援助するには、自分自身の感情を開放する機会を持つことが必要です。疾患に対する怒り、困惑、苦痛、憤り、悲しみについて話す必要があります。感情を乱すすべての出来事を受け入れなければならないかもしれません。メンタルヘルスの専門家や聖職者、親友や家族に相談してもよいでしょう。家族への支援をおこなうグループへの参加が有効かもしれません。多くの組織が、そのようなグループを支援しています。

一人でやり抜こうとしないでください。友人や親族、家族に援助を求めてください。しかし、相談相手は注意深く選び、どこまで状況を伝えるかよく考えてください。気分障害について恥じたりする必要はありませんが、よく考慮して打ち明けるべきです。できるだけ患者の希望やプライバシーを尊重してください。

今後の方針について話し合う

気分障害は周期的に繰り返されるため、対策を検討しておくことが賢明です。症状が安定している時期に、再発時の治療方法について話し合い、悪化した状態でも方針を引き継ぐことができるようにしておくべきです。患者の意向を確認しながら書き留めてください。

そのように非公式にでも書き留めておくか、もしくは公式な治療方法に関する依頼書を作成しておくことによって、希望を考慮してもらうことができます[6]。書式の形式は州によってさまざまですが、一般的に以下のような問題について明記されます。

- 患者が治療を要すると認識しているにもかかわらず、再燃時には気づかない症状。
- 医療関係者と連絡を取ることができる人物の名前。
- 患者が希望する治療施設とその理由。
- 患者が希望しない治療施設とその理由。
- 患者が希望する医師とその理由。
- 患者が希望しない医師とその理由。
- 患者が希望する治療薬とその理由。
- 患者が希望しない治療薬とその理由。
- そのほかに効果的な治療法とそれをおこなうさいの状況およびその理由。
- 患者が希望しない治療方法とその理由。

　このようにしておくことにより、症状が再燃したさいに患者を救うための指針が得られ、また患者の意向が考慮されていることを認識することができます。

　近年の治療の進歩により、たとえ初期の段階であっても、弁護士や後見人の了解を得ておこなうような法的手段を必要とすることは少なくなりました。

　治療によって単極性障害患者の約80％に、回復もしくは著しい改善がみられます。双極性障害では約25％に回復傾向がみられます[7]。55～65％の人びとが、以前よりもストレスの少ない状況や、責任の小さいポジションに移ることで、十分に働けるまでに回復しています[8]。残りの10～20％の人びとは、より悪化した状況で症状が続いています。

改善を示すその他の要因としては、薬物療法がしっかりと継続できていること、物質依存ではないこと、他の精神疾患と診断されていないこと、十分なサポート体制があることが挙げられます。

気分障害は、精神疾患のなかで最も回復が可能であり、また慢性に経過し生命を脅かす身体的障害に比べて、より治療が可能な障害ということができます。

20 偏見を越えて生きる――偏見を克服し、変化を求めていく

治療の妨げとなる大きな要因の一つに、精神疾患に付きまとう偏見があります。人びとは、自分が経験したことがなく、理解ができないさまざまな疾患や障害に対して、不安を感じ恐れを抱くのです。脳を手術されることや拷問されること、もしくは過剰な投薬によってゾンビのようになってしまうこと、生涯病院から出られないことなどを思い浮かべる人もいるかもしれません。

自分の考えがわからなくなってしまうと思えば、それは恐ろしく感じるでしょう。しかし、多くの精神疾患が治療可能であり、特に初期に適切な治療をおこなえば、普通の生活を送ることが可能であることはあまり知られていません。精神疾患患者の多くが、穏やかで生産的な生活を送ることができます[1]。適切な治療を受けることによって、就学し、働き、家庭を持ち、税金を払い、社会に貢献することが可能となるのです。

私が最初に治療を受けた一九七〇年代初期に比べると、精神疾患に対する偏見はやや少なくなってきているように思います。それでも残念なことに、世間にはかなりの偏見が残っています。一九九六年に全米メンタルヘルス協会は、国民に対して、精神疾患の原因に関する調査をおこないました[2]。その結果の一部を示します。

- 性格的な問題や、感情的な弱さによる（71％）

- 遺伝的な問題による（65％）
- 不道徳なおこないによる（35％）

一九九〇年代より、脳に原因のある疾患に関しての知識が広がり続けているにもかかわらず、精神疾患はいまだに大変な誤解を受けています。本章では精神疾患に関する偏見と、改善できる点について述べていきます。

歴史的な側面から生じる偏見[3]

何世紀にもわたって、精神疾患患者はあらゆる虐待や拷問を受けてきました。特に石器時代や中世においては、精神疾患は悪魔に取り憑かれていると考えられていました。邪悪な魂を取り除くために、「悪魔に取り憑かれた人びと」の頭蓋骨に穴を開け、熱湯に放り込み、火あぶりにするなどの行為をしてきました。

十八世紀のヨーロッパでは、精神疾患患者を汚い牢のなかに入れ、壁に鎖でつなぎ、鞭を打ち、あたかも犯罪者のように扱っていました。ロンドンの有名な「精神科病院」である王立ベスレム病院においては、「患者たち」は動物園の動物のようにエンターテインメントとして見世物になっていました。

尊厳の小さな輝き

十八世紀から十九世紀にかけて、フランスの医者であるフィリップ・ピネルや、陸軍の軍医であったアメリカ人のベンジャミン・ラッシュ博士、慈善家であるドロシア・ディックスらが精神疾患患者の尊厳について提言しました。

アメリカには、初期の植民地時代に治療を受けられる施設はありませんでした。そのため家族が自宅で面倒をみていました。精神疾患患者を受け入れる最初の施設として、一七五一年にペンシルベニア病院が開設されました。一八一七年の春、ペンシルベニアのクエーカー教徒たちによって、フィラデルフィア近郊のフランクフォードに、フレンズ保護施設が開設されました。そこで患者たちは慈悲のある治療を受けはじめることができたのです。ディックスの努力により、アメリカの二十州とカナダに保護施設がつくられました。しかし、当時は脳に関する知識が十分ではなく、治療は限られたものでした。

こころ　対　からだ

少なくともヒポクラテスの時代から、医者は精神疾患を生理的な障害として考えていました。しかし、一八〇〇年代後半から一九〇〇年代初頭にかけて精神分析学が盛んとなり、精神疾患はすべて心の問題であると考えられるようになりました。精神分析では根本にある疾患よりも、潜在的な葛藤や抑圧された感情、防衛のメカニズムや性的な固着、夢などが強調されました。

一九〇〇年代の初頭には、フランスの哲学者であるルネ・デカルトがかつて述べたように、精神と身体は別のものであるとの考えに戻りました。その考えによって、再度精神疾患に対する偏見が生まれることとなり、その一部は今日においても残っています。

再度言いますが、社会によって精神疾患患者は非難され、犯罪者のように扱われてきたのです。一九五〇年代になって、やっと新たな関心が向けられるようになりました。全米精神保健協会の公式シンボルとして、一九五三年にメンタルヘルスの鐘が作られました[4]。鐘は患者をつないでいた鎖一三七キログラムを材料として作られました。この鐘は、私たちのような精神疾患患者を今日も苦しめている、偏見や差別を象徴しています。

薬物療法が開始されて間もない一九六〇年代に、「脱施設化」と呼ばれる運動が起こりました。そこでは患者を収容施設から出し、地域社会へ戻すことが目的とされました。一九六三年にはケネディ大統領がコミュニティ・メンタルヘルス・センター法に署名し、約二千のコミュニティ・メンタルヘルス・センターが設立されました。しかし、この運動は裏目に出る結果となりました。病院は患者をより早く退院させましたが、しかし地域の財源は乏しく、というよりもまったく不足していました。その結果として、精神疾患患者は入退院を繰り返し、まったく治療されなくなり、しばしば軽犯罪で投獄され、またホームレスとなりました。

現在ある偏見

アメリカでは投獄された人の約16%がなんらかの精神疾患に罹患しています[5]。その総数は国立の精神科病院で治療されている患者数の四倍以上になります。アメリカ最大の精神疾患の治療施設は、ロサンゼルス刑務所なのです[6]。

精神疾患に伴う偏見は、患者ばかりでなくその家族にまで及びます。多くの人は、家族に患者がいるばかりでなく、患者とかかわることさえも恥であると考えます。精神疾患について公に話す人は少ないため、患者は孤独を感じています。しかし実際には、毎年アメリカ国民の五人に一人が精神疾患を発症しており、四家族のうちの一家族に何らかのかかわりがあるのです[7]。

一九九〇年代後半に、国立精神衛生研究所によってなされた報告によると、アメリカにおける成人の一〇〇人に一人（約二三〇万人）が毎年双極性障害に罹患しているとされています。しかし、二〇〇二年五月におこなわれたアメリカ精神医学会の年次集会において、テキサス大学医学部ガルベストン校の精神医学及び行動科学の教授兼部長でもある、ロバート・ヒルシュフェルド博士は、その数は実際には三倍になることを示唆しました[8]。博士は二〇〇〇年の米国国税調査のデータから、年齢、性別、収入、居住地域が合致した十二万七千八百人のアメリカ人成人を対象に研究をおこないました。有効性が認められている気分障害の質問紙を用い、八万五千三百五十八人から回答が得られました。その結果、37％の人びとに双極Ⅰ型もしくはⅡ型の疑いがありました。

それなのにどうして偏見が続いているのでしょうか。

不適切な態度と誤解

アメリカでは自立することが誇りとされるため、そうできない人を拒絶し、避ける傾向があります。健全な人びとは共感や理解ではなく、非難や反感を示すのです。いまだに多くの人びとが、精神疾患や物質依存は意志が弱いせいでおこるのだと考えています。そして身体的な要因を重要視しないのです。

偏見が生じる要因の一つに、専門用語が関係していると思われます。例えば、うつという言葉から、人びとは日常的に生じる憂うつや、一時的な喪失感、もしくは短期の悲しみを思い浮かべると思います。双極性障害をより正確に示す、視床下部下垂体副腎障害のような用語は、その難解さから受け入れられることはないと思います。精神医療の関係者でさえも、患者をいらだって扱ったり、患者の苦しみを軽視し、理解しないことがあるのです。また、医学の専門家であっても、いまだに精神と身体の関連性を認めておらず、精神障害と他臓器の疾患の類似性を理解していないこともあります。**精神神経免疫学**の発展により、精神と自律神経、免疫、神経システムの相互作用が研究されているにもかかわらず、生化学的な不均衡を考慮しない医者もいます。

老人ホームに入所している母のところを訪れたさいに、脳や精神疾患についてまったく研修を受けていないような、年配の臨床医に出会いました。看護師に薬を渡しましたが、母の抗うつ薬やアルツハイマー型認知症の進行を遅らせる薬でさえも、薬箱にセットしようとしませんでした。その看護師は、脳の状態などまったく重要なことではないかのように、「その薬は頭の薬ですから！」と言ったのです。私は激怒しました。まだ正式な入所は決めていなかったため、すぐに他に移ることにしました（この看護師は今ではここに勤務していません）。

レッテル、恐怖、間違った情報

長年にわたって、芸人は病人や身体に障害を持つ人びとを笑いの対象にしてきました。知的障害者を「知恵遅れ」や「とんま」と呼んだり、脳性麻痺の患者を「おばかさん」であるとか「まぬけ」と呼んだり、また杖や松葉杖、車椅子を必要とする人を「杖を突いた障害者」であるとか「びっこ」と呼ぶのです。視覚障害や聴覚障害、てんかん発作もからかってきました。身体障害に関する理解が広まり、以前のようではなくなってきています。

しかし精神疾患についてはいまだに変わりがありません。

精神疾患に対する偏見は、患者がみな殺人鬼であるという恐怖と関係しているのかもしれません。そしてその認識は強まっています。ある研究では、精神疾患と暴力を関係つけて考えているアメリカ人の割合が、一九五〇年代に比べ、13％も増加していることが示されました[9]。31％の人びとが、精神疾患とひどい精神病の状態とを同一であると考えていることからも裏つけられます。

暴力的な犯罪が起きたさいに、新聞、雑誌、テレビなどのメディアは、犯人の精神疾患の履歴を強調する傾向にあります[10]。そのような犯罪をセンセーショナルに報じるために、患者は危険な人物であるといった世間のイメージがついてしまうのです。私たちが暴力的にならないとは言いません。と言うのも、症状がひどいときには確かにそうなる人もいるからです。しかし多くの研究により、精神疾患患者は一般の人びとよりも決して暴力的ではないこと、また暴力的になる患者は、症状が顕在化するよりも先にそうなる傾向があることが示されています。精神疾患患者が突発的に暴力的になるのには、脅迫されたり、アルコールや薬物を乱用するといったことが関係していますが、これは一般の人が危険で暴力的になる場合とまったく同じです。

暴力と精神疾患[11]

- 全体的に見ると、精神疾患患者が暴力的になる可能性は極めて低い。
- 精神症状を示していながら薬物療法をおこなっていない、もしくは治療の指示に従っていない場合には、暴力的になる危険性は増大する。
- 精神疾患と物質乱用障害が併存している場合に、暴力的となる危険性が最も強まる。
- 家族や知人など、患者に近しい人物に危険性が及ぶ可能性が高い。

• 精神疾患患者が、まったく面識のない相手を傷つける可能性は極めて低い。
• 精神疾患患者が、社会全体に危害が及ぶような暴力行為をおこなう可能性は非常に低い。

私たちのような患者が暴力的になった場合には、他人よりも自分を傷つける傾向のほうが強いのです。一般的に自殺は稀であると思われていますが、本当にそうであればいいのですが、自殺は頻繁に起こっています。しかし、自殺が殺人と関係していたり、特殊な状況であったり、有名人と関係しているような場合でなければ公になることはありません。多くの家族が、ショックや恥ずかしさや罪の意識から自殺を公表しないのです。また、事実に直面することが非常に困難となっている場合もあります。

アメリカにおける自殺率と殺人率との比較[12]

アメリカでの自殺と殺人の割合は、殺人2に対して自殺は3となっているという事実は、ほとんど知られていない。この数字はショックであるとともに恥ずべきものである。

いまだに自殺は犯罪をおこなうに等しいとの考えがあり、多くの原理主義者によって、自殺は神に対する侮辱であると考えられています。しかし本当の犯罪は、有効な治療にいたるまでに直面する障害であると思います。

偏見により何が起こるのか

社会では、いまだに精神疾患患者を職場から排除する傾向があります。経営者は、私たちがうまくやれないのではないかとか、問題をひき起こすのではないかとか、健康保険料を引き上げさせられるのではないかと考えます。また、住民は社会復帰施設の建設に反対します。行くあてのないホームレスを拒絶する地域もあります。社会は多くの人びとの生活を改善し、救うことのできる本当に必要なサービスに対する投資に反対しているのです。

失業

精神疾患患者は、知能が足りないであるとか、仕事を続けることができないなどと考えられているため、多くの雇用主は採用しようとしません。ストレスの多い状況下での勤務が困難であったり、入院する必要があったりしたために、私たちには失業していた期間が存在することがあります。

失業期間が長期であった場合、職場に着ていけるような服はほとんど持っていません。一週間分の洋服を準備することは難しく、古着や安いものを着なければならないこともあります。身なりを整えようとしても、それだけのお金がないのです。薬代や診察代、特に入院費用は大きな負担となっています。たとえしっかりした保険の補償があっても、さまざまな支払いのために資金は不足しがちです。また、私たちの多くは十分な保険に加入していない、もしくはまったく健康保険に加入していないのです。

勤務時間の融通がきかないことも問題です。私たちのような患者のなかには、一日に八時間以上もの長時間、問題なく勤務できる人もいますが、通常の始業時間から勤務することが困難な人もいます。きちんと勤務するために、十分な睡眠を得ようとするほど眠ることが難しくなるのです。薬によって脳を落ち着かせて眠ることができても、薬の影響で朝の意識がはっきりしないこともあります。私たちは、ラッシュアワーに車を運転することに大きな不安を感じます。そのため誰かに同乗させてもらったり、公共の移動手段を使用しなければならず、時間通りに到着することが困難となります。

しかし私たちの多くは、働いて普通の生活を送ることを強く望んでいます。男性社会で最初に働きはじめた女性たちのように、役に立つことを証明し、仕事を継続していくために懸命に働きます。また、定期的な診察やセラピーのため仕事を休むことで解雇されるのではと心配し、十分な治療を受けなくなることもあります。このようなことが問題をより複雑にしています。

ホームレス

正確な数はわかりませんが、アメリカには約七五万人のホームレスがおり、その約三分の一の人びとが重度の精神疾患に罹患していると言われています[13]。また約三分の一の人にアルコール依存や薬物依存の問題があり、五分の一以上の人に精神疾患と物質依存の二重の診断がつくと言われています[14]。

そのような二重の診断がついている人びとに対する、治療および居住プログラムを見つけることは困難です。物質乱用障害に罹患している場合、メンタルヘルスプログラムへの参加基準からはずれてしまいますし、精神疾患に罹患している場合、依存症治療のプログラムに適合できない場合が多いのです。その上ホームレスの人びとは、食事と寝る場所の確保により必死であるため、治療よりもそれらを優先させます。しかし、居住プログラムでは、治療を促進することを目的としています。

いまだに精神疾患や物質依存、失業、ホームレスの問題は、怠惰で情けない人びとが直面する問題だと考えている人もいます。確かに、そのような状況に陥っている人は、何か間違っていたのかもしれません。一つの生き方として、ホームレスになっていると思っている人もいます。物乞いは大金を稼いでいるので、「普通の仕事」をする必要がないなどという冗談もあるのです。

もしそう思うのであれば、ぼろぼろの格好をして、ダンボールに字を書いたものを持って道端に立ってみることをすすめます。

そしてしばらくの間、収容所で寝てみてください。一晩泊まるためには、通常5から10ドルを用意しなければなりません。37％以上のホームレスの人びとのように収容所に入ることができなければ、道端で寝ることになります。

注意

実際にはこのようなことはしないように。そんなことをしても意味がない。たとえ上手くやれると考えても、命を失う危険性がある。ただ来る日も来る日もこのように生活し、混雑した資金不足の公共施設に頼るしかない状況を想像してみること。

社会がすぐに解決しなければならない制限

元大統領夫人のロサリン・カーターや、精神保健に関する活動家であるティッパー・ゴアを初めとした著名な人びとの努力により、国会議員たちもやっとこれらの問題に関心を持つようになりました。二〇〇二年には、重度な脳の障害は身体疾患であるとの政府の基準がつくられ、またアメリカ上院下院両院において、重度の精神疾患患者への保険料の支払いを義務つける法律が定められるという、大きな進歩がありました。

しかし闘いはまだ続きます。法律を阻止しようといった動きもあるのです。精神医学と薬物療法を医療として必要なものというよりも、「上手に心配される人」を甘やかしているものだと考えている人もいます。

ケアと保険における問題

通常勤務していれば、何らかの医療保険によって保護されていますが、そのような保険は、十分な医療を提供するよりも、コストの削減に主眼が置かれていることがよく知られています。

経営者は保険料の支払いを躊躇し、保険料が引き上げられることを恐れ、資金が不足していると言います。しかし、精神保健の適用を十分におこなうことで、欠勤期間を短縮し、復帰を促し、生産性を高め、労働者の生産力を改善することが示されています。プライマリーケアをおこなう医師により、精神的な問題と関連している「身体的な疾患」が見つけられれば、結果として健康保険にかかる費用は減少するのです。

もちろん組織によって提供される医療の質は大きく異なります。健康保険における治療計画には、さまざまな不合理な制限があります。

- 保険が適応されている薬の種類
- 精神科医もしくは心理療法士のもとを訪れる回数や期間
- 入院期間や費用

最近、若い友人がうつ病の治療のために精神科医を探したのですが、初診にいたるまでに三ヵ月かかりました。彼女が加入している保険では、一度に一人の医師しか照会できないため、最初の医師で上手くいかず、次の医師の照会を要する場合には、さらに待たなければならないのです。うつ状態が悪化しているようなときに、治療を受けずに三ヵ月以上を過ごすのはあまりにも長すぎます。

雇用主によって保険をかけられている場合には、治療記録に関するプライバシーの問題もあります。私たちは、脳の障害や物質依存障害が明らかになることで、解雇されるのではないかと心配するのです。私は夫の健康保険に加入しているので、私の治療費のせいで、いつか夫が解雇されるのではないかということさえ心配しています。

地域医療サービスの不足

みずから治療を受けようとする人は、本当に治療を必要としている人の三分の一とされていますが、長期間待機しなければならず、予約が取れてもずっと先であり、専門家による診察時間はきびしく定められています。どうしようもなくなってから入院し、数日後には路上にいることもしばしばです。このようなことは、ホームレスの人の多くが精神疾患に罹患している理由の一つとなっています。

不十分な治療

偏見のために、多くの重症の人びとが、助けを求めることさえもできずにいます。治療を開始するころには最も重症になっていることも多いのですが、混乱した神経回路はすっかり定着してしまっていて、安定させるのがより困難になっています。思考の障害は深くしみこんでしまって、回復するのに数年間を要します。

社会保障庁によって運営されている、補足的保障所得（SSI）と社会保障障害保険（SSDI）のような障害者支援プログラムによって、重度の精神疾患患者に対して少額の給付金が配布されています。しかし財源は不足しており、初回の申請の半分が認められず、給付までに一年以上を要することもあります。

SSI、SSDIによって、食料引換券や低所得者医療扶助制度や、住宅補助プログラム、職業訓練や雇用サービスを含んだ付加的支援を受けることが可能となります。しかし、これらのサービスはやっと始まったばかりなのです。巻末にこのようなサービスのいくつかを掲載しています。各地域におけるその他のサービスについては、治療センターや精神衛生機関に問い合わせてください。

刑務所での治療

地域に基づいた医療サービスの不足もあり、刑務所に入る精神疾患患者の数は増加しています。保険に加入せず、仕事も家もない場合に特に多くみられます。正確な数はわかりませんが、専門家は入所者の最大20％が重度の精神疾患に罹患していると推定しています。なおここには、精神病症状を呈していない気分障害、衝動制御の障害、認知障害、不安障害、他の診断がつかない物質乱用障害は含まれません。

患者が留置されることにより、精神疾患が非難されるだけでなく、患者がだまされたり、性的虐待を受けたり、自殺をするリスクが増大します。トレーニングを受けたスタッフが常駐している刑務所や留置所はほとんどなく、もしスタッフが置かれていたとしても、患者の要求を満たすには不十分です。そのため、不可欠である薬物治療を受けられないこともあります。懲罰的な雰囲気や過密さのなかで、特にすることもなく隔離されていることも問題です。結果として、留置される以前よりさらに状態が悪化することも多いのです。そして、その後の治療計画もないままに、精神疾患患者を路上生活に戻してしまっています。

よりよい治療を求めて

精神疾患は他の疾患と同様に治療の価値があり、そして命を脅かすこともある身体疾患です。しかし私たちの社会は、このことを認識し、患者が必要な治療を受けることを妨げている障害をなくしていくつもりはあるのでしょうか。既存の問題を解決し、より早い段階での治療が効果的で、費用もかからないことが認識されるまでに、あとどのくらいの時間を要するのでしょうか。それらが理解されるまでに、あとどのくらいの患者が死を迎えればいいのでしょうか。そして、どの人間にも価値があることに人びとが気づくためには、さらにどれくらい苦しくて無駄な年月や可能性が失われるのでしょうか。

疾患について可能なかぎり学ぶ

あなたや、あなたの大切な人が苦しんでいる障害や精神疾患全般について、できるかぎり学んでください。そして、その知識を伝えていってください。

できるだけ疾患について知らせていく

残念ながら、患者自身が疾患を隠し、家族、友人、雇用主らに情報を与えないことによって、より偏見が助長されています。「National Depressive and Manic-Depressive Association」が一九九九年におこなったオンライン調査では、気分障害患者の38%が、決まりが悪い、恥ずかしいといった理由で、周囲に疾患について隠していました[15]。

注意

疾患について隠し続けようとすることは、状況をさらに悪化させる。思い切って告白したことにより、私は変な気持ちが楽になり、人生にさまざまなよい変化が訪れた。

ただし告白するかどうかは、あなた自身が決断することである。もし告白することを決めたのならば、十分に心の準備ができるまでは公にせず、信頼できる人びとと疾患についてよく話し合うことをすすめる。あなたを責め、傷つけるような人はどこにでも存在する。

たとえまだ診断が確定していなくても、ぜひ信頼する人に気分障害のことを相談してください。自殺を考えている場合は今すぐにそうしてください。

偏見に対する意見

メディアから流れてくる情報に、偏見が含まれていることに気づいた場合には、決してそのままにしないでください。編集者に手紙を書いたり、ラジオ局やテレビ局に問い合わせをしてください。National Stigma Clearinghouseや、気分障害支援団体（DBSA）のような精神保健に関連した組織や、全国精神障害者支援同盟（NAMI）、国家精神衛生協会（NMHA）などに加入してください。偏見に対する反対運動に参加するよう知人に声をかけてください。そして、団体の指示に従って行動してください。

財源の確保と法制化へ向けた運動

地域の精神保健サービスについて調べてください。またメンタルヘルスに関する専門家に、現在必要であると思われるものについて聞いてみてください。そして集めた情報を地区、州、国の議員に伝えてください。これらは丁寧に、そして根気強くおこなってください。

研究機関への貢献

精神保健に関する問題に取り組んでいるNPO団体や、脳の障害とメンタルヘルスについて研究をおこなっている組織を支援してください。

症状が顕著に表われれているときに、躁病や重度のうつ病であることを隠すことはほとんど不可能です。私は生まれ育った州を出て、友人や家族と離れ、うつ状態のときには人と接触せず、軽躁状態のために生じた恥ずべき行動や出費については他人に話さずにいたことで、十年以上かなり上手に隠していました。しかし、早期に効果的な治療を受けずにいた代償をいまだに払い続けています。

気分障害には遺伝的な要因もみられるため、隠さずに話すことは、あなた自身のためだけでなく、家族にとっても重要なことなのです。話を聞くことで、あなたの状況をよく理解してくれる人が現れるかもしれません。そしてあなたが自分のことを相手に早く伝えること、それが互いの人生を救うことにつながるのです。

結び　安定した状態へ

この本のなかで、私自身の経験と、幅広い研究について述べることで、現時点でわかりうる、気分障害や精神疾患の本当の性質を明らかにすることに努めてきました。

精神疾患の真実

以下に一般的に考えられている、精神疾患に関する誤解と真実について述べていきたいと思います。

［**誤解**］精神疾患患者のおかしな行動に、特に理由はない。ただ自制心がないだけである。

［**真実**］双極性障害や単極性障害、統合失調症のように重度な脳の障害がある患者は、症状が顕著に表われているときは、生化学的なアンバランスさに完全に支配されています。そのために、衝動的になったり、判断力を失ったり、自制心を維持することが困難になることもあります。私たちは脳内の神経伝達物

質のバランスが取れているときのみ自分をコントロールすることができ、そして初期症状に早く気づき、対処することが可能となります。しかし、それは容易ではありません。というのも、うつ症状は突然私たちを絶望の淵に落とし入れるからです。また、軽躁状態および躁状態のときには、自分では調子がよいと思い込んでしまうため、症状がすでに始まっていることに気がつかないのです。患者やその家族は、何度も経験を重ねることによって、初めて初期症状がどのようなものであるか理解し、症状の悪化を防ぐ方法を学ぶのです。

［誤解］誰でもうつになることはある。プラス思考になればよい。

［真実］うつ病と気分の落ち込みや通常の悲しみとは、その程度や期間がまったく異なり、また、うつ病では通常の生活にも大きな支障を与えます。うつのような状態であれば、判断力は落ちますが、一般的な活動をおこなうことも普通に生活を送ることも可能です。一方、うつ病であれば、何をするにも困難を感じ、何ヵ月もの間安堵することがありません。また生活に必要なことがおこなえず、完全に通常の生活から離れてしまいます。

［誤解］自殺を考える人は多いが、実際に実行する人は少ない。死にたいと訴える人はただ同情を得たいだけである。

［真実］自殺した人の四分の三は直接的、もしくは間接的にその意思を友人や家族に事前に伝えています[1]。この行為は、救いを求める悲痛な叫びであったり、最後のお別れであったりします。理由はどうであれ、状況が落ち着くのをただ待つのではなく、真剣に受け取ることが最も重要です。

［誤解］精神疾患患者は注目を浴びたいだけの変人である。病気ではないし、治療を希望しない場合も多い。

［真実］精神疾患により、おかしな行動がみられることもありますが、そのような症状は、通常状態が悪い場合にのみ起こります。落ち着いているときには、十分に注意を払い、問題なく生活している場合がほとんどです。以下のような理由で治療を拒否することもあります。

——食事や宿泊場所などの基本的な生活を満たすことに追われている。

——偏見や恐怖から治療を避けている。

——精神疾患について、最も悪い状態しか知らず、他の症状について理解していない。


［誤解］精神疾患の診断には推測が多く、科学的ではない。精神科医はいんちき医者である。

［真実］精神疾患の分類と診断の手引には、さまざまな障害の基準が細かく定義されています。数年ごとに改訂版が出されています。しかし、精神科医がある特定の症状のみに注目し、患者も他の症状について言及しなかった場合や、症状がはっきりしない場合、診断は困難となります。精神科医は専門的な訓練を受けた正式な医者です。どんな職種でも、あまり有能でない人や道徳的でない人はいるものです。私の経験では、精神科医の多くは知識が豊富で、心からの気遣いがありました。


［誤解］精神疾患患者の多くは、精神疾患とは関係のない身体的な疾患に罹患している。身体的な疾患が完治すれば、精神疾患もなくなる。

［真実］身体的な疾患と精神疾患の症状がよく似ていることもありますが、残念ながら、それらは同時に起りえるのです。肺が破裂したからといって、足の骨を折らないわけではないように、精神疾患と他の疾患に同時に罹患することもあるのです。

［誤解］精神疾患はすべて頭のなかの問題である。身体的には特に何の問題もない。

［真実］確かに脳は頭のなかにあるので、最初の文は部分的に正しいのかもしれません。近年、心と体の関係が明らかになってきています。電子コンピュータ技術によって、精神疾患患者の脳の多くに、明らかな構造的、機能的異常があることが示されています。また、遺伝子研究や生化学的研究も進んでいます。


［誤解］精神疾患患者の人格は偏っている。

［真実］全員ではありませんが、精神疾患患者のなかには人格障害と診断されている人もいます。しかし多くの患者、特に軽度の障害の場合には、家族や友人が気づかないほど上手に隠すことができるのです。


［誤解］精神疾患は「悪い」家系から生まれる。

［真実］ある種の精神疾患は遺伝します。しかし、遺伝的な異常だけでなく、人間関係や環境的要因、多くのストレスや不健康な生活など、複数の要因が重なり合っていることが多いのです。しかし、その家系が「悪い」ということにはなりません。「良い」「悪い」とは個人の主観以外の何ものでもありません。


［誤解］精神疾患患者は弱い。ただ通常のストレスに過敏に反応しているだけである。

［真実］精神疾患患者のなかには、人よりも繊細であったり、感情的になりやすい人はいます。また、ストレスへの対処能力が少し低いのかもしれません。しかし、私たちの多くは、誰にとってもつらいストレスに繰り返し耐えてきましたし、新しいストレスによって、症状が悪化することもあります。

［誤解］精神疾患患者は責任感がなく、努力しようとしない。

［真実］状態が悪いときには、私たちは自分の行動をコントロールできないこともありますが、通常は他の人びとと同様に責任感があります。私たちの多くは効果的な援助を得るための資金が乏しく、信じられないような困難に直面することや、何から始めていいのかわからないこともあります。

［誤解］脳内の神経伝達物質の不均衡のために精神疾患がひき起こされているのであれば、薬物療法によってバランスを回復し、完治できる。

［真実］正しい薬物療法をおこなうことは大変有効ですが、双極性障害や単極性障害、統合失調症などの重度の精神疾患は、通常生涯に渡って症状が続きます。糖尿病に対するインスリンや、てんかんに対する抗てんかん薬は病状を改善しますが、どちらも完治させることはできないことを考えてください。精神疾患は思考と行動に影響を与えるため、薬物療法のみでなく、他の治療法も必要です。

［誤解］問題について話しても解決しない。反対に悩ませるだけである。セラピーで長々と愚痴をこぼすよりは行動を起こしたほうがよい。

［真実］確かに、行動を起こすことは大切です。しかし、問題について話すこと、そして異なった見方を探すことも大切なのです。カウンセリングを受けている人の多くは、心の奥に秘めた感情がありますが、治療場面以外では安心して表現することができないのです。専門家に話して解決してもらったり、サポート・グループの人びとと感情を共有することはとても大切なことなのです。

［誤解］精神疾患患者は精神科医を見つけたり、薬物療法を受けたり、長期入院をする以外に、自分では何も

できない。

【真実】専門家の協力や的確な薬物療法により、入院する必要はなくなります。たとえ入院したとしても数日です。症状の悪化を防ぎ、上手く対処するための事例を以下に挙げます。


——疾患について可能なかぎり学び、初期にみられる注意すべきサインについて認識しておく。

——治療に積極的にかかわる。

——睡眠や食事、運動、リラックスなど基本的な身体の要求に注意する。

——自分の感情を認識し、表現する方法を見つける。

——家族や友人、サポート・グループの人びとと親しい関係を築く。

——協力的な環境で生活する。

——ストレスのレベルを低く保つ。

——ライフスタイルを整える。

——無理のない、達成可能な目標を立て、達成するごとに自分を評価する。

——物事を肯定的に捉え、具体的にイメージする。

——才能や関心を育む。

——信仰心を持つ。

——他人を手助けする。


【誤解】一度適切な治療を受ければ、すぐに通常の生活に戻ることができる。

【真実】重い症状が回復した後、慎重に元の生活に戻らなければなりませんが、大きく生活を変えなければならないこともあります。回復し、再発を防ぐためには、自分の状態を注意深く観察しなければなりません。薬、睡眠、食事、運動について記録し、新しい生活習慣を作る必要があります。そのためには多くの労力と時間を要します。

［誤解］精神疾患患者は態度を変えて、もっと現実的になるべきである。

［真実］確かに、精神疾患は態度に影響を与えますが、また同時に現実的であるための能力にも影響を与えます。治療を受けていない、もしくは治療が不十分であった期間が長いほど、現実的な態度に変えていくことはより困難になります。

［誤解］精神疾患患者は未熟で自己中心的である。彼らは、ただ精神的に成長し、責任感を持てばよい。

［真実］私たちが決して未熟でも、自己中心的でもないとは言いませんし、ときどきそうなることもあります。しかし、普段はそのようなことはありません。精神疾患患者を過度に単純化しレッテルをはることは、偏見を助長するとともに精神症状を呈する身体的な問題を無視することになります。

［誤解］精神疾患患者は、神を信仰しないために病気になる。本当に彼らに必要なものは信仰と祈りである。

［真実］信仰と宗教は、精神疾患患者にとっても大変有効であり、多くの患者は深い信仰心を持っています。しかし、治療のためには祈りだけでは不十分なのです。

［誤解］友人や家族はしばしば過度に反応し、「違う道を行く人」に対して、不必要な治療を無理に受けさせようとする。

［真実］このようなことは稀であり、より大きな問題は、信じられない数の患者が診断や治療を受けていない

ということなのです。

［誤解］精神疾患患者は信頼できず、変わっていたり暴力的であるため社会に適応できない。

［真実］症状が表われている場合には、健常者に比べて信頼できず、行動もおかしくなるかもしれません。しかし症状が安定していれば、社会に適応することができます。そして、一般的に思われていることとは異なり、精神疾患患者は決して暴力的ではないのです。

希望への根拠

気分障害であるからといって、希望を捨てる必要はありません。製薬会社は常に、副作用が少なく効果的な薬を開発しています。また、科学者や医師は、脳や心と体の関係性について研究を進めており、治療はより全身的なものへと変化しています。

気分障害を診断し、個人に合った治療を早期に決定するために、熱心な研究がおこなわれています。二〇〇二年には、カリフォルニア大学ロサンゼルス校のイアン・クック博士らの研究チームにより、脳波を一時間測定することで、うつ病患者の抗うつ薬に対する反応性を予測することができる可能性があることが発見されました。抗うつ薬に対する反応性の高い患者の前頭前野の脳波には、たとえ病状の改善が二〜四週間後になるとしても、抗うつ薬投与から二、三日後には変化が表われます。このような測定をおこなうことにより、数ヵ月に渡って患者に合った抗うつ薬をみつけていく大変な手間を省くことができます。

二〇〇一年九月十一日の世界貿易センタービルで起きた悲劇によってもたらされた数少ないメリットの一つは、私たちが毎日経験しているような、「空中に張られた細いロープ」の上を歩いているような不安を感じながら生きる困難さを、やっと一般の人びとが理解しはじめたことです。アメリカに住む人の多くはこの不幸な出来事によって、より他人を理解し、思いやるようになったのです。

双極性障害および単極性障害はともに大変な困難を伴うと同時に、精神疾患のなかで最も治療が可能な疾患です。注意深く生活スタイルと治療をおこなっていくことで、あなたもより安定した状態へと到達することができるのです。

薬剤一覧

この付録は気分障害の治療のさい、アメリカ合衆国で現在使用可能な多量の薬を内服している人の参考になることを意図したものです。決して、あなたの主治医の助言の代わりになることを目的とするものではありません。しかし、ある特定の薬の副作用やそのほかの理由については詳しくないという場合を除き、なかには、とりわけ一般開業医ですが、特定の治療に対する処方をときどきためらう医師がいるのは確かです。そしてまさにその特定の治療が、あなたにとってベストの治療であるということもあるのです。どういう薬が利用可能であるかを知っておくことは、あなたが最善の結果を得るべく主治医に働きかけるうえで、より良い準備となるでしょう。

投薬用量

この付録の**表15**に掲載しました薬の用量範囲は、成人の一日あたりの用量を表示しています。小児や思春期、高齢者に対する用量範囲は、多くの場合それよりも明らかに低い用量ですが、ここには記載していません。

適切な用量というものは、年齢、性別、正確な診断、日常の食事、不法薬物やアルコールの使用歴、個々人の生化学的な体質や現在の体調、併用薬、薬に対する感受性、今までの副作用の既往などの多くの因子に左右されます。

あなたが新しい薬を服用しはじめるとき、主治医は通常、用量を少なめに処方することから開始し、これまでみてきたとおり、薬があなたにどんな影響を与えるかを確かめながら、徐々に用量を増量（あるいは滴定）していきます。薬物耐用量や薬物代謝は個人で異なってくるため、主治医はこの付録に示されている用量基準を超えるないしはそれよりも少なめに処方することもあるでしょう。この付録に示された用量基準値からわずかにはみ出しても、あまり干渉しすぎることのないようにしましょう。

もし薬を低用量で開始して六週間経過しても、症状が改善しないときは、少し薬の量を増やしたほうが良くなるかどうか主治医に相談してみましょう。反対に高用量で薬を飲んでいて、六週間あるいはそれ以上経過して不快な副作用に悩まされていたら、薬を少なくしてもらったり、他の薬に変更できないか、尋ねてみましょう。

注意

（1）服用回数や薬の飲み方について、主治医の指示に常に従うこと。
（2）何か心配なことがあれば、主治医に訊ねること。満足な回答が得られなければ、セカンド・オピニオンを求めてみてもよい。
（3）自分一人で薬や、用量を変えてはならない。まず最初に医師に確認することをいつも心がけること。
（4）いかなる場合も、薬の内服を急に中断してはならない。急な断薬は、重大かつ危険な副作用を引き起こすことがある。

一日に一回、あるいは週に一回飲む薬もありますが、一日のうちで何回か飲まないといけない薬があります。薬によっては、例えば炭酸リチウムなどは液剤もありますが、ここで用いる薬剤表の情報は、カプセルや錠剤での情報しか準備されていません。

半減期

半減期は、内服した薬物があなたの体の中で半分に代謝あるいは除去されるのにかかる時間を示しています。しかしほとんどの薬は、体の中から完全の除去されるために、その半減期五回分の時間を要します。半減期を知ることは、あなたが違う薬を試さなければいけないときや、薬をすっかり止めなければいけないときに重要になってきます。

向精神薬の半減期は、一時間から一週間以上にわたるものまでさまざまです。用量に影響する因子（年齢、性別など）もまた、半減期に影響します。表における半減期は、薬理学のガイドブックに依拠したもので、一般的な範囲を示しており、全ての因子が考慮されているわけではありません。薬があなたの体の組織から除去されるまでにかかる時間を、一般感覚として提示しているにすぎません。より専門的な情報が欲しければ、主治医または薬剤師に相談してみてください。

これらの表をどう使うか

以下の表はアルファベット順に掲載しており、まず「薬の種類」、次に「分類」「一般名と薬品名」（一般名の下に一字下げで薬品名を表記）の順に記してあります。薬品名は知っているけれど一般名を知らないという場合、「一般名と薬品名」のなかで照合し、探してみてください。

記号

いくつかの向精神薬（例えば「気分安定薬」）の適切な投与量は、薬物血中濃度に依存しています。これらは、ラボデータを通じて測定されて、ミクログラム／ミリリットル、ミリグラム／ミリリットル、あるいはミリイクイバレント／リットルなどの単位で報告されるため、そのような薬の投与量はおおよその概算です。

mEq/L = ミリイクイバレント／リットル
mg/day = ミリグラム／一日
mg/ml = ミリグラム／ミリリットル
μg/ml = マイクログラム／ミリリットル

表 15 ――薬品表

抗不安薬（精神安定剤）と睡眠薬（鎮静剤）

分類	一般名と薬品名	成人一日投与量	半減期
ベンゾジアゼピン 中枢神経を抑制する方向に作用するGABAの働きを増強させる。 **注意**：依存の可能性が強いため、これらの薬の投与量はできるだけ少量が望ましい。ベンゾジアゼピンは必要量しか処方しないよう、主治医に念入りに働きかけましょう。	アルプラゾラム ソラナックス、コンスタン	0.25-4.0 mg/日	12 時間
	クロルジアゼポキシド バランス、コントール	15-100 mg/日	10 時間
	クロナゼパム リボトリール、ランドセン	0.5-20 mg/日	投与量により大きく異なる
	クロラゼプ酸ニカリウム トランゼン、メンドン	3.75-60 mg/日	48 時間
	ジアゼパム ホリゾン、セルシン	2-40 mg/日	43 時間
	★★エスタゾラム プロサム、ユーロジン	1-4 mg/日	10-24 時間
	★★フルラゼパム ダルメート	15-60 mg/日	5.9 時間（未変化体） 24 時間（活性代謝物）
	ロラゼパム ワイパックス	0.5-6.0 mg/日	14 時間
	オキサゼパム セラックス	10-120 mg/日	8 時間
	★★クアゼパム ドラール	7.5-30 mg/日	39 時間
	★★テマゼパム レストリル	7.5-30 mg/日	11 時間
	★★トリアゾラム ハルシオン	0.125-0.5 mg/日	3 時間
非ベンゾジアゼピン系抗不安薬 セロトニン1A受容体に直接作用する部分作動薬	ブスピロン ブスパー	5-40 mg/日	2-3 時間
非ベンゾジアゼピン系睡眠薬 ベンゾジアゼピン受容体に作用してGABA活性を増強する。	ザレプロン ソナタ	5-10 mg/日	1 時間
	ゾルピデム酒石酸塩 アンビエン、マイスリー	5-10 mg/日	2 時間

★――測定不能（徐放薬は、薬物を長時間放出するため、それらの薬の半減期は複雑です）
★★――著しい鎮静効果をもつ抗不安薬
（以下、同）

抗うつ薬

分類	一般名と薬品名	成人一日投与量	半減期
MAOI （モノアミン酸化酵素阻害薬）神経末端で神経伝達物質を分解するモノアミン酸化酵素の働きを阻害することによって、セロトニン、ノルエピネフリンとドパミン濃度を上げる。 **注意**：もし、MAOI を処方されたら、どんな食べ物、飲み物そして薬物を摂取してはいけないかを確かめましょう。	イソカルボキサジド マープラン	10-80 mg/日	測定不能
	硫酸フェネルジン ナルジル	30-90 mg/日	MAOI はモノアミン酸化酵素に結合し、その働きを遮断することでモノアミン系神経伝達物質の分解を数週間にわたり阻害する。その後、代わりの酵素に置換。
	硫酸トラニルシプロミン パルネート	20-60 mg/日	
NaSSA （ノルアドレナリン作動性・特異的セロトニン作動性抗うつ薬）ノルアドレナリンα-2 受容体、セロトニン 5-H2、5H-3 受容体を遮断する。	ミルタザピン レメロン、リフレックス	7.5-45 mg/日	16-30時間
NDRI （ノルエピネフリン・ドパミン再取り込み阻害薬）ノルエピネフリンとドパミン濃度を上げる。	ブプロピオン ウェルブトリン	150-400 mg/日	14時間
	ウェルブトリン徐放薬	200-600 mg/日	★測定不能
SARI (セロトニン受容体拮抗薬・再取り込み阻害薬）セロトニン再取り込みを阻害し、セロトニン 5HT2A 受容体阻害薬として作用することでセロトニン濃度を上げる。	ネファゾドン セルゾン	100-600 mg/日	3時間
	トラゾドン デジレル、レスリン	150-600 mg/日	6時間
SNRI (セロトニン・ノルエピネフリン再取り込み阻害薬）セロトニンとノルエピネフリン濃度を上げる。	ヴェンラファキシン エフェクサー	75-375 mg/日	10-24時間
	エフェクサー徐放薬	75-375 mg/日	★測定不能
SSNRI (選択的セロトニン・ノルエピネフリン再取り込み阻害薬）ノルエピネフリンとセロトニン濃度を上げる。	レボキセチン ヴェストラ	4-10 mg/日	12時間

抗うつ薬

分類	一般名と薬品名	成人一日投与量	半減期
SSRI （選択的セロトニン再取り込み阻害薬）セロトニン濃度を上げる。	シタロプラム セレクサ	10-60 mg/日	36時間
	フルオキセチン プロザック	20-80 mg/日	50時間
	フルボキサミン ルボックス	50-300 mg/日	15-20時間
	パロキセチン アロパックス パキシル	20-50 mg/日	22時間
	セルトラリン ジェイゾロフト	50-200 mg/日	投与量により大きく異なる
TCA （三環系抗うつ薬）セロトニンとノルエピネフリンの再取り込みを阻害する。セロトニンよりノルエピネフリンを増加させるものもあれば、ノルエピネフリンよりセロトニンを増加させるものもある。	アミトリプチリン トリプタノール アミトリル、エラビルエミトリップ、エンデンエンダップ、エノビルヴァナトリップ	100-300 mg/日	16時間
	アモキサピン アモキサン、アセンディン	150-400 mg/日	8時間
	クロミプラミン アナフラニール	100-300 mg/日	32時間
	デシプラミン ノルプラミン パートフラン	100-300 mg/日	30時間
	ドキセピン アダピン セネクアン	75-300 mg/日	16時間
	イミプラミン ジャニミン ノルファニル トフラニール	100-300 mg/日	12時間
	マプロチリン ルジオミール	100-225 mg/日	48時間
	ノルトリプチリン ノリトレン アヴェンチル、パメロー	75-200 mg/日	投与量により大きく異なる
	プロトリプチリン ヴィヴァクチル	15-60 mg/日	投与量により大きく異なる
	トリミプラミン スルモンチール	75-300 mg/日	16時間

気分安定薬

分類	一般名と薬品名	成人一日投与量	半減期
気分安定薬 ニューロン内部で働き、神経の再構成に働く。神経伝達物質受容体と伝達物質再取り込みポンプの相互にも作用する。	炭酸リチウム リーマス エスカリス リサーネリソビド リソネートリソタブス	0.5-1.5 mEq/L 約 1200-1800 mg/日	20-27時間
気分安定作用を持つ抗けいれん薬 自然の気分安定薬であるリチウムのような作用を持つ：GABA活性を高め神経伝達物質の活動を抑制したり、神経伝達物質の興奮をきたすグルタメートの活動を減少させる。	カルバマゼピン カルバトロール エピトール マゼピン テグレトール	10-13 mg/ml 約 600-1600 mg/日	25-65時間
	ガバペンチン ガバペン ニューロンチン	900-1200 mg/日	5-7時間
	ラモトリジン ラミクタール	50-500 mg/日	24時間
	フェニトイン アレビアチン ヂランチン	300-400 mg/日	投与量により大きく異なる
	チアガビン ガビトリル	4-36 mg/日	7-9時間
	トピラマート トパマックス	50-525 mg/日	21時間
	バルプロ酸ナトリウム デパケン デパコート バルプレート バレリン	44.6-126 g/ml 約 750-2000 mg/日	6-16時間
気分安定カルシウム拮抗薬 カルシウムイオンの細胞流入を遮断することで、神経活性を減弱させる抗けいれん薬と同様の効果を得る。	ジルチアゼム カルヂゼム	120-480 mg/日	4時間
	ニフェジピン アダラートCC プロカルディア	30-60 mg/日	2.5時間
	ベラパミル カラン カラン HS イソプチン SR ヴェレラン SR	160-320 mg/日	2-5時間

抗精神病薬

分類	一般名と薬品名	成人一日投与量	半減期
非定型抗精神病薬 セロトニンH2AおよびドパミンD2受容体を遮断し、神経伝達物質活性を阻害する。	クロザピン クロザリル	100-600 mg/日	12時間
	オランザピン ジプレキサ	5-20 mg/日	21-54時間
	クエチアピン セロクエル	150-500 mg/日	6時間
	リスペリドン リスパダール	2-16 mg/日	3時間
	ジプラシドン ジオドン ゼルドックス	40-160 mg/日	7時間
定型抗精神病薬 ドパミンD2受容体を遮断し、ドパミン活性を阻害する。	クロルプロマジン コントミン、ウィンタミン インテンソル オルマジン、ソラジン	50-1500 mg/日	30時間
	ハロペリドール セレネース ハルドール	2-40 mg/日	18時間
	ロキサピン ロキサタン	20-250 mg/日	4時間
	メソリダジン セレンチール	50-500 mg/日	24-48時間
	チオリダジン メレリル	150-800 mg/日	投与量により大きく異なる
	チオチキセン ナバーネ	10-60 mg/日	3-4時間後に最初のピークを迎え、次は34時間
	トリフロペラジン ステラジン	10-40 mg/日	投与量により大きく異なる

【表15の訳注】

- 薬品名として、日本薬品名も追記した。
- 原書では、MAOIにプロプラノロールが記載されていたため、削除した。
- 原書では、アモキサピンが四環系抗うつ薬に分類されているが、三環系に訂正した。
- 原書では、ジバルプロエクスナトリウム、バルプレート、バルプロ酸ナトリウムを分けて記載されていたが、バルプロ酸ナトリウムとしてまとめて表記した。
- 本文中の数値の明らかな誤記については訂正をした。

注

NOTES

第1章 渡り綱を気取って歩く――躁状態、軽躁状態

1　015ページ――「暴力と躁状態」Swanson, 101–136.

2　020ページ――「軽躁および躁病エピソード中の性欲亢進と乱交」Goodwin and Jamison, 37, 310–311.

3　023-025ページ―「アルコール乱用」「薬物乱用」Sloan, 2, 6.

第2章 暗闇への下降――うつ病

1　032ページ――「うつ状態での性欲減退とリビドーの低下」Goodwin and Jamison, 311.

2　038ページ――*The Noonday Demon*（『真昼の悪魔――うつの解剖学』）Solomon, 86.

3　044ページ――Crow, 7.

第3章 あらゆる希望の喪失――自殺

1　047ページ――「十代や青年の自殺」Jamison, *Night Falls Fast*, 89–90.

2　057ページ――「物質乱用と自殺」Jamison, *Night Falls Fast*, 126–128 ; Quinnett, *Ask a Question, Save a Life*, 12.

第4章 問題があることに気づく——認知

1 068ページ——「精神障害と自殺」Jamison, *Night Falls Fast*, 100–102; National Institute of Mental Health. *The Numbers Count.*

2 070ページ——*Bipolar Treatment.* Panel presentation. National Depression and Manic Depression Association Conference, Houston, Texas, Oct. 3, 1999; Ratey and Johnson, 150.

3 073ページ——Kubler-Ross, *On Death and Dying*, viv.

4 073ページ——Lewis.

5 074ページ——Ratey and Johnson, 30.

6 077ページ——Citizens Commission on Human Rights; Torrey and Knable, 295–297.

7 081ページ——Advance Directives: Advocacy, Inc. "How to Make an Advance Directive."

第5章 病状を徹底的に調査する——診断

1 084ページ——Whybrow, 101–102.

2 087ページ——Lewis.

3 092–093ページ——**【表5–1 単極性うつ病または双極性障害】** adapted from American Psychiatric Association. *Diagnostic and Statistical Manual of Mental Disorders: DSM-IV*, 317, 327, 349.

4 094–095ページ——「小児期と青年期のうつ病」「小児期・青年期の躁病と躁うつ病」adapted from Papolos and Papolos. *The Bipolar Child*, 13–15, 19–23, 40, 41, 51, 52.

5 094ページ——*American Academy of Child and Adolescent Psychiatry.*

6 095、097ページ——**【表5–2 双極性障害（単極性障害ではない）における躁病と軽躁病エピソード】** adapted from American Psychiatric Association. *DSM-IV*, 328, 329, 335.

7 096ページ——Mondimore, 160.

8 096ページ——National Institute of Mental Health. *Bipolar Disorder research at the National Institute of Mental Health*, 10.

9 096ページ——National Depressive and Manic-Depressive Association. "Facts About Depression."

10 096ページ——National Institute of Mental Health. *Bipolar Disorder research at the National Institute of Mental Health*, 11–12

11 098ページ——**【表5-3 双極性障害の基本の型】** adapted from American Psychiatric Association. *DSM-IV*, 317, 318.

12 099ページ——Ratey and Johnson, 107.

13 100ページ——National Depressive and Manic-Depressive Association. *Bipolar Disorder: Rapid Cycling and Its Treatment*, 4–5.

14 102ページ——Whybrow, 110.

15 103ページ——Sichel and Driscoll, 69.

16 103ページ——**【表5-4 早期の警告の徴候】** adapted from National Depressive and Manic-Depressive Association. *Living with Manic-Depressive Illness*, 15.

第6章 複雑さを解きほぐす——病気に類似する状態、併存する状態

1 108ページ——Gold, 70–71.

2 109ページ——*Arthritis Foundation. Arthritis Information: Systemic Lupus Erythematosus (Lupus)*, 4–5, 7.

3 110ページ——National Mental Health Association. "*Co-Occurrence of Depression with Medical, Psychiatric, and Substance Abuse Disorders*" and "Co-occurrence of Manic Depression with Medical, Psychiatric, and Substance Abuse Disorders."

4 112ページ——Gold, 128–129.

5 113ページ——Gold, 130.

6 114ページ——National Depressive and Manic-Depressive Association. *Bipolar Disorder: Rapid Cycling and Its Treatment*.

7 121ページ——Cronkite (quoting A. John Rush), 29; Kahn, Ross, Printz, and Sachs, 2; Papolos and Papolos. *The Bipolar Child*, 209.

8 124ページ——Brady and Sonne, 19–24.

9 127ページ——Gold, 318.

10 130ページ――Gold, 175–176.

第7章 根本的原因の暴露――生化学と遺伝学について

1 138ページ――Hobson, 28.
2 138ページ――Andreasen, *The Broken Brain*, 124–125; Marano, 34; Torrey and Knable, 111–112.
3 142ページ――Howard, 2000, 45.
4 144ページ――Howard, 40.
5 145ページ――Mondimore, 80–82; Torrey and Knable, 125.
6 147ページ――Papolos and Papolos. *Overcoming Depression*, 91; Gold, 131.
7 148ページ――「気分に影響するホルモン」 Andreasen, *Brave New Brain*, 77; Satcher.
8 150ページ――Sichel and Driscoll, 51.
9 151ページ――Whybrow, 83.
10 151ページ――Travis, 309.
11 151ページ――Satcher.
12 153ページ――Staff Interview with John Nurnberger, 62, 70.
13 153ページ――National Mental Association. "Depression: Bipolar Disorder."
14 153ページ――Papolos and Papolos. *The Bipolar Child*, 167.
15 154ページ――Gerson, 373–401; Mondimore, 195.
16 155ページ――Ratey and Johnson, 120.
17 155ページ――Torrey and Knable, 118.
18 155ページ――Goodwin and Jamison, 163.
19 156ページ――Goodwin and Jamison, 164.

第8章　内奥の探求——パーソナリティ

1　158ページ——American Psychiatric Association. *Diagnostic and Statistical Manual of Mental Disorders: DSM-IV Text Revision*, 826.

2　159ページ——Gleitman, Fridlund, and Reisberg, 685.

3　159ページ——Norman, 574–583; Tupes and Christal; Howard and Mitchell Howard.

4　160ページ——Eysenck and Rachman.

5　160ページ——Revelle. Zuckerman. *Psychobiology of Personality*; Zuckerman. "Impulsive Unsocialized Sensation Seeking: The Biological Foundations of a Basic Dimension of Personality," 219–255.

6　160ページ——Whybrow, 83.

7　160ページ——Gleitman, Fridlund, and Reisberg, 696–697.

8　162ページ——*Shadow Syndromes*（『シャドー・シンドローム——心と脳と薬物治療』）Ratey and Johnson, 141.

9　167ページ——McGraw, 168–171.

10　168ページ——Seligman, *Learned Optimism*（『オプティミストはなぜ成功するか』）, 19–28; Seligman and Maier, 1–9.

11　170ページ——Kubler-Ross, *The Tunnel and the Light*, 42–43.

12　173ページ——One further trap: Mustin.

第9章　子ども時代の反映——養育

1　176ページ——Duke, 98.

2　176ページ——Bradshaw, 42, 54, 55.

3　179ページ——Bradshaw, 42.

4　184ページ——Argyris.

5　186ページ——Bradshaw, 54.

6 187ページ——Otto, Reilly-Harrington, Sachs, and Knauz, eds., with Miklowitz and Frank.

7 188ページ——Miller. "An Open Letter to All Responsible Politicians."

8 191ページ——Riak.

9 191ページ——Hunt. Note: An earlier version appeared in Appendix D of Miller, *Breaking Down the Wall of Silence*.

第10章 怒りに直面する——ストレスとトラウマ

1 199ページ——Papolos and Papolos, *The Bipolar Child*, 211.

2 199ページ——Holmes and Rahe, 213–219.

3 200ページ——Hobson, Kamen, Szostek, Nethercut, Tidemann, and Wojnarowicz, 1–23.

4 201ページ——Andreasen. *Brave New Brain*, 236.

5 202ページ——Andreasen. *Brave New Brain*, 235–236; Andreasen. *The Broken Brain*, 180–181; Papolos and Papolos, *The Bipolar Child*, 211.

6 202ページ——Sichel and Driscoll, 52–53.

7 204ページ——McEwen, Gould, and Sakai, 18–24.

8 207ページ——Cronkite (quoting Stephen Hersh), 38.

第11章 基礎の構築——はじめにやるべきこと

1 214ページ——Maslow, 15–25, 57.

2 216ページ——Sichel and Driscoll, p.147.

3 217ページ——Andreasen, *The Broken Brain*, 51.

4 217ページ——National Institute of Mental Health. *Bipolar Research at the National Institute of Health*, 1–2.

5 218ページ――「夜間良眠するためのヒント」Otto, Reilly-Harrington, Sachs, and Knauz, eds., with Miklowitz and Frank, 24.

6 219ページ――Swedo and Leonard, 134; Sichel and Driscoll, 148.

7 221ページ――Goodwin and Jamison, 483.

8 222ページ――DesMaisons, *Potatoes Not Prozac*, 50.

9 223ページ――Although a simple sugar, fructose: American Diabetic Association. *Nutrition: Sweetners.*

10 224ページ――「自然甘味料」DesMaisons, *Potatoes Not Prozac*, 49; DesMaisons, *The Sugar Addict's Total Recovery Program*, 22–25, 163.

11 227ページ――Cronkite (quoting Barbara Parry), 167.

12 228ページ――「水溶性繊維と不溶性繊維」American Dietetic Association. *Fiber Facts: Soluble Fiber and Heart Disease.*

13 228ページ――Note: Currently, the American Cancer Society and National Cancer Institute recommend 20–30 grams, and the U.S. Surgeon General recommends 35–40 grams.

14 229ページ――Norden, 98; Ratey and Johnson, 352; U.S. Department of Agriculture and U.S. Department of Health and Human Services, 14–15.

15 229ページ――Norden, 98.

16 230ページ――U.S. Department of Agriculture, 14.

17 231ページ――Amen, 80–81.

18 232ページ――Keltner and Folks, 108; Mondimore, 107; UPMC Health System.

19 234ページ――DesMaisons, 176.

20 234ページ――National Mental Health Association. *Co-Occurrence of Depression with Medical, Psychiatric, and Substance Abuse Disorders.*

21 235ページ――Norden, 75.

22 235ページ――Norden, 79.

第12章　医学的な治療法を見つける——薬物とその使い方

1　240ページ——Yudofsky.
2　251ページ——Mondimore, 81.
3　251ページ——National Institute of Mental Health. *Bipolar Disorder*.
4　256ページ——Wilcox.
5　256ページ——Maxmen and Ward, 336–337.
6　258ページ——*A Brilliant Madness*（『ブリリアント・マッドネス』）Duke, 99.
7　259ページ——Sichel and Driscoll, 51.
8　259ページ——Sichel and Driscoll, 279.
9　264ページ——Restak, *The Mind*, 188; Manning, 121.
10　265ページ——George, 1999.
11　266ページ——Papolos and Papolos, *Overcoming Depression*.

第13章　感情を表現する——「対話療法」

1　269ページ——National Institute of Mental Health, *Bipolar Disorder*, 16.
2　278ページ——Gleitman, Fridlund, and Reisberg, 481; Viscott, 70.
3　278ページ——Kubler-Ross, *The Tunnel and the Light*, 49.
4　278ページ——Ekman, "An Argument for Basic Emotions" 169–200.
5　278ページ——Viscott, 72.
6　279ページ——Weiner, "The Emotions Consequences of Causal Attributions."
7　285ページ——Recovery, Inc.

8　286ページ——Copeland, 160–171.

第14章　非医学的な治療法を探る——代替療法と補助療法

1　291ページ——U.S. Food and Drug Administration Center for Food Safety and Applied Nutrition. *Overview of Dietary Supplements.*
2　292ページ——Amen; Balch and Balch, 16–22; Bernstein, 250–260; Netzer, 687, 695–700; National Institutes of Health Clinical Center; Swedo and Leonard, 89.
3　297ページ——Howard, 2000, 100.
4　298ページ——Balch and Balch, 27–33, 318; Baumel, 78; Dubovsky, Murphy, Christiano, and Lee, 3–14; National Institutes of Health Clinical Center; Netzer, xv; Norden, 92–93; Swedo and Leonard, 182.
5　299ページ——「インスリン依存性糖尿病の人びとへの注意」Balch and Balch, 28.
6　303ページ——「ミネラル・サプリメントに関する二つの注意と覚え書き」Howard, 2000, 100.
7　303ページ——Balch and Balch, 45, 47–50, 317; Baumel, 67–72; Wurtman and Suffes, 20–21.
8　305ページ——「グルタミン酸-ナトリウム（MSG）にアレルギーのある人に対する注意」Balch and Balch, 47.
9　306ページ——「ヒスタジンに関する注意」Balch and Balch, 48.
10　307ページ——「フェニルアラニンに関する注意」Balch and Balch, 50.
11　311ページ——Swedo and Leonard, 182.
12　311ページ——「イチョウ葉エキスに関する注意」Balch and Balch, 99, Therapeutic Research Faculty.
13　312ページ——「KAVAに関する注意」Center for Food Safety and Applied Nutrition, U.S. Food and Drug Administration. "Kava-Containing Dietary Supplements May Be Associated with Severe Liver Injury." www.dfsan.fda.gov/~dms/addskava.html, March 25, 2002.
14　312ページ——Schardt. ""SAM-e SO-SO," 10–11.
15　313ページ——*Consumer Reports*, Oct. 1999.

16 313ページ——「セント・ジョーンズ・ワートに関する注意」Schardt. "St. John's Worts and All" 6–8.
17 314ページ——Kaplan, et al. *Journal of Clinical Psychiatry*, Dec. 2001.
18 315ページ——Davis; Ullman, 5–6, 14, 42.
19 318ページ——「マッサージに関する注意」 Center for Mental Health Services Knowledge Exchange Network (KEN). *Alternative Approaches to Mental Health Care*; Lamberton.
20 319ページ——Baumel, 152; Lamberton.
21 320ページ——Center for Mental Health Services Knowledge Exchange Network (KEN). *Alternative Approaches to Mental Health Care*.
22 321ページ——Baumel, 163; Copeland, 73; Papolos and Papolos, *The Bipolar Child*, 112–113; Wurtman and Suffes, 187.
23 323ページ——Howard, *The Owners Manual for the Brain*, 2000, 687.

第15章 さらにしっかりした基盤探しを——ライフスタイルの調整

1 334ページ——Advocacy, Inc. Handout #321: "Employment Advice for Persons with Psychiatric Disabilities"; Americans with Disabilities Act.
2 345ページ——Arthritis Foundation. *Coping with Stress: Making Stress Work for You*, 4.
3 347ページ——Sultanoff, 1.
4 348–350ページ—「悩み事を減らしましょう」「問題解決の秘訣」 Otto, Reilly–Harrington, Sachs, and Knauz, eds., with Miklowitz and Frank, 25–27.
5 353ページ——Milteer.

第16章 視点を変化させましょう——願望から現実的なものへ

1 359ページ——Morrison.
2 359ページ——Thompson, 234.
3 360ページ——Adapted from Brothers, *Positive Plus*.
4 360ページ——Adapted from Crystal and Bolles, 191.
5 362ページ——McGraw, 217.
6 364ページ——Tice, FM III-4.
7 364ページ——Horney, 6485.
8 364ページ——Ellis and Harper, 203.
9 364ページ——Ellis, 60.
10 369ページ——Thompson, 234.
11 371ページ——Center for Mental Health Services Knowledge Exchange Network (KEN) *Alternative Approaches to Mental Health Care*.
12 371ページ——Simonton, Matthews-Simonton, and Creighton, 135.
13 372ページ——Matthews-Simonton.
14 373ページ——Mustin; Butler and Butler.

第17章 あなたの可能性——創造力と自己実現

1 376ページ——Torrey and Knable, 267; Mondimore, 209.
2 377ページ——**【表17-9 気分エピソードや気分障害であることが知られている著名人】** Ikelman; National Depressive and Manic-Depressive Association. *A Guide to Depressive and Manic-Depressive Illness*, 13; National Depressive and

Manic-Depressive Association. *Consumer's Guide to Depression and Manic Depression*, 12; Mood Disorders Society of Canada, Inc.; Pendulum Resources.

3 ３７９ページ——Jamison, *Touched with Fire*, 125–124.

4 ３７９ページ——「創造的であるのか精神疾患なのか」Jamison, *Touched with Fire*, 79.

5 ３８０ページ——Jamison's subjects: Jamison, *Touched with Fire*, 78.

6 ３８０ページ——Ludwig, 330–356.

7 ３８４ページ——Carson, 106–109.

8 ３８８ページ——Center for Mental Health Services Knowledge Exchange Network (KEN). *Alternative Approaches to Mental Health Care*.

9 ３８８ページ——Thompson, 259.

10 ３８８ページ——Center for Mental Health Services Knowledge Exchange Network (KEN). *Alternative Approaches to Mental Health Care*.

11 ３８９ページ——National Association for Drama Therapy. Last modified July 10, 2002. www.nadt.org/html/About.htm

12 ３８９ページ——Center for Mental Health Services Knowledge Exchange Network (KEN). *Alternative Approaches to Mental Health Care*.

13 ３９０ページ——Dr. James Pennebaker: Pennebaker and Francis, 280–287. Note: Dr. Pennebaker is now at the University of Texas at Austin.

14 ３９５ページ——Maslow, *Motivation and Personality*, 126.

15 ３９５ページ——Maslow, *Motivation and Personality*, 127.

16 ３９６ページ——Ratey and Johnson, 363.

17 ３９７ページ——Northrup, 501.

18 ３９７ページ——Bolles.

第18章 信仰と思いやり――スピリチュアリティと超越

1　401ページ――Kubler-Ross, *The Tunnel and the Light*, 141.
2　401ページ――Newberg, D'Aquili, and Rause, 130.
3　402ページ――King James Version.
4　406ページ――Spiritwalk.
5　409ページ――Maslow, *Religions, Values, and Peak-Experiences*, viii, 4, 14, 24, 33–35.
6　414ページ――Newberg, D'Aquili, and Rause, 117, 120.
7　415ページ――Tai chi: Tom Gohring's School of T'ai chi. www.taichitom.com/qigong(chee-kung).html
8　416ページ――Yoga: Center for Mental Health Services Knowledge Exchange Network (KEN). *Alternative Approaches to Mental Health Care.*
9　416ページ――Gleick, 5, 8, 11, 16, 20, 21.
10　417ページ――Lorenz.
11　418ページ――Maslow, *Religions, Values, and Peak-Experiences*, xvi, 41–42, 59–68.

第19章 患者への援助――知人が気分障害に罹患したとき

1　423ページ――How to tell when it's time to seek treatment: Fieve, 187–193.
2　425-427ページ――**【表19-10　うつ状態を呈している場合の対処方法】【表19-11　軽躁状態、もしくは初期の躁状態を呈している場合の対処方法】【表19-12　入院を考慮する症状】** adapted from "Fieve-Dunner Manic-Depressive Mood Scale." Fieve, p.203.
3　427ページ――Advocacy, Inc: "Rights of People Receiving Voluntary Inpatient Mental Health Services."
4　427ページ――Amadore, 156–172.

5 428ページ——Advocacy, Inc: "A Consumer's Guide to the Commitment Process Under the Texas Mental Health Code: Advocating the Legal Rights of Texas with Mental Illness."

6 433ページ——Advocacy, Inc: "How to Make an Advance Directive"; Copeland, 211–217, 241–248.

7 434ページ——Torrey, 101.

8 434ページ——Torrey and Knable, 101.

第20章 偏見を越えて生きる——偏見を克服し、変化を求めていく

1 436ページ——Carter, 17.

2 436ページ——National Mental Health Association. *American Attitudes About Clinical Depression and Its Treatments.*

3 437ページ——Andreasen, *The Broken Brain,* 1–2, 142–150; Gleitman, Fridlund, and Reisberg, 758–761; Satcher; Van Atta in collaboration with Roby and Roby, 1.

4 439ページ——National Mental Health Association, *The NMHA Bell Story.*

5 439ページ——National Alliance for the Mentally Ill, 1999.

6 439ページ——National Health Care for the Homeless Council, "Incarceration, Homelessness and Health."

7 440ページ——Satcher.

8 440ページ——National Depressive and Manic–Depressive Association, News release. "New Data Suggest Bipolar Disorder May Affect Three Times More Americans Than Believed."

9 442ページ——Phelan, Link, Stueve, and Pescosolido. "Public Conceptions of Mental Illness in 1950 in 1996: Has Sophistication Increased?"

10 442ページ——National Mental Health Association, *MHIC: Mental Illness and the Family: Stigma: Building Awareness and Understanding About Mental Illness.*

11 442ページ——「暴力と精神疾患」Phelan, Link, Stueve, and Pescosolido; Swanson in Monahan and Steadman, 101–136; Eronen,

Markku, Angermeyer, and Schulze, S13–S23; Steadman, Mulvey, Monahan, Robbins, Appelbaum, Grisso, Roth, and Silver, 393–401; Swartz, Swanson, and Burns, S75–S80; Mulvey and Fardella, 40.

12　443ページ——「アメリカにおける自殺率と殺人率との比較」Jamison. Speech delivered for St. Stephens Parent Association.

13　445ページ——Fazel and Danesh, 545–550.

14　445ページ——American Psychological Association.

15　451ページ——Lewis.

結び　安定した状態へ

1　455ページ——American Foundation for Suicide Prevention, "When You Suspect Suicide."

謝辞

チャールズ・L・ボーデン医師、ローラン・B・マランジェル医師、ジム・ヴァン・ノーマン医師、リチャード・E・ウィルコックス医師、M・テレザ・ヴォル医師、キャロル・パース・デーヴィス医師、ピーター・C・ホワイブロー医師の方々の貢献に加え、他の多くの方々に感謝の意を捧げます。

ジョン・ホプキンズ医大の心理学教授であるケイ・レッドフィールド・ジャミソン医師には、双極性障害と自殺について人びとを教育するという仕事に対して、多大なる勇気と刺激を頂き、感謝申し上げる次第です。また、教師、作家、講演者であるマリー・エレン・コープランド氏にも、気分障害に長期間立ち向かう手助けをしてくださり、本書の内容に関して早くから賢明なる助言いただきましたこと、お礼申し上げます。

他の大勢の精神衛生の専門家や支持者より、情報提供やご支援を頂きました。

- うつ病・双極性障害支援協会（正式には、国立うつ病・躁うつ病協会として知られています）の会長でテキサス精神科医の会の常任理事あるジョン・ラッシュ氏
- うつ病・双極性障害支援協会の出版マネージャーのローラ・フーフネグル氏
- National Association for the Mentally Ⅲのオースティン〔米国テキサス州の都市〕支部の前理事であるパム・プラウン氏
- テキサスにある精神衛生協会で昔ともに働き、以来ずっと友人であり、この分野における信頼できる情報源であるディアン・コックス氏

他にも、本書の内容に刺激を与えてくれたのは、私の友人でありクライアントであり、またオースティン教育

大学テキサス大学の有資格心理学者で正教授であるオスカー・ミンク医師です。彼は多くの心理学的内容を根気よく説明してくださり、他の考え方も本書に織り込まれました。

私のうつ病・双極性障害支援協会の支援グループの多くのメンバーも、本書の手助けをしてくださり、私を励ましてくれました。彼らのプライバシーと匿名性を保護するため、ここに名前を挙げませんが、彼らの貢献に深く感謝いたします。彼らの多くは、私の親友です。

また、Exchange Park Toastmasters クラブのメンバーの方々にもお礼申し上げます。彼らは私が双極性障害や自殺、精神疾患など私が奮闘してきたことをオープンにして快適に話せる手助けをしてくださいました。さらに、パム・ブラウン氏、ドン・ダーリング氏、アニータ・アーネスト氏、ジーザス・ガルシア氏、グレン・マッキントッシュ氏、ジム・ボブ・マックミラン氏、ミッキー・マイケル氏、フランク・リリング氏、ビヴァリー・スカルボロウ氏、オースティン・コミュニティー・アクセス・チャネル〔ケーブルテレビのこと〕の方々にも、気分障害をさらに公にしようという私の先駆的作品に力を貸してくださり、お礼申し上げます。

自分の疾患体験や、家族や友人の疾患体験について分かち合ってくださった方々に、感謝申し上げます。電話やEメール、手紙、実際にお会いしての会話から、本書の必要性に対して強く実感し、やり遂げようと決意を強くしました。

本書が最終段階となる以前に、多くの友人がさまざまな支援をしてくださいました。友人の洞察力ある観察や知識、励まし、多角的な批評に対し、テキサスOld Quarryの作家連盟の執筆グループのメンバーの方々に、お礼を申し上げます。メンバーは、ダイアン・バーネット氏、ドン・ダーリング氏、ダイアン・フライ・コルテズ氏、マーシャ・エドワード氏、カレン・エニディ氏、ダイナ・フィネット氏、マージ・ハリングトン氏、ロン・ジェガー氏、シャーロン・ケアニー氏、キム・キョン氏、マイケル・モルガン氏、P・J・パース氏、ジャニス・ラッセル氏、テリー・レクター・ファン氏、ジュディ・ウッダード氏の方々です。私たちの多くは、お互いの作品について、約十四年間批評しあってきました。

他に、親愛なる友人たちが手助けしてくださいました。

・トム・ドイヤル氏は、複雑な最初の著作権代理業者と出版契約に関して指導してくださいました。
・メルセデス・ニューマン氏は、素敵なイラストを描いてくださり、また根気強く何回も調節してくださいました。
・ナンシー・キャロル氏とスティーヴ・ウェイカル氏は、突然の依頼にもかかわらず、筆者の写真を完璧にとってくださいました。
・ヘザー・R氏とパメラ・スペシャル氏は、取材や文書処理、校正、全般的な事務仕事を援助してくださいました。
・パム・ウィリアムズ氏は、取材や制作前の調整をしてくださり、私の最も熱狂的な支援者の一人でいてくださいました。
・ジル・バーテル氏は、「最後の調節」のためにいらしたのに、二ヵ月分以上もの仕事に代わって、本来以上に長い期間にわたって、ご自身でなく、私のことを最優先にしてくださいました。
・レベッカ・サンキー氏は私の草稿を何回も読んでくださり、素晴らしい編集的な提案をしてくださり、また、私が打ちのめされた気分になっているときにはいつも、本書がいかに必要とされ価値があるかを思い起こさせてくださいました。

私の代理業者を担うキャロル・ビンドニック氏に感謝しています。あらかじめ調べもせずに私とともに働くという大胆な危険性をおかし、素晴らしい出版社にこの企画を持ち込んでくださいました。

特に私の編集者であり出版業者であるマチュー・ロア氏には、感謝しています。彼は素晴らしい編集監督とともに、柔軟性があり、辛抱強く、健康問題から生じた何回もの締め切り延長に理解を示してくださいました。Marlow&Companyの他の方々も、謝辞にふさわしく、とりわけ副編集者のスー・マッククロスキー氏、ジョアンナ・タニ氏、本の原稿整理編集者のポリーヌ・ニューワース氏、本の内装デザイナーのリンダ・コーサリン氏とアヴァロンの美術監督、表紙を担当して下さったクリスティーヌ・ヴァン・ブリー氏にお礼申し上げます。

最後に、私の家族に感謝の意を表します。母親、姉妹、姪、他の親類たちは激励の言葉を下さり、情報を提供し、援助し、本書出版のためにスケジュール調整をしてくれました。

夫のラルフと継子であるトムとジョイは、私の病気の犠牲になったのにもかかわらず、驚くほどに協力的でした。とりわけ、ラルフの無条件の絶対的な愛と私への信頼がなければ、本書と、自分の病気から学んだことを分かち合うという私の使命は、かなわぬ夢だったことでしょう。

監訳者あとがき

本書の著者ラナ・キャッスルは、テキサス州オースチン在住のライター兼エディター、精神障害の啓発者です。彼女の四十年近い双極性障害との闘い、双極性障害とともに生きた歴史の記録が本書です。

双極性障害は従来躁うつ病として知られておりましたが、近年その実態が明らかになりつつあり、想像以上に有病率が高く、その障害のため患者はみずからの症状に悩むとともに、逸脱した言動のため社会的に不利な状況に陥ることがしばしばです。昨今精神医学領域のトピックスの一つであり、多くの精神医学研究者や臨床家の興味関心を引いているという現実があります。アメリカでは臨床で正確に診断されないという過少診断の指摘と、啓発が進みすぎ、かえって過剰診断されるという主張の間で論争がみられるという状況にまで進んでいます。

本書は三部から構成されており、第一部は、著者自身の双極性障害との長いつき合いが記述されています。経験者のみが描写できる生々しい体験の実態が理知的な文章で描き出されており、単なる症状の羅列ではなく、苦悩、深刻味が伝わり、躁状態でも決して安寧な精神の状態でないことが窺い知れます。また双極性障害の診断が難しく、正確な診断に辿り着くまで、気分変調症→気分循環性障害→双極Ⅰ型障害／混合状態→双極Ⅱ型障害／急性交代型と変遷していた事実も記述されています。

第二部は脳の構造、生化学、遺伝、気分障害の役割の解説が懇切になされています。その内容から、著者が広範で正確な医学知識を有し、すぐれた洞察力、判断力の持ち主であり、それらを披瀝できる表現力も併せもっていることが解ります。

第三部は気分障害（単極性うつ病と双極性障害に大別される）にうまく対応し、成功する方法が述べられています。彼女は、自己の障害を、綱渡りをしながら人生を送ることになぞらえており、「自分で巧みにバランスを取る」勇気と決断力の重要性を主張しています。

ラナ・キャッスルが本書執筆の理由として挙げているのは、異母姉の自殺による死に直面し、多くの人を救うため、メンタルヘルスや自殺予防に関連した自分の考えや感覚や経験を広く正直に伝達する使命があると考えたからだと述べています。そしてすべての患者は健康に恵まれている人と同等に尊敬される価値があると考え、人道的立場から執筆しているのです。その一貫した姿勢は、さまざまな不利をもたらす双極性障害に対峙し、みずからの経験をもとに、専門書や専門家からもたらされる知識を咀嚼し、提案に納得同意し、みずから治療者と同じ立場に立ち、病いを克服していく過程です。その積極的で勇気のある態度は、同じ病気に悩む多くの人々にとり、エールとなりましょう。彼女は双極性障害が遺伝と生化学的異常が主な原因であるが、環境要因も無視できないと再三述べており、過度の心理的立場に傾き易い病いの体験者による著作よりも妥当性、公平性を感じさせます。

双極性障害のすべてともいえる本書の詳細な科学的、医学的記述内容は、本症の理解には欠かせません。しかしあまりに詳細にわたるので、多忙な読者の方々の理解の一助として、彼我を比較しつつ我国双極性障害の診断から治療までの現状を簡単にまとめてみます。

双極性障害は、躁状態とうつ状態という、二種類の「病相」を繰り返す病気です。病相と病相の間では、精神症状は正常に戻りますが、再発を繰り返す傾向があります。年とともに再発までの間隔は短くなりますので、予防対策を講じる必要があります。はっきりした躁状態がある場合は、双極Ⅰ型障害といい、軽い躁状態とうつ状態を繰り返す場合は、双極Ⅱ型障害と呼ばれます。軽い躁状態は本人には調子のよい状態と感じられますので、病気と認識せず診断がつかなかったり、うつ状態のみを呈する単極性うつ病と誤診されることが多いので、家族や周囲の人々の情報が重要です。すべての病気に共通とも云えますが、本症も早期診断、早期治療は重要です。ラナ・キャッスルは早期に効果的な治療を受けずにいた代償をいまだに払い続けていると述べています。本症の原因について、再三述べられているように、現時点では、脳機能の調整に重要な役割を持つ神経伝達物質のアンバランスが、多数の遺伝子と環境の相互作用によって惹起されていると考えられています。

双極性障害の治療薬として、気分安定薬が用いられます。気分安定薬は、躁状態の鎮静や再発予防に有効な薬物で、我国では三種類の薬が認可されています。

炭酸リチウムは、双極性障害の予防、治療に有効ですが、使用に際して血中濃度の測定が必要です。

バルプロ酸は、元来てんかんの薬として知られていますが、双極性障害にも有効です。比較的副作用が少なく使い易い薬です。

カルバマゼピンは日本でその効果が確かめられた薬で、躁状態や再発予防に使われます。

双極性障害には、抗精神病薬、抗うつ薬、睡眠薬も必要に応じて投与されます。一方本書でも明らかなように、アメリカでは実に多様な手段が治療に用いられているようです。それらは、薬物からサプリメントなどの非医学的な代替療法や補助療法までに及びます。さらに精神療法も実に多様な方法が提示されています。総てが効果が実証されている治療法とはいえませんが、相談先など社会資源も含めて、アメリカにおいては、実に多様な治療選択肢があり、社会全体で患者さんを支えている様子が窺われます。なお治療に際しては、家族の協力も欠かせません。再発の徴候に最初に気づくのは、家族の場合も多く、日頃から、患者・家族・治療者の連携、協力体制が再発防止には役立ちます。

双極性障害の再発防止は、効果的な薬物の服薬に加えて、睡眠、食事、運動などの生活スタイルを健全に維持することにより可能です。

本書には、患者、家族さらに治療者までに役立つ多くの情報が提供されています。これら方策が双極性障害への対応に役立つことをラナ・キャッスルともども翻訳者一同願っています。

本書の出版に際して御尽力下さった誠信書房編集部の松山由理子さんと中村健太郎さんに心より御礼申し上げます。

上島　国利

INDEX

索引

あ

か

さ

た

な

は

ま

や

ら

わ

GLOSSARY

用語解説

ア

イオン[Ion]――原子1つもしくは原子の群で、電荷を帯びるようになったもの。イオンは気体もしくは固体の環境下でも存在し得るが、液体下に(電解質として)存在することが多い。

イオンチャネル[Ion Channel]――細胞膜における入口の部位で、イオンや神経伝達物質が細胞に接触するのを、開閉することによって許可したり拒否したりする。イオンチャネルはタンパク質からできており、細胞内に入ってよいとプログラムされているイオンの型のみを許可する。

アセチルコリン[Acetylcholine]――中枢神経系に存在する神経伝達物質で、特に副交感神経系に作用する。アセチルコリンは脳内に集中して存在する。気分に対してよりも動作や思考に重要であるが、学習や記憶、神経細胞膜の維持、REM睡眠の開始に不可欠な役割を果たしている。

アドレナリン[Adrenaline]――ストレスに対する身体反応を担う二つのホルモンのうちの1つである(もう1つはコルチゾール)。アドレナリンは、脳外では神経細胞間の神経伝達物質として作用し、身体が戦う準備をしたり、ストレスの多い状況から逃れるのを促進する。

アドレナリン作動性[Adrenergic]――神経伝達物質のノルエピネフリンを活性化させる作用を有する自律神経系の神経細胞および神経線維や、交感神経系作用に類似した薬に関連する。

アミノ酸[Amino Acid]―アミン基とカルボキシル基でなる有機分子で、身体の蛋白質を形成する。

アミン[Amine]――アンモニアの誘導体で、アミン作用系に影響する。

アミン作用系[Aminergic System]――脳の覚醒状態でみられる化学系。

アルカリ性[Alkaline]――腐食作用を有する物質で、アルコールや水に可溶性であり、油脂と結合すると、洗浄剤を形成する。酸と結合すると、アルカリ性化合物(もしくは塩基)は中和されて塩を形成する。

アルキル[Alkyl]――炭素鎖および水素原子からなる有機分子の一構成要素であるが、一水素原子が欠如している。

アルドステロン[Aldosterone]――血圧や腎機能を維持するために、水分や塩の均衡を調節する作用を有するホルモン。

アンモニア[Ammonia]――鼻につんとくる刺激性で水溶性、アルカリ性のガス分子で、窒素と水素からなる。

一次メッセンジャー［First Messenger］——アセチルコリン、ドーパミン、ノルエピネフリン、セロトニンなどの脳神経伝達物質で、細胞表面にある受容体に結合し、細胞間の情報を伝達する。一次メッセンジャーは脳神経細胞間を行き来する。二次メッセンジャーも参照のこと。

陰イオン［Anion］——陰性の電気をおびたイオン。

インスリン［Insulin］——ポリペプチドのホルモンで、身体がブドウ糖を用い、タンパク質を形成し、脂肪の形成や蓄積を促進する。

うつ病［Depression］——**臨床的うつ病**を参照。

エステラーゼ［Esterase］——水とアルコール、酸とが反応してエステルを形成すのを促進する酵素。

エステル［Ester］——芳香性の化合物であることが多く、除水されると酸とアルコールとの反応により形成される。

エピネフリン［Epinephrine］——副腎および交感神経系の神経線維が分泌する、活性性の神経伝達物質。エピネフリンは、闘争・逃走状態を促進する。

塩［Salt］——イオン結晶の化合物で、酸における水素が一部もしくはすべてが置き換わって得られる。**イオン**も参照のこと。

塩化物［Chloride］——塩素と他の物質とからなる化合物。例えば、食卓塩の化学名である塩化ナトリウムなどがある。**塩素**も参照のこと。

塩基［Base］——酸を中和して塩を形成しうる化合物。

塩素［Chlorine］——2つの分子からなる元素で、単体では重くて鼻にツンとくる気体。

エンドルフィン［Endorphine］——モルヒネ様の内因性化学物質で、疼痛緩和を促進する。

オピオイド［Opioid］——疼痛を緩和し、自尊心が向上するような感じを与えるアヘンに類似した薬物もしくは自然に存在する物質で、アヘンアルカロイドの誘導体も中に含まれる。

カ

海馬［Hippocampus］——脳辺縁系の一部で、橋渡し役として作用する。つまり、辺縁系の他の部位と大脳皮質間での情報のやりとりを担う。海馬は情動と心証、記憶、学習との関連を促進し、動機にも影響を及ぼす。

化学結合［Chemical Bond］——原子をつなげて化合物にする引力。

核［Nucleus］——遺伝情報（DNAおよびRNA）を含む細胞の部分で、細胞の代謝や成長、生殖を調節する。

核酸［Nucleic Acid］——連鎖したモノヌクレオチドからなる、巨大分子。DNAとRNAは核酸である。

化合物［Chemical Compound］——2つ以上の異なる元素や化学物質の組み合わせ。

化合物［Compound］——**化合物**［Chemical compound］を参照。

下垂体［Pituitary Gland］——脳の基底部に位置する、小さく卵型をした構造をする。下垂体のホルモンは他の分泌腺での分泌を活性化するために、しばしば下垂体は「マスターの腺（master

gland)」とも呼ばれる。

活動電位[Action Potential]——強度の異なる電波の測定指標の1つ。ある神経細胞が信号を別の神経細胞に送る際、活動電位が高いほど、その信号は送られやすくなる。

カテコラミン[Catecholamine]——ドーパミンやノルエピネフリンンのような、アドレナリン様物質で、アミノ酸のチロシンから形成される。

カリウム[Potassium]——イオンで、細胞内外に含まれる重要な自然発生的な塩でもある。カリウム値変化はたとえ小さくても、深刻な医療的緊急事態に陥ることがある。

環状[Cyclic]——原子の環を含む化合物に関連する。

環状アデノシン一リン酸(**cAMP**)[Cyclic Adenosine Monophosphate (cAMP)]——DNA転写の割合を調整する分子で、細胞反応に影響し、ホルモン効果を調節する。二次メッセンジャーの1型でもある。

感情障害[Affective Illness]——うつ状態や躁、軽躁状態などによって特徴づけられる気分障害。**気分障害**も参照のこと。

γ(**ガンマ**)**-アミノ酪酸**(**GABA**)[(GABA)]——脳の活性を低下させる、重要な抑制性神経伝達物質として機能するアミノ酸。GABAはブドウ糖からつくられる。

季節性感情障害(**SAD**)[Seasonal Affective Disorder (SAD)]——症状が季節や気候、光の程度によって変化する疾患。SADは双極性障害のⅠ型と考える専門家もいる。

拮抗物質(**アンタゴニスト**)[ANTAGONIST]——他の物質や、生理学的過程の作用を減弱したり遮断する物質。**作動物質**(**アゴニスト**)も参照のこと。

キナーゼ[Kinase]—リン酸ラディカルをある分子から別の分子に変換する酵素。

気分安定化抗けいれん薬(**抗てんかん薬**ともいう)[Mood-stabilizing Anticonvulsant](Antiepilep-ticやantiseizure Agentとも呼ばれる)——通常けいれんや発作を調節するために処方される薬物療法。抗けいれん薬の中には、気分安定化作用を要するものがある。**薬剤一覧**を参照。

気分安定薬[Mood Stabilizer]—躁病や軽躁病を治療もしくは予防するために使用される薬物療法。気分安定薬は、うつ病症状に低下や予防にも使用できる。**薬剤一覧**を参照。

気分障害(もしくは**感情障害**)[Mood Disorder(もしくはaffective Disorder)]——主な特徴が、気分の障害である状態。気分障害は主に気分に影響するが、身体症状や思考、行動にも影響を及ぼす。

気分循環性障害[Cyclothymic Disorder]——双極性障害の、非常に軽微であるが慢性的な病型。気分循環性障害の診断は、複数回の軽躁エピソードと、大うつ病性障害の診断基準に満たさない期間のうつ病症状に基づく。これらの症状は2年間以上継続する。臨床的うつ病、大うつ病性障害も参照のこと。

気分変調性障害[Dysthymic Disorder]——臨床的うつ病(もしくは単極性障害)で、軽微でしばしば慢性の病型であり、行動よりも思考が中心的症状である。気分変調性障害の診断には、2年以上にわたり、ほとんど毎日、1日中症状が出現し、症状が減弱するのは2ヶ月未満である。

急速(もしくは**反復性**)**経頭蓋磁気刺激**(**RTMS**)[Rapid(もしくはrepetitive) transcranial Magnetic Stimulation (RTMS)]——電気けいれん療法と類似した非侵襲的な技術で、脳を正常機能に

「リセット」するために磁化を用いる。この技術では、1Hzにて1秒間に1回以上脳を刺激する。経頭蓋磁気刺激も参照のこと。

急速交替[Rapid Cycling]——躁病や軽躁病、うつ病症状が、1日もしくは数日の中で交互に生じる、双極性障害の状態。急速交替型の診断は、1年の間に、うつ病、躁病、軽躁病、混合状態のエピソードがなんらかの組み合わせで4回以上生じている場合である。**臨床的うつ病、軽躁病、躁病、混合状態**も参照のこと。

橋(きょう)[Pons]——脊髄と大脳および小脳を連結する脳幹の上部にある「橋」。橋はREM(急速眼球運動)睡眠期間中の筋肉の活性を抑制する。

強迫観念[Obsession]——持続する不要な考えやイメージ。

強迫行為[Compulsion]——何か行動をしなければという抑制不可能な欲求や、許容しがたく、不安をあおる考えや願望を回避するための、儀式的な繰り返しおこなう行為。

極性[Polar]——一対の、電気的もしくは磁気的に反対(正もしくは負)な荷電に関連する。

キンドリング[Kindling]——あるエピソードのきっかけとなる、現実の、もしくは今後予測される最初のストレス因で始まる、脳の鋭敏化。キンドリングはさらなるストレス因に対する脆弱性を増大し、さらに多くのエピソードを誘導するようである。

グリア(**神経膠**)[Glia]——細胞の「接着剤」として作用する脳細胞で、脳の90%を占める。

グルタミン酸[Glutamate]——興奮性の神経伝達物質として作用するアミノ酸。

経頭蓋磁気刺激(TMS)[Transcranial Magnetic Stimulation (TMS)]——電気けいれん療法と類似した非侵襲的な技術で、脳を正常機能に「リセット」するために磁化を用いる。急速経頭蓋磁気刺激も参照のこと。

激越(もしくは**精神運動性激越**)[Agitation (もしくはpsychomotor Agitation)]——反復的、非生産的で、不安緊張に駆り立てられる動きを有し、そわそわしたり行ったり来たりする。

血管脳関門[Blood-brain Barrier]——ある物質が脳に到達するのを防ぐ、防護遮断。

原子[Atom]——自然に存在しうる成分の中で最小の単位。

元素[Element]——自然界に存在する基本物質で、炭素やヘリウム、水素、鉛、窒素、酸素、リン、ナトリウムなどがある。元素は原子だけからなる。

軽躁病[Hypomania]——躁病と同様の状態であるが、重症度が軽度である。軽躁病の診断には、症状が4日以上継続することが必要である。躁病も参照のこと。

幻覚[Hallucination]——実際には存在しない、主観的な聴覚性、味覚性、触知性、視覚性の知覚。幻覚は神経系疾患や、(LSDなどの)違法薬物の使用に対する反応として生じることが多い。

抗うつ薬[Antidepressant]——脳内の神経伝達物質のレベルを上昇し、再取り込みを妨げることによって、特にうつ病を治療する薬剤。

交感神経系[Sympatetic Nervous System]——自律神経系の一部で、瞳孔拡大や血管収縮、心拍亢進、消化低下、ホルモン分泌に関与する。ヒトが驚いたり恐怖を感じたり、ストレスにさらされると、脳は交感神経系を活性化させる。自律神経系、副交感神経系も参照のこと。

恒常性[Homeostasis]——身体状況が安定して平衡していること。

甲状腺[Thyroid]——蝶の形をした頸の気管にまたがって位置する腺で、代謝機能とエネル

ギーの状態を調節する。

甲状腺放出ホルモン(TRH) [Thyroid-releasing Hormone (TRH)]——視床下部から分泌されるホルモンで、甲状腺が栄養をエネルギーに変換するように信号を送る。

向精神薬[Psychotropic]——精神に特異的に作用する薬物療法や薬剤を処方する際に使用される用語。

抗精神病薬[Antipsychotic]——幻覚や妄想などの精神病症状を治療したり、不安定な気分を調整するために使用される薬剤。

酵素[Enzyme]——生体細胞に由来する蛋白質。酵素は化学変化を引き起こしたり、触媒として作用するが、その過程において変化しないようにみえる。

抗体[Antivody]—免疫系を刺激する蛋白細胞の一型。

抗てんかん薬[Anticonvulsant]——主にてんかんや痙攣を予防もしくは調整するために使用される薬剤。抗てんかん薬の中には気分安定作用のあるものもあり、自然発生の気分安定薬であるリチウムの代わりに首尾よく使われることもある。

抗不安薬[Antianxiety Agent]——中枢神経系の活動や神経の信号伝送を減弱させることにより、神経緊張の軽減や鎮静作用を促進する安定薬として一般的に知られる薬物。

黒質[Substantia Nigra]——橋の上部にある中脳の中にある、暗色をした神経細胞の一群で、側座核に沿って位置し、常習行為に主要な役割を担っているようである。

コリン[Choline]——水とアルコールを成分としたアルカリ性のビタミンで、神経伝達物質であるアセチルコリンを形成する。コリンはビタミンBと密接な関連があり、二次メッセンジャーとしても作用する。

コルチコトロピン放出ホルモン(CRH) [Corticotropin-releasing Hormone (CRH)]——下垂体がACTHホルモンを放出するよう刺激するための、視床下部が分泌するホルモン。**副腎皮質刺激ホルモン**(ACTH)も参照のこと。

コルチゾール[Cortisol]——重要なストレスホルモン二つのうちの1つ(もう1つはアドレナリンである)。コルチゾールのもっとも重要な役割は、体がストレスに反応するよう準備することである。

コレステロール[Cholesterol]——脂肪のベタベタした形態で、循環、特に脳の循環を障害し、しばしば脳卒中や心臓発作の原因となる。

混合性エピソード[Mixed Episode]——双極性障害のエピソードで、うつ病と軽躁病もしくは躁病の両者ともが同時に生じている状態。

コンピュータ断層撮影(CT) [Computed Tomography (CT)]——非侵襲的な画像撮影法で、体内の組織や構造の画像を三次元的作成するためにX線とコンピュータ解析を用いる。CT撮影機はX線画像を、デジタルコンピュータ記号に変換し、高解像度の映像を形成する。

サ

再取り込み[Reuptake]——シナプス前神経細胞上にある「ポンプ」作用で、シナプス後神経細胞が入るのを拒否した後に、余った神経伝達物質をシナプス間隙から取り入れる。

細胞間の[Intercellular]——細胞と細胞の間での活動に関与する。

細胞体[Cell Body]——遺伝情報をもつ核を含む細胞の一部分で、その細胞がある特定の種類の細胞となるようにプログラムされている。

細胞内の[Intracellular]——細胞の内部での活動に関与する。

作動物質(アゴニスト)[Agonist]——ある細胞受容体を占領し、刺激したり、生物学的反応に類似した作用を示す物質。**拮抗物質(アンタゴニスト)**も参照のこと。

酸[Acid]——酸っぱく水溶性の化合物で、水素を含み、塩基と反応して塩を形成する。

三環系抗うつ薬(TCA)[Tricyclic Antidepressant (TCA)]——抗うつ薬の一種で、神経伝達物質が神経細胞内に入る再取り込みを遮断する。三環系には、3つの環状の化学構造がある。**薬剤一覧**を参照。

視床[Thalamus]——脳の一部分で、感覚情報を大脳皮質に伝達し、神経信号を意識的感覚に変換する。

磁気共鳴映像法(MRI)[Magnetic Resonance Imaging (MRI)]——ラジオ波、磁場、コンピュータ解析をもちいて身体の組織および構造の像を形成する、画像技術。MRIを用いると、脳の白質および灰白質との識別が可能である。MRIでは歯や骨は表示されない。

軸索[Axon]——電気信号を他の神経細胞に伝達する、神経細胞の糸のような繊維。

脂質[Lipid]——脂っぽい有機化合物で、炭水化物およびタンパク質と並んで、細胞の主要な構成要素である。脂質は水には溶けないが、脂肪溶媒には可溶性である。

視床下部[Hypothalamus]——脳の基底部付近に存在する、辺縁系の器官。視床下部は、自律神経系の「主要スイッチ」である。つまり、睡眠、空腹、口渇、性衝動や、下垂体、松果体の調節を促進する。

G蛋白質[G Protein]——細胞膜に広がる蛋白質で、酵素や他の蛋白質に結合し、遺伝物質や遺伝情報をある細胞から別の細胞に伝達する。G蛋白質は、一種の二次メッセンジャーである。

シナプス[Synapse]——脳内にある部分で、1つ以上のシナプス前神経細胞と1つのシナプス後神経細胞、その間にシナプス間隙がある。

シナプス間隙[Synaptic Cleft]——2つの神経細胞の間にある、非常に小さな隙間。

シナプス後神経[Postsynaptic Neuron]——シナプス間隙を介して、伝達してくる神経細胞から受け取る側の神経細胞のこと。**シナプス前神経**も参照のこと。

シナプス前神経[Presynaptic Neuron]—シナプス間隙を介して、受け取る神経細胞に対して伝える側の神経細胞。**シナプス後神経**も参照のこと。

終末[Terminal]——軸索分枝の終わりの部分で、他の細胞にメッセージを伝達する。

樹状突起[Dendrite]——神経細胞の枝状の部分で、他の神経細胞からのメッセージを受け取るための受容体が含まれている。

受容体[Receptor]——神経細胞の樹様突起の内側にある中空管で、ある型の神経伝達物質を受け取るようにプログラムされている。

松果体[Pineal Gland]——身体の体内時計として作用したり、環境から明暗の信号を受けることによりバイオリズム(時間系)を調整する部分。

小脳［Cerebellum］——背下部にある脳構造で、運動と思考、感情とを調整する。

小胞［Vesicle］——神経細胞の中にあるバルブのような袋で、その中で神経伝達物質が貯蓄されている。

触媒［Catalyst］——通常とは異なる状況下（例：低温下）において化学反応を促進したり産生する物質。

脂溶性ビタミン［Fat-soluble Vitamine］——脂肪溶媒に溶けるビタミンで、相対的に水に不溶性のビタミン。ビタミンA、D、E、Kがある。

自律神経系［Autonomic Nervous System］——体温や呼吸、心拍、ホルモン分泌、その他の不随意身体機能を制御する神経系の一部。**副交感神経系**も参照のこと。

神経細胞［Neuron］——核を含む細胞体と、１つ以上の軸索および樹状突起からなる神経の細胞。

神経遮断薬［Neuroleptic］——特に精神病や統合失調症治療のために使用される抗精神病薬で、重症の躁病症状治療にも用いられる。躁病も参照のこと。

神経節［Ganglia］——末梢神経系（脳および脊髄の外側にある部分）にみられる神経細胞体の一群。

神経伝達物質［Neurotransmitter］——体内の隣接した神経細胞間で信号を橋渡しする化学的伝達物質。

神経ペプチド［Neuropeptide］——脳の神経組織にみられるペプチド（もしくはアミノ酸の化合物）。

水酸基（もしくは、**水酸化物**）［Hydroxyl（もしくはhydroxide）］——中性もしくは陰性に荷電されたイオンもしくはラジカルで、１つの水素原子と１つの酸素原子からなる。

膵臓［Pancreas］——内分泌系の器官で肝臓近くにあり、インスリンを産生する。

睡眠薬（もしくは**鎮静薬**）［Hypnotic（もしくはsedative）］——主に睡眠を誘導するために使用される薬物。睡眠薬は中枢神経系の活動および神経信号伝達を低下させることによって、神経の緊張緩和を促進し、鎮静効果を得る。

精神神経免疫学［Psychoneuroimmunology］——精神-身体の連結を探索する科学的専門分野で、自律的、免疫的、神経系機能に関連する。

精神病［Psychosis］——思考や行動、情動反応が歪んでいたり、解体していたり、障害されている状態で、この状態にいる人は現実を認識できず、他者と正常に交流できない。

精神病の［Psychotic］——妄想や派手な幻覚によって特徴づけられる状態。

精神力動［Psychodynamic］——意識下および無意識化の精神状態もしくは情動の相互作用に関連し、パーソナリティーや行動に影響する。

性腺［Sex Glands］——卵巣と精巣。

セロトニン［Serotonin］——中枢神経系および末梢の神経節でみられる神経伝達物質で、うつ病に関係する。

セロトニン拮抗・再取り込み阻害薬［Serotonin Antagonist And Reuptake Inhibitor（SARI）］——抗うつ薬の一種で、セロトニン再取り込みを阻害し、シナプス後神経細胞上の非セロトニン受容体へセロトニンをそらすことによってセロトニン濃度を上昇させる。**薬剤一覧**を参照。

選択的セロトニン再取り込み阻害薬（SSRI）［Selective Serotonin Reuptake Inhibitor（SSRI）］——抗うつ薬の一種で、選択的にセロトニンの再取り込みを阻害する。**薬剤一覧**を参照。

選択的セロトニン・ノルエピネフリン再取り込み阻害薬(SSNRI)[Selective Serotonin And Nor-epinephrine Reuptake Inhibitor (SSNRI)]——抗うつ薬の一種で、選択的にセロトニンおよびノルエピネフリンの再取り込みを阻害する。**薬剤一覧**を参照。

選択的ノルアドレナリン再取り込み阻害薬(SNRI)[Selective Noradrenergic Reuptake Inhibitor (SNRI)]——[**セロトニン拮抗・再取り込み阻害薬**]を参照。

前頭葉皮質[Prefrontal Cortex]——脳の前1/3の部分で、注意持続時間や衝動性の調節、判断や、問題解決技能をつかさどる。

双極I型障害[Bipolar I]——典型的で華々しい双極性障害の病型で、最も症状が重度である。診断は、躁病エピソードもしくは混合エピソードが1回以上あるとなされ、大うつ病性エピソードと交互に生じることが多い。なかには、躁病エピソードのみ呈する人もいる。**大うつ病性障害、躁状態**も参照のこと。

双極性障害(もしくは**躁うつ病**)[Bipolar Disorder (もしくはmanic Depression)]——躁/軽躁状態と通常さらにうつ状態の両者を有する脳疾患。双極性障害の主な3型は、双極I型障害、双極II型障害、気分循環性障害である。

双極II型障害[Bipolar II]——躁状態に代わって軽躁状態が生じるため、「軽い双極性障害(soft bipolar)と呼ばれることのある、より軽度な双極性障害の病型。軽躁症状には、怒りや攻撃性に切り替わる多幸感も含まれている。軽躁エピソードでは妄想や幻覚はなく、入院治療を必要とするレベルではないが、うつ病エピソードではそうなる可能性がある。

躁病[Mania]——気分や思考、感じ方、食欲や睡眠パターン、エネルギーや活動性の状態、自尊心や自信、集中力や意思決定力に極端な変化が生じている状態。症状の出現期間が短くても当事者や他者を保護するために入院が必要な場合がある。入院が必要でない場合には、躁病の診断には、症状発現期間が1週間以上必要である。**軽躁病**も参照のこと。

躁病性うつ病[Manic Depression]——**双極性障害**を参照。

側坐核[Nucleus Accumbens]——「満足の中枢」であり、空腹や口渇、性的欲望の調節を促進する。

タ

大うつ病性障害[Major Depressice Disorder]——臨床的うつ病(もしくは単極性障害)の重症で、エピソード性の型で、中心症状は思考より行動にあることが多い。大うつ病性障害の診断には、症状がほとんど1日中、毎日、2週間以上継続すること必要である。

代謝[Metabolism]——生体細胞における化学変化で、生命維持に必要な過程や活動のために栄養素をエネルギーに変換する。

帯状回[Cingulate Gyrus]——脳の前頭葉皮質の一構成であり、ある考えから別の考えに移ったり、複数の物事を見るための柔軟性を担う。

大脳[Cerebrum]——右半球と左半球からなる、折り畳まれて皺の寄った、脳の前面上部の部分。

大脳皮質[Cerebral Cortex]——大脳を覆う、薄い外層をなす脳組織。大脳皮質は脳における思考、学習、予測を担う。

単極性障害[Unipolar Disorder]――うつ病エピソードによって特徴づけられ、躁病エピソードや軽躁病エピソードはない脳疾患。臨床的うつ病、気分変調整障害、**大うつ病性障害**も参照のこと。

単光子断層撮影(SPECT)[Single Photon Emission Computed Tomography (SPECT)]――非侵襲的で非放射性のコンピュータ技術により、脳内の機能的、構造的な不同を明らかにする。SPECTでは放射性同位体の画像的処理によって血流が示される。

炭水化物[Carbohydrate]――炭素、水素、酸素を含む化合物。炭水化物はでんぷんや砂糖を含み、高繊維質の植物や食べ物にあることが多い。

蛋白質[Protein]――自然発生的な複合化合物で、炭素や窒素など様々な元素が結合するアミノ酸残基からなる。蛋白質には、他の必要不可欠な化合物である、抗体や酵素、ホルモンも含まれる。

蛋白質キナーゼ(**プロテインキナーゼ**)**C**(PKC)[Protein Kinase C (PKC)]――リン酸と水酸基が蛋白質に結合したカルシウム依存性酵素で、ホルモン結合に重要である。蛋白質キナーゼ(プロテインキナーゼ)Cは、一種の二次メッセンジャーである。

遅発性ジスキネジア[Tardive Dyskinesia]――筋痙攣や、身もだえするような、ねじれるような動き、奇妙な表情となるような、不随意で反復的な動作を引き起こす疾患。

中枢神経系(CNS)[Central Nervous System (CNS)]――脊髄と脳からなる、身体系。脊髄からの神経は身体中に分岐し、常に脳と連絡を取っている。**自律神経系**、**末梢神経系**も参照のこと。

調節[Titrating]――薬物療法の用量を調整すること。

チラミン[Tyramine]――一部の食べ物や薬物に含まれるアミノ酸。

チロキシン／サイロキシン[Thyroxine (T4)]――甲状腺から産生されるアミノ酸で、他の甲状腺ホルモンの形成に不可欠である。T4は、代謝や成長など、ほとんどあらゆる身体過程にも使われる。

チロシン[Tyrosine]――一種のアミノ酸で、神経伝達物質であるドーパミンやノルエピネフリンに変換する。

デオキシリボ核酸(DNA)[Deoxyribonucleic Acid (DNA)]――遺伝情報を伝達する、全ての細胞の中にある分子。

電気けいれん療法(ECT)[Electroconvulsice Therapy (ECT)]――治療法の一種で、患者は麻酔下に頭蓋にあてた電極を通じて微量の電気を受ける。この治療では、脳がさらに正常な機能に「リセット」するような、短期間のけいれんを生じる。

糖／糖質[Sugar]――水溶性の炭水化物の１つで、その源によって甘味とは異なる。

統合失調感情障害[Schizoaffective Disorder]――統合失調症(誤った信念と幻覚のある思考障害)と気分障害が組み合わさったもの。

ドーパミン[Dopamine]――脳の神経伝達物質で、特に精神病や運動疾患に関連している。ドーパミンは、アルコールや薬物乱用、むちゃ食いなど、しばしば気分障害とも併存する依存行動の基礎にあるようである。ドーパミンは、注意期間や学習、思考、記憶、運動、動機づけ、性衝動にも影響している。

トリヨードチロニン(T3)[Triiodothyronine (T3)]――もっとも強力な甲状腺ホルモンで、代謝や対応、成長、心拍などほとんどあらゆる身体過程に影響する。

ナ

内因性[Endogenous]――生物学的に基づく。

内分泌系[Endocrine System]――直接血液内にホルモンを分泌する、(導管のない)内分泌腺から成る身体系。これらの分泌を通じて、内分泌系は器官と組織を行き来し、機能を調整する。内分泌系は、甲状腺、副腎、性腺、脳の下垂体や松果体などのホルモン活性を調整する。

ナトリウム[Sodium]――非常に化学的に活動性のある金属元素で、血液および他の体液の両者において、最重要たる陽イオンである。

二次メッセンジャー[Second Messenger]――神経細胞の内部で行き来する、神経伝達物質以外の分子もしくは化合物。二次メッセンジャーは、細胞表面に結合したホルモンや神経伝達物質からの信号を細胞内で中継することによって、細胞活性をとりなす。**一次メッセンジャー**も参照のこと。

二重診断[Dual Diagnosis]――精神疾患と物質乱用障害の両者ともにあること。

ヌクレオシド[Nucleoside]――糖分子と窒素塩基からなる化合物。ヌクレオシドはDNAとRNAに認められる。

ヌクレオチド[Nucleotide]――**モノヌクレオチド**を参照。

脳幹[Brain Stem]――脳において「動物的」、本能的、反応の早い部分。

脳脊髄液[Cerebrospinal Fluid]――脳と脊髄を浮かべる、透明な液体。

脳波(EEG)[Electroencephalogram (EEG)]――非侵襲的な方法で、頭蓋にあてた電極を用いて脳の活動性を計測する。EEGでは脳のパターンが図式化して記録される。

脳半球[Hemisphere]――脳の大脳部分の左半分もしくは右半分のことで、大脳皮質、大脳、関連神経線維系、深部皮質下構造を含む。

脳梁[Corpus Callosum]――大脳半球の左右間の神経信号を送る脳の部分。

ノルアドレナリン作動性・特異的セロトニン作動性抗うつ薬(NASSA)[Noradrenergic And Specific Serotonergig Antidepressant (NASSA)]――ある種のアドレナリン受容体およびセロトニン受容体を遮断する抗うつ薬。**薬剤一覧**を参照。

ノルエピネフリン(もしくは**ノルアドレナリン**)[Norepinephrine (もしくは noradrenaline)]――末梢および中枢神経系の両者に認められる、エピネフリンに関連した神経伝達物質。ノルエピネフリンは、体がストレスを体験すると、闘争・逃走反応を惹起する。

ノルエピネフリン・ドーパミン再取り込み阻害薬(NDRI)[Norepinephrine And Dopamine Reuptake Inhibitor (NDRI)]――脳内のノルエピネフリンおよびドーパミンの濃度を増加させる抗うつ薬。**薬剤一覧**を参照。

ハ

反社会的[Sociopathic]——攻撃的、反社会的で悪意のない行為に関連する。

病理学の[Pathological]——異常な反応や、疾患に関連した反応に関連する。

副交感系神経系[Parasympathetic Nervous System]——自律神経系の一部で、瞳孔収縮や血管拡張、心泊数を低下させ、消化系や泌尿生殖系を促進する。**自律神経系**、**交感神経系**も参照のこと。

副腎[Adrenal Gland]——腎臓の上部に存在する二つの腺で、免疫系機能に重要な役割を担っている。副腎は2種類のストレスホルモン、つまりアドレナリンとコルチゾールを産生、放出している。アドレナリンとコルチゾールはステロイドホルモンで、成長や細胞修復、糖質消費の制御を促進する。

副腎皮質刺激ホルモン(ACTH)[Adrenocorticotropic Hormone (ACTH)]——疼痛時には、下垂体から分泌され副腎を刺激するホルモンで、副腎が刺激されると血中にコルチゾールが放出される。

ブコウ糖[Glucose]——糖の一型で、ヒトの身体において、エネルギーの主要な源である。

物質乱用[Substance Abuse]——アルコールや処方薬、市販薬、法外薬物の過量使用もしくは依存を指す。

分子[Molecule]——2つ以上の原子からなる群で、化学結合によって結合している。

β-エンドルフィン[Beta-endorpin]——下垂体エンドルフィンはモルヒネよりもさらに強い鎮痛効果を有している。

辺縁系[Limbic System]——脳幹付近にある重要な脳構造の一群で、情動や記憶、ある運動面の調節を促進する。

ベンゾジアゼピン[Benzodiazepine]——抗不安薬(安定剤)や睡眠薬(沈静作用)、もしくは両者の効能を有する薬剤。ベンゾジアゼピン系薬剤には依存性があるため、概して短期間に限定して使用されるべきである。

扁桃体[Amygdala]——橋の近くに位置する、脳の構造の1つ。扁桃体は危険な徴候および好機の両者を探し出し、事柄や対象に対する感情的な意味づけを与え、迅速な反応を引き起こす。

ホスホモノエステラーゼ[Phosphomonoesterase]——単一エステル基を含むエステルに対して作用するリン酸塩。ホスホモノエステラーゼは一種の二次メッセンジャーである。

ホルモン[Hormone]——身体の恒常性を保つように持続的に作用する化学的調節因子。ホルモンは、成長や発達、性活動、生殖、血圧、心拍、体温、食欲、活動の程度、ストレス反応を調節する。

マ

末梢神経系[Peripheral Nervous System]——中枢神経系を通じて感覚神経を刺激し、筋肉および分泌腺の運動神経を活性化する、身体神経系の一部分。

ミエリン[Myelin]―各神経細胞の軸索を覆って保護している脂肪質の物質。

ミオイノシトール[Myoinositol]――ビタミンB複合の中にある極性脂質で、細胞膜機能に多大な影響を及ぼす。ミオイノシトールは二次メッセンジャーの一型である。

迷走神経刺激(VNS)[Vagal Nerve Stimulation (VNS)]――てんかんの調節に使われる技術で、現在は気分障害の治療に検証されている。VNSでは電気刺激を脳に送る。心臓ペースメーカーに類似する装置が胸部の皮下に埋め込まれ、電気刺激が頸の左迷走神経を通じて送られる。医師はまだどのようにしてVNSが作用するのか十分に理解していないが、現段階で理論上は、発作につながる神経経路の変化が示唆されている。

免疫系[Immune System]――細菌やウィルスなどの外部からの侵入に対して作用する身体の防御装置。

妄想[Delusion]――本当ではないという証拠があるのにもかかわらず、他者が説得しても訂正できない、固定し誤った信念。

網様体賦活系(RAS)[Reticular Activating System (RAS)]――脊髄の中心部にあるスイッチ装置で、脳幹の上部から大脳皮質の下部まで走行している。RASは脳の反応性の部分と、主体的な部分との間の「切り替え」をおこなう。

モノアミン酸化酵素[Monoamine Oxidase]――シナプス間隙に残っている神経伝達物質を、酸化(酸素分子と結合)によって破壊する酵素。

モノアミン酸化酵素阻害薬(MAOI)[Monoamine Oxidase Inhibitor (MAOI)]――抗うつ薬の1型で、神経終末内部においてモノアミン酸化酵素が過剰な神経伝達物質を破壊するのを防ぐことによって、セロトニン、ノルエピネフリン、ドーパミンの濃度を増大させる。**薬剤一覧**を参照。

モノヌクレオチド[Mononucleotide]――窒素塩基、糖、リン酸の化合物。モノヌクレオチドは、DNAおよびRNAの構成要素である。

ヤ

有機物の[Organic]――炭素を含む化学物質や、生物に由来する物質に関連する。

陽イオン[Cation]――陽性の電荷をおびたイオン。

溶解性の[Soluble]――溶解したり、分散することができる。

陽電子放出断層撮影(PET)[Positron Emission Tomography (PET)]――血流中に放射性同位体(放射性同位元素)を注射して情報を記録する、非侵襲的なコンピュータによる画像技術。PETでは、組織における物質の分布が示され、脳内での代謝過程が視覚的にわかる。

ラ

ラディカル[Radical]――結合した原子または元素の一群で、ある化合物から他の化合物へと渡るが、長時間それ自身ではほとんど存在できない。

リチウム[Lithium]――自然界に存在する無機塩で、気分安定薬として使用される。

リボ核酸(RNA)[Ribonucleic Acid (RNA)]——全ての細胞内にある分子で、蛋白質の産生などの、細胞的化学活性を調節する。

リボース[Ribose]——炭素、水素、酸素からなる単糖で、主にRNAから得られる。

リボヌクレオシド[Ribonucleoside]——リボースが糖成分であるヌクレオシド。

リン酸[Phosphoric Acid]——酸素によって結合しているリン酸塩基から形成される、強力な酸性化合物。

リン酸塩[Phosphate]——リン酸から形成される化合物、もしくはエネルギー放出した窒素やカルボキシル基に結合した有機リン化合物。

リン脂質[Phospholipid]——リンを含有した脂質で、小さいが非常に極性を有した分子部分からなる。リン脂質は細胞膜形成において、きわめて重要である。

臨床的うつ病[Clinical Depression]——抑うつのうち、生物学的に基づいた形態で、通常の悲しみや喪失に関する不幸、気のふさぎとは対照的である。臨床的うつ病では、絶望感やどんよりした感じが長期間弱まることなく続き、認知機能や身体機能、社会機能にも影響する。

A

ACTH ——**副腎皮質刺激ホルモン**の項目を参照。

ADENINE[アデニン]——炭素、水素および窒素からなる塩基で、DNAやRNAの遺伝的情報をコードする。

ADENOSINE[アデノシン]——1つのアデニンが糖リボースに結合したRNAの要素。

B

BOND ——**化学結合**(Chemical Bond)参照のこと。

C

CAMP CARBOHYDRATE(Cyclic Adenosine Monophosphate)——**環状アデノシン一リン酸**参照のこと。

CARBOXYLE[カルボキシル]——炭素原子1個、水素原子1個、酸素原子2個からなる有機基。

CARBOXYLIC ACID[カルボン酸]——カルボキシル基からなる有機酸。カルボン酸は油脂や細胞膜で認められる。

CNS[**中枢神経系**参照]-四環系[Tetracyclic]——抗うつ薬の一種で、三環系抗うつ薬に類似する。四環系には4つの環状の化学構造がある。**薬剤一覧**を参照。

CT ——**コンピュータ断層撮影**を参照。

D

DNA ——**デオキシリボ核酸**を参照。

E

ECT ——**電気けいれん療法**を参照。
EEG ——**脳波**を参照。

G

GABA-γ（ガンマ）——**アミノ酪酸**を参照。

M

MAOI ——**モノアミン酸化酵素阻害薬**を参照。
MRI ——**磁気共鳴画像**を参照。

N

NASSA ——**ノルアドレナリン作動性・特異的セロトニン作動性抗うつ薬**を参照。
NDRI ——**ノルエピネフリン・ドーパミン再取り込み阻害薬**を参照。

P

PET ——**ポジトロン断層撮影**を参照。
PKC ——**蛋白質キナーゼ（プロテインキナーゼ）C**を参照。

R

RAS ——**網様体賦活系**を参照。
RNA ——**リボ核酸**を参照。
RTMS ——**急速（もしくは反復性）経頭蓋磁気刺激**を参照

S

SAD ——**季節性感情障害**を参照。
SARI ——**セロトニン拮抗・再取り込み阻害薬**を参照。

T

V

訳者紹介

石﨑　潤子（いしざき　じゅんこ）　**第1章～第6章**

1996年　産業医科大学医学部卒業.

現　在　永田病院精神科勤務. 昭和大学精神医学教室所属.

編著書　『働く人のうつ病』(編著) 中山書店 2008 他

尾鷲登志美（おわし　としみ）　**第7章～第11章**

1995年　滋賀医科大学医学部卒業.

現　在　昭和大学藤が丘病院精神神経科専任講師.

編著書　『治療者のための女性のうつ病ガイドブック』(共著) 金剛出版 2010

長井　友子（ながい　ともこ）　**第12章～第16章／薬剤一覧**

2006年　昭和大学大学院医学研究科博士課程病理系薬理学修了.

現　在　昭和大学精神医学教室兼任講師.

編著書　『女性のうつ病がわかる本』(共著) 法研 2006

小野寺里江（おのでら　りえ）　**第17章～第20章**

2000年　群馬大学医学部卒業.

現　在　昭和大学精神医学教室所属.

編著書　『女性のうつ病がわかる本』(共著) 法研 2006

監訳者紹介

上島 国利（かみじま　くにとし）

1970年　慶應義塾大学大学院医学研究科博士課程修了．
　　　　昭和大学医学部精神医学教室教授を経て，
現　在　国際医療福祉大学医療福祉学部教授．
　　　　元日本うつ病学会理事長．
編著書　『知っておきたい精神医学の基礎知識——サイコロジストとコ・メディカルのために』（編著）誠信書房 2007，『精神医学テキスト 改訂2版』（編集）南江堂 2005他

ラナ・R・キャッスル著

双極性障害《そうきょくせいしょうがい》のすべて——患者《かんじゃ》・家族《かぞく》・治療者《ちりょうしゃ》のためのガイドブック

2011年4月10日　第1刷発行

監訳者　上 島 国 利
発行者　柴 田 敏 樹
印刷者　田 中 雅 博

発行所　株式会社 誠 信 書 房
〠112-0012　東京都文京区大塚3-20-6
電話 03(3946)5666
http://www.seishinshobo.co.jp/

創栄図書印刷　協栄製本　落丁・乱丁本はお取り替えいたします

ISBN978-4-414-42862-9　C0047

知っておきたい精神医学の基礎知識

サイコロジストとコ・メディカルのために

ISBN978-4-414-42860-5

上島国利・上別府圭子・平島奈津子編

医療，保健，福祉の現場で働くサイコロジストやコ・メディカルに必要な精神医学の基礎知識を，コンパクトにわかりやすくまとめたガイドブック。精神疾患はもちろん，診断学，症状学，治療法，処方薬の効能や禁忌，関連法と制度やチーム医療の在り方など，「これだけはぜひ知っておきたい基礎知識」を網羅している。

目　次

A5判並製　定価(本体3800円+税)

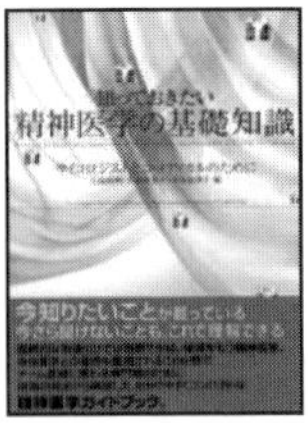

憂うつな青年たち

青年期のうつ病の認知と治療

ISBN978-4-414-42861-2

ハロルド・S. コプレウィッツ著
上島国利監訳

バカ騒ぎの後の殺人，十代の母親による新生児殺しなどは青年期のうつ病との関連が指摘され出している。不機嫌，だるそう，絶望しているようだといった憂うつな若者はうつ病を疑った方がよいとされる。著者は事例を中心に児童青年期の精神医療の立場から早期発見と治療の重要性を指摘する。最新の抗うつ薬と処方の紹介，うつ病関連用語の解説が関連職種の人にも分かりやすく書かれている。

目　次

A5判上製　定価(本体4600円+税)

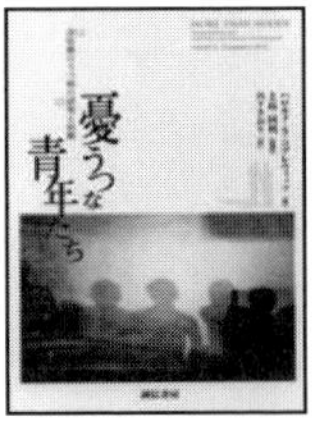